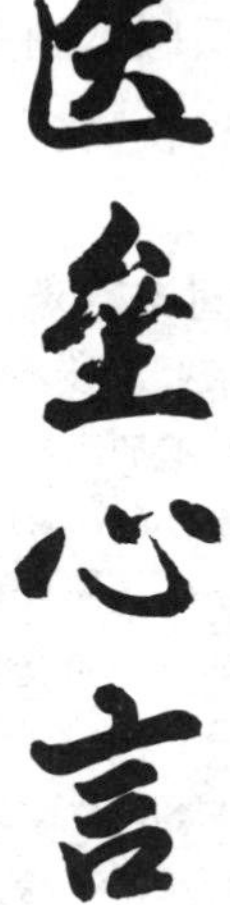

医垒心言

朱祥麟 著
朱寒阳 陈新胜 潘和长 参校

全国百佳图书出版单位
中国中医药出版社
·北 京·

图书在版编目（CIP）数据

医垒心言 / 朱祥麟著 .—北京：中国中医药出版社，2021.3
ISBN 978 – 7 – 5132 – 6538 – 6

Ⅰ . ①医…　Ⅱ . ①朱…　Ⅲ . ①伏气温病—中医治疗法
Ⅳ . ① R254.2

中国版本图书馆 CIP 数据核字（2020）第 229760 号

中国中医药出版社出版
北京经济技术开发区科创十三街 31 号院二区 8 号楼
邮政编码　100176
传真　010-64405721
廊坊市祥丰印刷有限公司印刷
各地新华书店经销

开本 880 × 1230　1/32　印张 11.75　字数 317 千字
2021 年 3 月第 1 版　2021 年 3 月第 1 次印刷
书号　ISBN 978 – 7 – 5132 – 6538 – 6

定价　49.00 元
网址　www.cptcm.com

社 长 热 线　010–64405720
购 书 热 线　010–89535836
维 权 打 假　010–64405753

微信服务号　zgzyycbs
微商城网址　https://kdt.im/LIdUGr
官 方 微 博　http://e.weibo.com/cptcm
天猫旗舰店网址　https://zgzyycbs.tmall.com

如有印装质量问题请与本社出版部联系（010-64405510）

内容提要

本书作者倡言六气皆能化风、五脏病变皆能生风的学术观点，收载六淫化风病案与五脏病变生风病案，以证实此说之临床实用价值。作者又倡言奇经八脉辨证，认为奇经八脉辨证可以羽翼脏腑辨证，著中收录奇经八脉证治案例，以证实此说之临床实用价值。作者还倡言内伤伏气致病说，强调消除伏气于萌芽，注重先期防治的学术观点；书中涉及内科杂病、妇科疾病等论治，即体现这一学术思想。本书具有鲜明独特的中医学术观点，对于中医理论研究与临床应用均具有重要的参考作用。

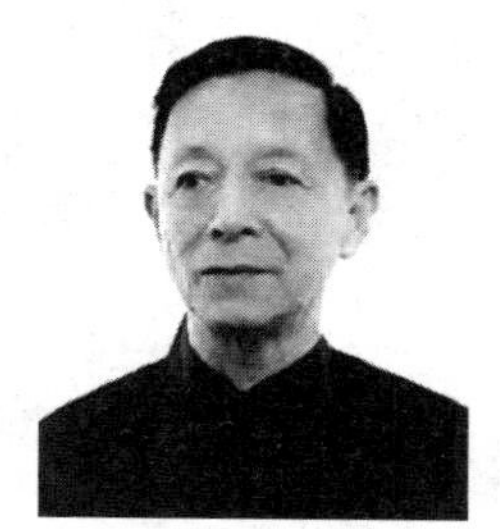

作者简介

朱祥麟（1944— ），别号通虚子，湖北鄂州人，现为鄂州市中医院主任医师。为鄂州名医，湖北名医，湖北中医名师，湖北省老中医药专家学术经验继承工作指导老师，国家中医药管理局审定的内伤伏气致病学术流派代表性传承人。曾任湖北省中医药学会疑难病专业委员会委员，肝病专业委员会委员，被聘为湖北中医药大学内科兼职教授，《中国临床医药研究》特约编委，《中华现代中医学杂志》专家编辑委员会常务编委，中国国际交流出版社特聘顾问编委等。从医50余年，擅长治疗时病、内伤疑难杂病及妇科疾病。寝馈《黄帝内经》多年，倡言六气皆能化风、五脏病变皆能生风的学术观点。倡言内伤伏气致病，强调消除伏气于萌芽，注重先期防治的学术观点。明确提出奇经八脉辨证论治，认为奇经八脉辨证可以羽翼脏腑辨证。发表医学论文百余篇。独著《中国宫廷医疗佚事及秘方选评》《论内经风病学》《奇经证治条辨》《医学发微》《朱氏中医世家学验秘传》《李时珍学术论丛》《本草纲目良方验案类编衍义》《医垒余言》等。所著的《奇经证治条辨》获“康莱特”杯中华全国中医药优秀著作三等奖，《李时珍学术论丛》获第二十七届中国西部地区优秀科技图书三等奖。获湖北省科研成果3项。其旁通《周易》、气功，兼晓音律，为中华诗词学会会员，被聘为中华诗词文化研究所研究员等。有《西长岭诗词选集》《通虚子诗词稿》《通虚子诗词续稿》《通虚子诗话》《朱忱诗剩辑注》等诗词专著。业绩入载《名老中医之路》(续编·第二集)、《中国大陆名医大典》、《中华诗人大辞典》、《中国当代易学文化大辞典》等典籍中。

国医大师朱良春教授辞

祥麟主任医师，出生于中医四代世医之家。家学渊源，秉承庭训，聪颖敏悟，精勤不倦；博览群书，造诣精深；著述甚丰，颇多创获。倡言六气皆能化风、五脏病变皆能生风之学术观点；首创内伤伏气致病说，强调消除伏气于萌芽，注重先期防治的学术观点，此符合《黄帝内经》治未病精神；提出奇经八脉辨证论治可以羽翼脏腑辨证，使辨治更臻完善，对析解疑难杂症，颇有助益……对振兴中医，弘扬学术，厥功伟矣！

——录自《朱氏中医世家学验秘传·朱序》

国医大师路志正教授辞

朱子所倡六气化风论、八脉辨证论、内伤伏气致病论等学术观点，皆滥觞于《黄帝内经》，参考前贤诸说，结合己见，归纳总结，升华成篇。非积睿智与学力者，莫可为也。其成果不断丰富中医病机、辨证论治理论，且具有紧密结合临床，学用一致等特色，将为中医史增添光彩一页。朱子治学遵循中医自身发展规律，故能在继承和弘扬中医事业轨道上稳步前进。余嘉其焚膏继晷，兀兀穷年，弘扬医道，媲美前贤，自强不息之精神，曷幸如之！诚今日中医事业健康发展之所亟须者也！

——录自《朱氏中医世家学验秘传·路序》

自序

徐灵胎先生说："医学之最古者《黄帝内经》，则医之祖乃岐黄也。"(《医学源流论·医学渊源论》)余从医50余年，爱读医经《灵枢》《素问》，至老不倦。书中不只有医理辩论，凡临床之记述亦令人受益无已。若有会心，即笔录存之。徐灵胎先生又说："张仲景先生出，而杂病伤寒，专以方药为治，遂为千古用方之祖……元之刘河间、张洁古等出，未尝不重《黄帝内经》之学。凡论病必先叙经，而后采取诸家之说，继乃附以治法，似为得旨。"故余又喜读历代明贤方书，多能启人心智；其为运用经典理论指导医疗实践之结晶，能自成一家言，推动中医学不断向前发展。余效之，临证或有一得，则笔记其事。年复如此，渐至纸稿积箧。元代王好古有《医垒元戎》之作，余亦中医营垒之一卒，乃将昔年医稿整理成帙，题曰《医垒心言》，以便与同道交流。余尝著《论内经风病学》，倡言六气皆能化风、五脏病变皆能生风的学术观点。今于此著中特收载六淫化风病案与五脏病变生风病案，以证此说之不诬。余又有《奇经证治条辨》一书，倡言奇经八脉辨证，认为奇经八脉辨证可以羽翼脏腑辨证。亦于此著中收录奇经八脉证治案例，为证此说之不诬。另有《朱氏中医世家学验秘传》及本书中涉及内科杂病、妇科疾病等论治，或不同于方书，贯穿余所倡言之内伤伏气致病说，强调消除伏气于萌芽，注重先期防治的学术观点，此皆余一孔之见。虽属微言，谅可供临证参考。宋代张载尝说：“为往圣继绝学。”余愿与同道为继承弘扬中医药学共勉共进。时维商飙徐发，落木飘零，隙驷不留，忽忽古稀。复取《心言》故本，重新删定以付梓。然老病浸寻，心力不济，舛误之憾，尚希览者诸君不吝斤正之。是为序。

朱祥麟序于通虚子书斋

2020 年 10 月 31 日

目录

卷上　风病学术与临证

卷中　奇经八脉与临证

卷下　内伤伏气学术与临证

卷上

风病学术与临证

第一章
医经风病证治学术研究

第一节 《黄帝内经》六淫化风证治论要

风、寒、暑、湿、燥、火六气反常为导致疾病的重要因素，其致病各有特征。本节就《黄帝内经》有关内容对风邪伤人所致证候做一归纳。同时论述火、暑、湿、燥、寒淫邪太过，胜复之气伤人，能引起与风邪所致相类似的证候。如痉证，呈风木刚强劲急之象，不唯风邪致之，举凡火、暑、湿、燥、寒邪皆能致之。故吴鞠通说："六气皆能致痉。"(《温病条辨·痉因质疑》)又如眩晕一症，笔者祖父瀛洲先生亦曾言："眩晕一症不唯内伤所致，六淫亦可致眩。"(《朱瀛洲医案》)因此六淫皆可化风而形成风病风证。兹各分论于下：

一、风淫证治

《黄帝内经》载有大风暴发，风气流行，所致风淫证候，据其术语，可罗列归纳为以下5点：

1. 风邪袭表证候

洒洒振寒；汗发；汗出，身重恶寒；身热汗出；风厥漉汗；寒热；善伸数欠；咳；身汗喘息恶风；疟发则汗出恶风。

2. 风伤筋骨证候

大风颈项痛；风气胜者为行痹；其入深，内搏于骨，则为骨痹；筋脉懈惰；搏于筋，则为筋挛；筋急则口目为僻，眦急不能卒视；诸暴强直，皆属于风；痉强拘瘛；大关节不利；筋骨繇并；緛戾拘缓；肉瞤瘛；肌肉瞤酸。

3. 风伤气血经脉证候

肌肉疹发；气往来行，则为痒；丹熛游走；风吹之，血凝于肤者为痹；肌肉膹䐜而有疡，肉有不仁；鼻柱坏而色败；为肿，为痈；击仆偏枯；或为偏枯；善暴僵仆；肌肉蠕动，名曰微风；卫气不行，则为不仁；从风憎风；肢废；身体皆重；清厥。

4. 风伤头面器官证候

面肿曰风；风气循风府而上，则为脑风；风入系头，则为目风眼寒；目转耳鸣；舌本强；舌难以言；其动掉眩；眩掉目瞑；目视昏花。

5. 风伤脏腑证候

心风多汗恶风，焦绝，善怒，吓赤色，言不可快；肺风多汗恶风，色皏然白，时咳短气，昼日则瘥，暮则甚；中风热，喘鸣息肩；肾风多汗恶风，面痝然浮肿，脊痛不能正立，其色炲，隐曲不利，颧上色黑；肝风多汗恶风，善悲，色微苍，嗌干，善怒，时憎女子，目下色青；脾风多汗恶风，身体怠惰，四肢不收，色薄微黄，不嗜食，鼻上色黄；胃风颈多汗恶风，食饮不下，隔塞不通，腹善满，失衣则䐜胀，食寒则泄，形瘦而腹大；久风入中，则为肠风。

风气易动善行，就其特性而论当为阳邪。然而风木以寒水为母，故四时之风，皆带凉气。是以风邪初感，却为阴证。木能生火，风木之子为火热，故风邪易转化为热，其伤人致病，又呈阳候。六气变迁，长夏之风，多夹暑气、湿气；秋令之风，或夏热未消，或冬寒初至，因而兼火兼燥，常有兼邪之证。况风淫发病，不独表皮肌腠，亦伤脏腑。肝肾肺脾，脏气强弱有分。故上述各证，虽因风邪淫气触发，而其证候每有偏寒偏热，或实或虚，属阴属阳的差别。临证审察，当先存此梗概于心中，庶几无误。则其治疗，不独祛风，并结合阴阳寒热虚实而用药，则无差矣。

二、火（暑热）淫化风证治

《素问·五运行大论》说："在天为热，在地为火……其性为暑。"火热同气，在夏季则蒸化为暑。火乃木之子，性质为阳邪，具有炎上、浮动、耗津、动血、生风的特点，故临床多有热极生风的变证。《素问·至真要大论》说："诸热瞀瘛，皆属于火。"瞀即瞀冒，乃昏闷不爽，瞀与眩乃程度不同的眩晕，是为火热化风上干头目所致。瘛即瘛疭，亦为火热动风之候。《素问·五常政大论》说："火曰升明……其病瞤瘛。"又说："赫曦之纪……其动炎灼妄扰……其病痉。"张隐庵注："炎灼妄扰者，手足躁扰也。"《灵枢·热病》说："热而痉者死，腰折，瘛疭，齿噤龂也。"（《黄帝内经素问集注》后凡引其注，皆同此书）吴鞠通说："痉者，强直之谓，后人所谓角弓反张，古人所谓痉也。瘛者，蠕动引缩之谓，后人所谓抽掣、抽搦，古人所谓瘛也。"（《温病条辨》）痉、瘛症状有别，但常并见于一病之中，此皆极化生风之候。凡此热甚动风者，皆为实证。

由于火热之邪伤津耗气，以致血不荣筋、肝风内动，是为实中夹虚之证。《素问·至真要大论》说："少阳司天，客胜……血溢，内为瘛疭。"高士宗注："热伤血分则血溢，血不荣筋则内为瘛疭。"（《黄帝素问直解》）即为热邪动血伤阴化风之证，而养津、滋液、荣血，筋得其养，虚风亦平。其间虚实多少，在乎医者审证以权衡。故吴鞠通又说："痉因于暑，只治致痉之因，而痉自止，不必沾沾但于痉中求之。"（《温病条辨》）此实为治疗火热暑邪化风有得之言。

三、湿淫化风证治

《素问·五运行大论》说："在天为湿，在地为土……其性静兼。"湿土之性静，土旺四季而兼寒、热、温、凉四气。其与风合则为风湿之邪。虽然木克土，风胜湿，但木赖土以栽培，土壅则木郁，土腐则木摇。是故湿淫之极反兼胜己之化，而有头眩、掉摇、瘛疭、痉厥、麻痹、痿废等湿极化风的证候。《素问·六元正纪大论》说："气有多少，发有微甚。微者当其气，甚者兼其下。征其下气，而见可知也。"此言五运之气有太过不及，故六淫致病有轻微而徐缓者，有重笃而暴急者。其轻微者乃本气发病而见本气病之特征。若重笃者，必兼其下，即可征验六气在下之承制。如水发而兼土之雹雪，土发而兼木之飘摇急暴之象，等等，是故湿极反兼胜己之化而有风木飘摇之象。如《素问·至真要大论》说："诸痉项强，皆属于湿。"此论湿邪致痉，湿邪所致项强，即湿淫之极，反伤筋脉，而有风病风证之变。《素问·气交变大论》说："岁土太过，风湿流行……甚则肌肉痿，足痿不收，行善瘛。"张介宾注："脾属土，主肌肉，土邪湿胜，故令人身重肌肉痿。肉痿者，脾弱不仁也。脾主四肢，故足不收，行善瘛。瘛者，手足掉掣也。"（《类经》）湿淫太甚，内伤脾土，不但有肌肉痿弱不仁之病，还有手足掉掣之风木筋病。《素问·至真要大论》说："太阴之复，湿变乃举，体重中满，食饮不化，阴气上厥，胸中不便，饮发于中，咳喘有声，大雨时行，鳞见于陆，头顶痛重，而掉瘛尤甚，呕而密默，唾吐清液。"张隐庵注："气极则变，举，发也。"此论太阴复气湿淫太甚，雨湿流行，其犯人不但中州湿化为痰饮，且上逆犯肺犯头，故咳喘呕吐痰饮，头顶重痛如裹；湿极反兼胜己之化而掉摇瘛疭，有风证之变。

湿性静兼，湿淫之胜有兼火兼寒并化风者。《素问·至真要大论》说："太阴之胜，火气内郁，疮疡于中，流散于外，病在胠胁，甚则心痛格热，头痛，喉痹，项强。"太阴湿淫太甚，火热内郁，发为疮疡而见于胠胁，胠胁乃肝之布野，可见病及肝木。其湿邪太胜又使肝木之气横乘或上干，故心痛，喉痹，头痛，项强。《素问·气交变大论》又说："岁火不及，寒乃大行……复则埃郁，大雨且至，黑气乃辱，病鹜溏腹满，食饮不下，寒中肠鸣，注泄，腹痛，暴挛，痿痹，足不任身。"岁火不及，寒气大行，土湿之气来复母仇，故有中焦寒湿之变，如瞀溏腹满，食饮不下，肠鸣注泄，腹痛，痿痹，足不任身等；而又见筋脉暴作痉挛拘急，乃寒湿邪胜又兼风化之征。吴鞠通尝论湿痉："按此一条，瘛痉兼有，其因于寒湿者，则兼太阳寒水气，其泄泻太甚，下多亡阴者，木气来乘，则瘛矣。"即说明寒湿致泻亡阴而有化风致瘛之变。又论其治法说："寒湿例中，有形似伤寒，舌白不渴，经脉拘急，桂枝姜附汤一法。凡此非必皆见痉病而后治。盖既感外邪，久则致痉，于其痉之先，知其感受何邪，以法治之。而痉病之源绝矣，岂不愈于见痉治痉哉！"（《温病条辨》）此说虽为湿邪致痉设法，但亦为湿淫化风证治立法，《经》谓治病必求于本，此之谓也。

四、燥淫化风证治

《素问·至真要大论》说："六淫之胜，何以候之？岐伯说：乘其至也。清气大来，燥之胜也，风木受邪，肝病生焉……所谓感邪而生病也。"此论六淫邪气偏胜，则影响脏腑感邪而生病，其规律为乘其所不胜而生病。如清秋燥气大行，乃燥金之气太盛，则乘克风木而病肝。《素问·五常政大论》说："阳明司天，燥气下临，肝气上从……木伐草萎，胁痛，目赤，掉震鼓栗，筋痿不能久立。"燥气病肝，而生胁痛、目赤、掉眩、震摇、筋痿，乃燥伤津血，木失所涵而化生风证。《素问·五常政大论》又说："坚成之纪……燥行其政……其动暴折。"张隐庵注："岁金太过，名曰坚成……燥气主之……暴折，筋受其伤。"燥气甚而致筋伤暴折，乃金克木，燥从风化之病变。此论影响后世，吴鞠通有"燥气化火，消灼津液，亦能致痉"之说。《素问·至真要大论》又说："阳明之复，清气乃举，森木苍干，毛虫乃厉，病生胠胁，气归于左，善太息……头痛，甚则入肝，惊骇筋挛。"阳明之复气太过，即燥气举发，燥本为肺金气而主右，而此处《经》谓气归于左，肝木之气主左，其发惊骇筋挛，乃金从木化，燥从风化之明征，则其治在燥而不在风。水流湿，火就燥，燥有温燥、凉燥之分，燥淫之胜，或以温润，或以清润，使血得所养，筋得所濡，风自平息，亦是治病求本之大法。

五、寒淫化风证治

《素问·六元正纪大论》说："六气之纪，有化有变，有胜有复，有用有病，不同其候……太阳所至，为寝汗，痉，病之常也。"六气之变，其致人病，在太阳为寒水太盛，常见之病候有寝汗、痉等。李今庸说："寝汗者，浸汗也，渍汗也，浸渍而汗也，谓津液浸渍而出为汗，其身浸渍濡湿而甚也。寒水太盛，阳气不治，失其固护之权，以致津液外出而为汗。"（《读古医书随笔》）张介宾说："肢体强直，筋急反戾曰痉，阴寒凝而阳气不行也。"寒性凝敛，伤人当腠理固密而无汗，今何以反浸汗而出？以其伤阳失固，故有反常之变，而类似风邪疏泄之证。寒主收引，何以反戾致痉？乃因寒滞而阳气不行，筋脉失煦，而发为类风痉证。乃母从子化，寒水而从风木之化，亦为反常之变。如天地之气，热极生风，寒极亦生风。张仲景说："病者身热足寒，颈项强急，恶寒，时头热，面赤目赤，独头动摇，卒口噤，背反张者，痉病也。"又说："太阳病，无汗而小便反少，气上冲胸，口噤不得语，欲作刚痉，葛根汤主之。"即论寒邪客于太阳经，以致卫阳束闭，郁滞筋脉，阳气不行，故有寒极伤筋化风之候。痉之初，以葛根汤发汗散寒舒筋治之。吴鞠通指出："盖伤于寒者，必入太阳，寒邪与寒水一家，同类相从也。其不可不发者何也？太阳本寒标热，寒邪内合寒水之气，只有寒水之本，而无标热之阳，不成其为太阳矣……故急用辛温发汗，提阳外出。"是以因寒淫而化生风证者，其治则在寒邪，辛温发散之，寒去则风息。要在审证无误，投方自有准的。

眩晕、振战、痉瘛、麻痹、瘙痒等为风病常见证候。本节以痉瘛为例，列举《黄帝内经》论述，说明风、火（暑热）、湿、燥、寒六淫皆能致之，亦即六淫皆能化风的学术观点。因此临证凡见风证，应从六淫辨证立法，必可提高疗效。

第二节 《黄帝内经》五脏病变生风证治举隅

中医风病包括了外感风邪与风自内生的多种见症。风病学说内容十分广泛，风证涉及临床各科。五脏气血功能失调，能产生类似外风所致的病候，诸如眩晕、昏厥、目珠上视、抽搐、震颤、麻木、口眼㖞斜、半身不遂、瘙痒等，是为风从内生。这些证候可发生于多种疾病的严重阶段，颇类西医学疾病病理变化过程中所出现的中枢神经系统或外周神经病变，以及某些过敏性疾病症状。

张介宾说："风有内外之分，不可不辨。"又说："内风者，五脏之本也……五风由内而生，则绝无外证，而忽病如风，其由内伤可知也……内伤者，由于酒色劳倦，七情口腹，致伤脏气，故由阴虚。凡脏气受伤，脾败者，病在肢体，或多痰饮；肾病者，或在骨髓，或在二阴；心病者，或在血脉，或在神志；肺病者，或在营卫，或在声音；肝病者，或在筋爪，或在胁肋。此五脏之类风，未有不由阴虚而然者。"（《类经》）说明内伤脏阴不足，五风由内而生，虽有风病之名，而非外感风病，实为内生之风病风证。笔者父亲英航翁还认为："内伤生风，不独因五脏阴阳气血不足，往往夹寒夹热夹痰夹瘀，是为虚实兼夹，辨证尤须周密。"（《临床医话》）此皆余所倡言五脏病变能引起风病风证学术观点之依据（参见《论〈内经〉风病学》）。五脏病变所引起的风病风证繁多，兹以五脏为纲各举两例以见一斑。

一、肝病生风证治

1. 肝病中风

《素问·生气通天论》说："阳气者，大怒则形气绝，而血菀于上，使人薄厥。有伤于筋，纵，其若不容；汗出偏沮，使人偏枯。”进一步论述了人身阳气因大怒而气血皆逆，导致形气俱绝，肝失所藏，血逆妄行，郁积于上颠元神脑府，使人薄厥。又有煎厥，谓目盲耳闭，是伤及神明视听之功；此论伤于筋，四肢弛纵，不能运动自如；且卫气失调，汗出于半身，使人半身不遂，是伤及元神主司运动之功能。《素问·阴阳应象大论》说：“阳之气，以天地之疾风名之。”此为后世肝阳暴张，阳化内风，血气上冲形成中风之所本。

《素问·调经论》说：“络之与孙络俱输于经，血与气并，则为实焉。血之与气，并走于上，则为大厥，厥则暴死。气复反则生，不反则死。”《景岳全书·厥逆》说：“气血并走于上，则阴虚于下，而神气无根，是即阴阳相离之候，故致厥脱而暴死。复反者轻，不反者甚，此正时人所谓卒倒暴仆之中风，亦即痰火上扰之中风。”张伯龙《雪雅堂医案》亦力创此条文即今中风猝仆之病，并认为西医血冲脑气筋之说与此文暗合，可以互相引证。申述其由木火内动，肝风上扬，以致血气并走于上，冲激前后脑气筋，而为昏不知人，倾跌猝倒，肢废不用。张山雷对此论亦推崇备至，并主潜阳镇逆为正治方法。张锡纯更明确指出，因怒生热，肝阳必夹气血上冲脑部，说：“盖血不自升，必随气而上升，上升之极，必致脑中充血。至所谓气反则生，气不反则死者。盖气反而下行，血即随之下行，故其人可生；若其气上行不反，血必随之充而益充，不至血管破裂不止，犹能望其复苏乎？读此节经文，内中风之理明，脑充血之理亦明矣。”（《医学衷中参西录》）为此创立镇肝息风汤。这在高血压、脑出血所致中风病症中是常常致用的。

肝风卒中，治宜：①滋阴柔肝息风，方如阿胶鸡子黄汤（出自《重订通俗伤寒论》，组成：阿胶、钩藤、白芍、络石藤、石决明、生地黄、生牡蛎、茯神木、鸡子黄、炙甘草）。②镇肝潜阳息风，方如镇肝息风汤（出自《医学衷中参西录》，组成：怀牛膝、生赭石、生龙骨、生牡蛎、生龟板、生杭芍、玄参、天冬、川楝子、生麦芽、茵陈、甘草，心中热甚者，加生石膏；痰多者，加胆南星；尺脉重按虚者，加熟地黄、净萸肉；大便不实者，去龟板、赭石，加赤石脂）。

2. 瘛疭、筋挛

《灵枢·邪气脏腑病形》说："肝脉……涩微为瘛挛。"《针灸甲乙经》作"瘛疭、挛筋"为是。瘛疭俗谓抽搐；挛筋即筋挛，指四肢拘急，弯曲不能伸直。此乃两种不同的证候。但凡失血过多，或热邪伤阴，以致筋失濡养皆能发生。此论肝脉涩微，乃血气衰少，筋脉失荣，或虚风时动，发为瘛疭，或筋挛。此非外受风邪之病，张介宾说："皆血不足以养筋也。"其治宜：①养肝补血荣筋，筋得血濡，虚风自平，方如养血地黄丸（出自《证治准绳》，组成：熟地黄、蔓荆子、山茱萸、炙狗脊、地肤子、白术、炒干漆、炒蛴螬、天雄、车前子、萆薢、山药、泽泻、牛膝）去蔓荆子、天雄、蛴螬、干漆，加制首乌、白芍、天麻等。②养血胜风汤（出自《医醇賸义》，组成：生地黄、白芍、酸枣仁、川芎、桑叶、枸杞子、黑芝麻、五味子、柏子仁、菊花、当归、大枣）。

二、心病生风证治

1. 心病偏枯

《素问·大奇论》说："心脉小坚急，皆鬲，偏枯。"赵献可说："心者，元阳君主宅之，生血生脉，因元阳不足，阴寒乘之，故心脉小坚急……则不能致其气于气海，而宗气散矣。故分布不周于经脉则偏枯，不周于五脏则喑。"（《医贯》）其谓脉小为元阳不足，当为心阳不足；坚急为阴寒盛，如寒湿，如痰瘀等有形之邪，随血脉流行而壅阻脑府脉络，致神明失司，真气不能周行于经脉五脏，故生偏枯舌喑。然则黄宫绣论小脉说："小主气虚，亦主内实。"（《脉理求真》）故心病偏枯中风虚实之辨，尚须脉症合参之，而后可定其性。

心主血脉，主神明，中风仆击偏枯求治于心，理所当然。至于仆击偏枯的确实病位，《黄帝内经》称为颠疾，西医学明确为脑部疾患。李时珍称脑为元神之府。大脑主宰调节脏腑功能；而脏腑功能失调病变，反过来又能影响脑府，如前引《素问·调经论》所说“血之与气，并走于上，则为大厥”，即为明显之例。故中医治病，以脏腑辨证，《黄帝内经》所体现的是整体观念。近贤冉雪峰说：“人身整个机体是联系的，机体对内对外，凡百骸动作，须脑神经参加，是统一的。故一脏有病，可牵连他脏；内脏有病，可牵连脑部。一言以蔽之，完整平衡，如各各乖常，则机体失和矣。由生理失和而生出病理，是使治疗病理复归于和。”（《中医临证效方选注》）所以中医偏枯的治疗，以八纲、脏腑、气血痰瘀辨证论治，能获得确切的疗效，则进一步证明了《黄帝内经》理论体系的科学性。

凡猝然仆击神昏，牙关紧闭，两手握固，称为中风闭证。心主藏神，故有邪中于心，痰迷心窍之说。实则脑府受损，元神失司。亟宜通关开窍，豁痰醒神。如兼面青肢冷，是为阴闭，法宜温开，方如苏合香丸、透顶散（出自《普济本事方》，组成：细辛、瓜蒂、丁香、糯米、脑子、麝香。合研令匀，封好。患者在左右搐鼻一大豆许，良久出涎升许则安）、急救稀涎散（出自《普济本事方》，组成：猪牙皂角、晋矾，上细末研匀，轻者半钱，重者三字匕，温水调灌下，不大呕吐，但微微冷涎出一二升，便得醒，后缓而调治，不可大服，亦恐过伤）等；若兼面赤气粗，是为阳闭，法宜凉开，方如至宝丹、鹤顶丹（出自《太平惠民和剂局方》，组成：朱砂、麝香、甘草、牙硝、寒水石，研匀，炼蜜搜和，每一两二钱作十丸，大人每服一丸，如中暑加龙脑少许同研，新汲水下；小儿一丸分作四服。小儿脏腑积热，心神不宁，夜卧狂叫，口舌生疮，薄荷自然汁化下，并食后服）等。

若突然昏仆，目合口开，鼻鼾息微，手撒遗尿，乃元气衰微，阴阳离决，谓中风脱证。古有口开心绝、手撒脾绝、眼合肝绝、遗尿肾绝、鼻鼾肺绝之说，实则脑府阴阳不相维系，元神将绝之危候。急宜益气回阳固脱，方如参附汤（出自《校注妇人良方》，组成：人参、附子、姜、枣）。

若心气不足，络脉瘀阻，营卫不通，半身不遂，可以益气通阳活络，方如黄芪桂枝五物汤送服紫金丸（出自《杨氏家藏方》，组成：五灵脂、真蒲黄，末和丸龙眼大，每服一丸）；若心阴不足，瘀血阻络偏枯者，则以养阴活络治之，方如地黄逐瘀汤（出自《韩祗和方》，组成：生地黄汁、生藕汁、蓟刺汁、兰叶、虻虫、大黄、桃仁、水蛭）。

2. 瘛疭

《灵枢·邪气脏腑病形》说："心脉急甚者，为瘛疭。"张隐庵说："心为火脏，故寒甚则为瘛疭。盖手足诸节，神气之所游行出入，寒伤神气，故瘛疭也。"又说："寒热乃本身中阴阳水火之气化。"（《黄帝内经素问集注》）是故此症乃心阳不足，寒从中生，阳气失煦，经脉失荣，虽为心病，而及筋膜，心主血脉，子病及母，发为瘛疭。其抽搐无力，可伴神昏、肢冷、汗出等候。治宜温阳益气，通窍荣脉，方如回阳救急汤（出自《伤寒六书》，组成：附子、干姜、肉桂、人参、白术、茯苓、半夏、陈皮、甘草、五味子、姜、麝香）。

三、脾病生风证治

1. 脾病中风

《素问·通评虚实论》说："凡治……仆击、偏枯……肥贵人则高梁之疾也。"高梁即膏粱，乃古汉语同音通假。此言贵富之人，有食肥浓厚味太过者，戕伐脾元，食积壅塞肠胃，聚湿生痰，痰郁化热，痰热上蔽神明，阻塞脑府脉络，以致变生仆击、偏枯之病。《黄帝内经》虽未以中风命名，然实为后世内风卒中之一种。朱丹溪尝论中风说："东南之人，多是湿土生痰，痰生热，热生风也。"中风"属虚，夹痰与湿，又须分气虚、血虚。

半身不遂，大率多痰，在左属死血、瘀（一作少）血；在右属痰有热，并气虚。左以四物汤加桃仁、红花、竹沥、姜汁；右以二陈、四君子等汤加竹沥、姜汁”（引自《丹溪心法》）。此论虽未涉及《黄帝内经》之文，但明为治脾治湿治痰之法。故张山雷说："《素问》谓仆击、偏枯，肥贵人为膏粱之疾，则痰湿壅塞，皆在不言之中，固未尝以为中风也。然因湿痰而生内热，因热而动内风。痰也，热也，皆是实证。河间主火，丹溪主痰，皆从痰热壅塞一边着想，均切病情。"（《中风斠诠》）《灵枢·邪气脏腑病形》又说："脾脉……大甚为击仆。"亦为脾酿湿痰，中风击仆之证。然脾酿湿痰中风，有阳闭、阴闭之别，后世之苏合香丸、至宝丹等药可分别选用之。今之高黏滞血症、高脂血症等所致脑梗死常可见此类证候。

2. 瘛

《素问·脏气法时论》说："脾病者……善瘛。"吴鹤皋说："瘛，手足抽掣也，脾主四肢，故令瘛。"《灵枢·邪气脏腑病形》亦说："脾脉急甚为瘛疭。"脾主湿属土，瘛本筋病，肝属木而主筋。然脾湿土腐则木摇，故反见筋病而瘛，四肢抽掣动风。其治宜培土胜湿以定风，方如半夏白术天麻汤（出自《脾胃论》，组成：黄柏、干姜、天麻、苍术、白茯苓、黄芪、泽泻、人参、白术、炒曲、半夏、大麦蘖面、生姜、橘皮）或半夏汤（出自《备急千金要方》，组成：半夏、生姜、桂心、芍药、茯苓、陈皮、五味子、附子、白术、甘草、大枣、火麻仁）。

四、肺病生风证治

1. 肺病偏枯

《素问·阴阳别论》说："三阳三阴发病，为偏枯痿易，四肢不举。"三阳即太阳膀胱小肠所主。三阴即太阴肺脾所主。《素问·著至教论》说："三阳者，至阳也。积并则为惊，病起疾风，至如礔砺，九窍皆塞，阳气滂溢，干嗌喉塞。"此论三阳之气至盛，其蓄积发动有如天地之疾风，阳气大盛，上干神明，则为惊。三阴肺主气，为水之上源，阳热灼金耗液，咽窍失濡则嗌干；津灼成痰，痰热气逆则喉塞。是为三阳病三阴亦病。《素问·著至教论》又说："三阳独至者，是三阳并至，并至如风雨，上为巅疾。"前三阳指太阳，故谓独至；后三阳指太阳、阳明、少阳，故说并至。乃谓太阳之气独盛，则三阳皆盛，阳气大盛而并逆于上，使太阴肺亦失肃降之权，其气亦逆，肺失布津，反壅为痰，于是气血痰火皆逆，非但嗌干喉塞，且上冲于头脑，元神为之震撼，九窍皆塞，而成击仆中风，此"上为巅疾"之义。及至所遗，络脉不通，则偏枯不举矣。张山雷引申莫枚士《研经言》释《黄帝内经》之"巅"病说："即猝然颠仆者，又无非气聚于头，脑神经受振，失其知觉运动所致。《素问》固明言气聚于上，上盛下虚，病在巅顶，则凡眩晕猝仆诸病，上古医家固无不知是脑部受病。"(《中风斠诠》)故治三阳三阴病中风，当其阳热至盛上逆之时，宜以降气清热潜阳，方如风引汤（出自《金匮要略》，组成：大黄、干姜、龙骨各四两，桂枝三两，甘草、牡蛎各二两，寒水石、滑石、赤石脂、白石脂、紫石英、石膏各六两，上十二味，杵，粗筛，以韦囊盛之，取三指撮，井花水三升，煮三沸，温服一盏）。若阳热已平，但遗偏枯，治疗或补气通络，方如补脑振痿汤（出自《医学衷中参西录》，组成：生箭芪二两，当归、龙眼肉各八钱，杭萸肉、胡桃肉各五钱，䗪虫三枚，地龙、生乳香、生没药各三钱，鹿角胶六钱，制马钱末三分，共药十一味，将前九味煎汤二盅半，去渣，将鹿角胶入汤内融化，分两次送服制马钱子末一分五厘）；或益气祛痰，方如竹沥达痰丸（出自《杂病源流犀烛》，组成：陈皮、白术、大黄、茯苓、酒黄芩各二两，炙甘草、人参各一两半，姜半夏二两，青礞、火硝，上二药用火煅成金色各一两，沉香五钱，以竹沥一大碗，姜汁三匙搅匀晒干，如此五六度，以竹沥、姜汁和丸，小豆大，每服一百丸，临卧米汤送下）。

2. 漏风

《灵枢·邪气脏腑病形》说：肺脉“微缓，为……偏风，头以上汗出不可止”。《黄帝内经太素》卷十五及《备急千金要方》卷十七均作“漏风”，为是。头以上为颈项胸背，系肺之外部，肺虚卫失外固，津液漏泄而汗出，病名漏风，其与外风所致之漏风不同。治疗宜益肺固卫，方如补肺黄芪散（出自《太平圣惠方》，组成：黄芪、人参、茯神、麦冬、五味子、桂心、熟地黄、陈皮、白术、当归、白芍、牛膝，研为散，每服三钱，加姜、枣，水煎服）去牛膝加浮小麦、麻黄根。

五、肾病生风证治

1. 肾病风痱

《灵枢·热病》说：“痱之为病也，身无痛者，四肢不收，智乱不甚，其言微，知可治；甚则不能言，不可治也。”楼英说：“痱，废也。痱即偏枯之邪气深者。痱与偏枯是二疾，以其身半无气荣运，故名偏枯；以其手足废而不收，故名痱。或偏废，或全废，皆曰痱也。”（《医学纲目》）隋代巢元方承《黄帝内经》所称之“痱”论而发挥之，称痱为“风痱”。其《诸病源候论·卷一·风痱候》说：“风痱之状，身体无痛，四肢不收，神智不乱，一臂不随者，风痱也。时能言者，可治；不能言者，不可治。”明代张介宾注：“痱亦风痱，犹言废也。”又注：“智乱不甚，其言微有知者，神气未为全去，犹可治也；神失则无能为矣。”（《类经·卷十四·六经病解》）其病甚者则见意识丧失，不知人或舌强不语，甚则瘫痪。《黄帝内经》称为厥。《素问·脉解》说：“内夺而厥，则为喑痱。此肾虚也，少阴不至者，厥也。”主要症状为舌强不语，体废不用。巢元方称此病证为“风癔”。《诸病源候论·卷一·风癔候》说：“风邪之气，或先中于阴，病发于五脏者，其状奄忽不知人，喉里噫噫然有声，舌强不能言。发汗身软者，可治；眼下及鼻人中左右上白者，可治；一黑一赤，吐津者，不可治；汗不出体直者，七日死。”唐代孙思邈则名之为“风懿”，并将其归为风病范畴。其《备急千金要方·卷八·诸风》说：“风懿者，奄忽不知人，咽中塞，窒窒然（巢元方作噫噫然有声），舌强不能言，病在脏腑，先入阴，后入阳。发其汗，身转软者生；汗不出身直者，七日死。”又说：“风逐脉流入脏，使人卒然喑，缓纵，噤，痉，致死。风入阳经则狂，入阴经则癫。阳邪入阴，病则静。阴邪入阳，病则怒。”此阶段神识时时不清，舌喑，或缓纵瘫痪，或强直而痉。或影响神志，为癫为狂。上引古代文献，乃对脑动脉粥样硬化不同时期症状及其病机的具体论述。

然而痱可发展成为中风偏枯。刘河间据此而论中风说：“所以中风瘫痪者，非谓肝木之风实者而卒中之也，亦非外中于风尔。由乎将息失宜，而心火暴甚，肾水虚衰不能制之，则阴虚阳实而热气怫郁，心神昏冒，筋骨不用，而卒倒无所知也。”（《素问玄机原病式》）其谓肾阴虚不能上济心阳，以致热气怫郁，上冒心神而成猝仆中风之症。故治宜养阴回阳以固肾气，佐以开泄痰浊以祛标邪，方如地黄饮子（出自《河间六书》，组成：熟干地黄、巴戟、山茱萸、石斛、肉苁蓉、附子、五味子、官桂、白茯苓、麦冬、菖蒲、远志、生姜、枣、薄荷同煎）。若肾精不足，髓海失养，脉络失荣，以致虚风卒中，则以填精益髓，育阴和阳，利气通络为治，方如鹿髓煎（出自《太平圣惠方》，组成：鹿髓、酥、蜜、生地黄汁、杏仁、桃仁，先以二仁地黄汁，慢火煎减半，下鹿髓、蜜、酥煎加饴，每用一匙含咽，日三）。如今之脑萎缩、脑梗死或局灶性脑炎所致偏枯、失语等症，皆可以从肾论治而获得疗效。

2. 肾风水肿

《素问·奇病论》说：“有病痝然如有水状，切其脉大紧，身无痛者，形不瘦，不能食，食少……病生在肾，名为肾风。”痝然，浮肿胖大貌。脉大为虚，紧为寒，其非外邪致病，故身无痛处；乃肾阳虚寒水泛溢，水壅肌肤，故形肿而不瘦。水反侮土，脾胃纳化失健，水生风木，此肾脏自生之风，非外受风邪，故说病生在肾。张兆璜说："天有六淫，人亦有六气奇恒之病，多不因于外邪。"(《黄帝内经素问集注》）可见本证虽有肾风之名，实非外风致病。及观《素问·汤液醪醴论》谓水肿"其有不从毫毛而生，五脏阳已竭也，津液充郭"，说明水肿有因内伤脏阳而引起者。《素问·风论》说："肾风之状，多汗，恶风，面痝然浮肿，脊痛不能正立，其色炲，隐曲不利，诊在颐上，其色黑。"风邪入于肾脏之俞，则伤肾气而病肾风水肿，为外风所致，有多汗、恶风等表证同见，是与本病鉴别之要点。本病治宜温肾化气行水，方如真武汤（出自《伤寒论》，组成：茯苓、芍药、生姜、白术、附子）或济生肾气丸（出自《严氏济生方》，组成：炮附子、白茯苓、泽泻、山茱萸肉、山药、车前子、牡丹皮、官桂、川牛膝、熟地黄，炼蜜为丸服）。

第三节 《伤寒论》风病风证证治论略

《伤寒论》是一部记载急性热病及其证候治疗的方书。书中蕴含着有关风病风证证治的丰富内容。其直接以风命名者，有中风、风温、风湿。由于风邪具有疏泄、动摇、数变等特性，因此，诸如汗出、项强、痒、眩、直视、瞤（痉）、拘急（瘛疭）、振栗等皆可视为风证。探讨《伤寒论》对于风病风证的论治，对于临床有着积极的指导意义。

一、《伤寒论》风病病机证治

《伤寒论》风病包括中风、风温、风湿三种，分述如下。

1. 中风

"太阳病，发热、汗出，恶风，脉缓者，名为中风。"（2条，下凡引《伤寒论》文，只注条码）风寒之邪侵袭太阳之表，卫气奋起与邪气相争于表，故发热而脉浮；肌肤失却卫阳之温煦故恶寒；风性疏泄，卫气失于固摄，营阴走泄于外，故自汗出；卫强而营弱，故脉浮缓；其治宜解肌祛风，调和营卫，方如桂枝汤。

2. 风温

“风温为病，脉阴阳俱浮，自汗出，身重，多睡眠，鼻息必鼾，语言难出。若被下者，小便不利，直视失溲。若被火者，微发黄色，剧则如惊痫，时瘛疭。”（6）温病发热而渴，误用辛温发汗，其热益炽，是为风温误治。热邪充斥营卫，鼓动气血，故三关脉浮有力；热盛蒸腾，津液外泄，故自汗出；热伤元气，故身重；热伤神明，则多睡眠，语言难出。若误下之，重伤阴津，水泉乏源，故小便不利；阴不濡目，肝风上扬则直视；热扰神昏，则二便失禁。若再用火劫，热灼肝胆，轻则胆汁外溢而发黄；重则肝风内动而发惊痫、抽搐。后世滋阴清热，平肝息风，开窍醒神，方如羚角钩藤汤、紫血丹、安宫牛黄丸等，皆可相机应用。

3. 风湿

“伤寒八九日，风湿相搏，身体疼烦，不能自转侧，不呕，不渴，脉浮虚而涩者，桂枝附子汤主之。”（174）风湿之邪痹着肌肉致营卫不调，气血运行不畅，故周身烦疼，难以转侧。风性疏泄故脉浮；湿邪阻滞，故脉虚涩。又说：“风湿相搏，骨节疼烦，掣痛不得屈伸，近之则痛剧，汗出短气，小便不利，恶风不欲去衣，或身微肿者，甘草附子汤主之。”（175）此条为风湿之邪入侵关节，气血凝滞，筋骨不利，故骨节疼烦，屈伸不得，其为实证，故触之则痛剧。风胜卫阳不固，故汗出恶风；湿邪阻滞，三焦不利，上则短气，下则小便不利；湿甚则身肤微肿也，其治以祛风散寒胜湿，风湿在肌肉者用桂枝附子汤，风湿在关节者用甘草附子汤。

二、《伤寒论》风证病机证治

《伤寒论》所载风证除汗出见于中风，已于上述，尚有以下几点：

1. 项强

（1）风寒外客

“太阳之为病，头项强痛而恶寒。”（1）“太阳病，项背强几几，反汗出恶风者，桂枝加葛根汤主之。”（14）项背乃太阳与督脉循行之所。风寒之邪外袭太阳经脉，经气运行不利，故头项强痛，若邪阻较重，则项强及背。《素问·至真要大论》说：“诸暴强直，皆属于风。”此为风寒所致经输不利也。治宜祛风解肌舒筋，方如桂枝加葛根汤。

（2）水热结聚

“结胸者，项亦强，如柔痉状，下之则和，宜大陷胸丸。”（131）胸膈心下硬满疼痛是为结胸。柔痉状，出现项背强直，甚或角弓反张，发热汗出，类似风证。此乃水热结聚上焦，郁蒸于上，影响太阳经输不利所致。治宜逐水破结以靖风，方如大陷胸丸。

2. 肤痒

（1）风寒郁表

“太阳病，得之八九日，如疟状，发热恶寒，热多寒少，其人不呕，清便欲自可，一日二三度发……面色反有热色者，未欲解也。以其不能得小汗出，身必痒，宜桂枝麻黄各半汤。”（23）太阳伤寒表证日久，邪气已微，正气亦虚，正邪相争不甚，发热恶寒一日二三度发，状如疟而非疟；邪未入少阳，故不呕；未入阳明，故大便可。更见面红身痒，欲汗不能。此乃风寒之邪不能透达，郁于肌表，游行于皮肤之间所致。治以祛风解肌，小发其汗以透邪，方如桂麻各半汤。

（2）津虚失濡

“阳明病，法多汗，反无汗，其身如虫行皮中状者，此以久虚故也。”（196）病人阳明，应燥热多汗。今反无汗乃津液大虚，肌表失濡，故身痒如虫行。治宜益气养液以息虚风。

3. 眩冒

（1）实证

①胆火上扰

“少阳之为病，口苦，咽干，目眩也。”（203）风寒邪入少阳，枢机不利，胆腑相火上炎，灼伤津液，故口苦咽干。手足少阳之脉起于目锐眦，胆与肝合，肝开窍于目，胆火上扰，故头目昏眩。张隐庵说：“少阳风火主气，夫少阳之上，相火主之，标本皆热，故病口苦咽干。《六元正纪大论》说：少阳所致为飘风燔燎，故目眩。目眩者，风火相煽也。”（《伤寒论集注》）当以小柴胡汤和解少阳，以清相火。若太阳与少阳并病，则颈项强而目眩（171），应太少同治。

②阳明腑实

“病人小便不利，大便乍难乍易，时有微热，喘、冒不能卧者，有燥屎也，宜大承气汤。”（242）此证邪入阳明，燥屎内结，津液已伤，故小便不利，大便乍难。然津未至竭，反流于肠，故大便乍易。热邪深伏，难以透发，故时微热，较潮热更深重；浊气上攻于肺则喘，上扰清空则眩冒，心神不宁则不能卧，大有动风痉厥之虑。宜急下通腑以存阴，方用大承气汤。

（2）虚证

①肾阳虚水泛

“太阳病发汗，汗出不解，其人仍发热，心下悸，头眩，身瞤动，振振欲擗地者，真武汤主之。”（82）太阳病汗不如法，病不解，而误伤少阴阳气，致虚阳外浮而发热。少阴主水，肾阳无以蒸化，则水气上凌于心，故心悸；上犯脑府清阳，故头眩；阳气不能温煦筋脉，反受水气浸渍，故身体肌肉跳动，甚者全身颤抖欲倒地，此肾阳虚而水泛，形成类风之证。乃寒极反从子化也。治以温肾阳，化水饮，方如真武汤。

②脾阳虚水停

“伤寒，若吐，若下后，心下逆满，气上冲胸，起则头眩，脉沉紧，发汗则动经，身为振振摇者，茯苓桂枝白术甘草汤主之。”（67）伤寒误用吐下，损伤胸阳，致水液不能正常输布，停而为饮。饮邪阻于胸脘之间，故心下逆满，气上冲胸。水邪阻隔，阳不得上升，清窍失养，故起则头眩，脉沉主水，紧为寒甚，此脾阳虚而水停为患。此湿甚反兼胜己之化。治宜温脾阳，化水饮，方如苓桂术甘汤。

③中寒清阳不升

“阳明病脉涩，食难用饱，饱则微烦，头眩，必小便难，此欲作谷疸。虽下之，腹满如故，所以然者，脉迟故也。”（195）阳明中寒，胃阳不足，故不能多食，若强食求饱，则食滞于中，谷不化精反化浊，阻于中焦，清阳不升，清空失养则头眩；浊阴不降则心烦腹满；脾失转输，水液不得下趋，故小便难。寒湿中阻，将成谷疸病。治宜温运中阳，散寒除湿，使清升浊降，则头眩诸证可除。如后世之茵陈术附汤。

④阴竭阳脱

“少阴病，下利止而头眩，时时自冒者死。”（297）病至少阴，阳衰阴盛，若下利过甚，则阴液涸竭，故利止。阴竭则必阳浮，残阳上扰清空，故头眩，时时自冒，乃阴竭于下、阳脱于上之危候也，急宜破阴回阳，如白通加猪胆汁汤之类。

4. 直视

（1）阳明腑实动风

前于风温已论及热炽阴伤，肝风上扬则直视失溲，经又说：“伤寒若吐若下后，不解，不大便五六日，上至十余日，日晡所发潮热，不恶寒，独语如见鬼状。若剧者，发则不识人，循衣摸床，惕而不安，微喘直视，脉弦者生，涩者死。微者，但发热谵语者，大承气汤主之。若一服利，则止后服。”（212）伤寒误治，邪入阳明，与燥屎互结，阳明炽热，逢其经气旺时而增剧，故日暮发潮热；邪已入里，故不恶寒；热扰神明，故妄言妄语。治以大承气汤通泻腑实以存阴液。若失治而胃热亢极，则心神失明，昧不识人，循衣摸床，惊惕不安；热炎于上，肺失清肃，故喘而呼吸表浅。热炽引动肝风上扬，则目瞪直而不能转运。若脉弦长，津液未至竭绝，尚可救治。若脉涩，乃热极津枯，故死不治。如此重证，可用仲景之法急下存阴，并合后世增液、泄热、息风、开窍醒神共图救治。

（2）血虚失濡

“衄家不可发汗，汗出必额上陷脉急紧，直视不能眴，不得眠。”（86）经常衄血之人，阴血不足，虽感风寒之邪不可轻易辛温发散。若误投麻桂等风药，更耗阴血，以致血不养筋，则额部两侧动脉拘紧；血不濡目，故直视睛转不灵；血不养心，则神明失守而不眠。此误汗耗伤阴血所致，虚风内动。治宜养血滋阴以息风。

5. 瞤（痉）

（1）少阴阳虚水泛

前已论及肾阳大虚不能温煦筋脉，肌肉失于主持，而掣动不已。

（2）亡阳脱液

“太阳中风，脉浮紧，发热恶寒，身疼痛，不汗出而烦躁者，大青龙汤主之。若脉微弱，汗出恶风者，不可服之。服之则厥逆，筋惕肉瞤，此为逆也。”（38）太阳表寒兼内热烦躁者，可用大青龙汤辛温解表，兼清里热。若脉微弱，汗出恶风，为表里俱虚，气血阴阳不足；若误服之，则伤阴损阳，阳亡则四肢厥冷，液脱则筋惕肉瞤，形成虚风危候，当以回阳益血急挽之。

（3）血虚动风

“疮家，虽身疼痛，不可发汗，汗出则痉。”（85）疮疡日久，气血消耗，筋骨失养，故身疼痛。若误为表邪，而投辛温发散之药，复伤气血，经脉失养，则血虚动风，发生痉挛抽搐等症。其治应养血荣脉以息风。

6. 拘急（瘛疭）

（1）热盛动风

前于风温已言及，感受风温之邪，误用火劫，以致热盛伤阴，肝风内动，发为惊痫、瘛疭。法宜滋阴清热，平肝息风。

（2）阴虚失濡

“伤寒……脚挛急……更作芍药甘草汤与之，其脚即伸。”（29）脚腿筋肉拘急，乃阴虚筋脉失濡所致，治宜酸甘化阴以荣液荣筋，方用芍药甘草汤，此为后世滋阴息风法之张本。

（3）阳虚失煦

“太阳病发汗，遂漏不止，其人恶风，小便难，四肢微急，难以屈伸者，桂枝加附子汤主之。”（20）太阳表证发汗太过，损伤卫阳，卫外失固，汗不止而恶风；汗出过多则小便少；卫阳失煦，经脉不柔，故四肢拘挛，屈伸不利，此阳虚动风，母从子化。治以解肌祛风，扶阳固表。方如桂枝加附子汤。

（4）亡阳动风

“吐利汗出，发热恶寒，四肢拘急，手足厥冷者，四逆汤主之。”（388）吐利汗出，阴盛阳虚不固，虚阳外越，则发热恶寒，手足厥冷，真寒假热也。阳虚液脱，筋脉失养，四肢拘挛抽搐。较之阳虚失煦更为危重。急宜回阳救逆，方用四逆汤。经又说：“吐已下断，汗出而厥，四肢拘急不解，脉微欲绝者，通脉四逆加猪胆汤主之。”（390）此证吐利已止，汗出而厥冷，四肢抽搐不已，阳衰阴竭，脉微欲绝，较前证更重，应回阳救逆，益阴和阳，方用通脉四逆加猪胆汤救治。

7. 振栗

脾肾阳虚水停皆可发生振栗之症，前已述及。

血虚气弱：“亡血家，不可发汗，发汗则寒栗而振。”（87）亡血家诸如吐血、咯血、崩漏、产后、金创之人，阴血早虚，气已耗损，易感外邪，当于补养之中，佐以辛散。若莽行发汗，过之重伤气血，致血脉失养、阳失主持而发振栗。其治宜养阳益血以息风止振。此法为后世振栗病治疗开一思路。

本书讨论了《伤寒论》风病风证证治。其风病因外邪而致者，如风寒、风热、风湿，大法以祛风散寒、清热胜湿为治。至其风证则多为误治转变而形成。本书以项强、身痒、眩冒、直视、瞤（痉）、拘急（瘛疭）、振栗为主要风证，对其病机证治进行归类分析，说明此等证候有并见者，有单独出现于病证中者。其病机有因痰热实证化风者，有因气血阴阳虚衰化风者，也有虚实夹杂者。其治疗则因机立法，实者祛其邪，虚者补其正，则不治风而风证自释。可见仲景治病求本之心法。

第四节　论《金匮要略》风病风证防治法

《金匮要略》乃内科（包括妇科）方书之祖，其对于风病风证的治疗为后世所效法，影响深远。所谓风病如中风、痉、历节风、风湿、五脏中风、妇人产后风等皆属之。风证如湿痹、肺痈、风水、血痹、黄疸、疟、腹痛、虚劳、咳嗽上气、水饮、寒疝等，在不同阶段皆可见风之形症。本书拟就《金匮要略》对风病风证的防治方法做一专题探讨，以明确风病风证治法之渊源。

一、风邪致病防治大要

1. 养慎防风

风为六淫之首，致病迅速深重，故《金匮要略》首篇即谓“客气邪风，中人多死”。虽然客气邪风包括多种病因而言，但也包括风邪。《金匮要略正义》注：“风为百病之长，故以客气邪风总括致病之源。”可见《金匮要略》对风邪风病的重视。《金匮要略》首先提出了早期预防风邪为害的学术思想。其谓：“若五脏元真通畅，人即安和……若人能养慎，不令邪风干忤经络……不遗形体有衰，病则无由入其腠理。”这一养慎防风的观点是《黄帝内经》“治未病”的具体运用，也是“正气存内，邪不可干”的发病学思想在治疗学上的体现。

2. 早期防治

《金匮要略》还指出：若风邪“适中经络，未流传脏腑即医治之；四肢才觉重滞，即导引、吐纳、针灸、膏摩，勿令九窍闭塞”。经络为表，脏腑为里，风邪初伤经络，必及时治疗，以阻断其传里转重之势。如血痹乃阳虚感受微风，初起即用针法导引阳气，使风去脉和则愈，亦不失为“上工治未病”的内容之一。足见《金匮要略》对于风病早期治疗的重视，截断治疗，以防传变。

3. 风病治禁

外风所致风病形症复杂，然风邪外感，初起即为表证。《素问·阴阳应象大论》说：“其在皮者，汗而发之。”其治疗应顺其病势，祛散风邪，发汗解表。然《金匮要略》说：“太阳病，发汗太多，因致痉。”风寒外感，原可发汗，然发汗太过，损伤津液，形成角弓反张的痉病。《金匮要略》又说：“夫风病，下之则痉，复发汗，必拘急。”风病初期，其邪气在表，若用下法，是逆其病势，引邪深入；若下伤阴，复发汗，重伤津液，亦可导致颈项强直、角弓反张、四肢拘挛的痉证。《金匮要略》又说：“疮家虽身疼痛，不可发汗，汗出则痉。”疮家津血已亏，误发其汗，犯“夺血者无汗”之戒，耗血伤阴，亦成痉证。《医宗金鉴》说：“此不可以外感痉病治之。当以专养津液为务也。”可见风病治疗，必辨其邪之轻重，风邪所犯部位，正气（阴阳气血）的强弱而辨证施治。故凡过汗、大下，不顾正虚而一味祛邪，都为风病治疗之所禁忌。

二、风病风证治疗三纲十二法

风邪有单独伤人者，而兼夹他邪致病者更为常见，且多乘人体气血阴阳不足而侵入。《金匮要略》治疗风病风证，辨治灵活，然亦有章可循，今概为正治、兼治及权变三纲十二法。

1. 正治

《金匮要略》所论风病主要为六淫外风所致。外风伤人，其初起多在肌表经络，所谓“大邪中表”是也。故治疗每顺其病势，疏散风邪，是为正法。

《金匮要略》说：“太阳病，无汗而小便反少，气上冲胸，口噤不得语，欲作刚痉，葛根汤主之。”尤在泾注：“然痉，筋病也，亦风病也。”(《伤寒贯珠集》)葛根汤即桂枝汤加麻黄、葛根，能祛风止痉。盖疏散祛风之药，多能发汗。仲景曾指出风湿病，“发其汗，汗大出者，但风气去，湿气在……”即反证大汗法未能祛湿但能祛风。孙思邈说：“凡患风服汤，非得大汗其风不去，所以诸风方中，皆有麻黄。”(《备急千金要方》)如续命汤治中风亦有祛风发汗药。是以发汗祛风能治多种风病，此风病无汗实证所宜。

《金匮要略》又说：“产后风续续，数十日不解，头微痛恶寒，时时有热，心下满，干呕，汗出，虽久，阳旦证续在耳，可与阳旦汤。”《医宗金鉴》注：“阳旦证，即桂枝证也。”产后风虽经数十日而桂枝证仍在，此汗出乃邪汗，因风性疏泄之故。故仍用桂枝汤解肌发汗祛风，使得遍身漐漐微似有汗而解，但不可过汗而已。此亦属发汗散风之正治。观《金匮要略》，凡涉治风方多用麻桂可知。

2. 兼治

风兼他邪为患者，则不独祛风，当兼治他邪。且必视人体正气之强弱而兼顾正气，扶正祛邪，则其治法皆为复方，故为兼治法。

（1）兼邪治法

①祛风化湿

风兼湿邪伤表，则病风湿。“病者一身尽疼，发热，日晡所剧……可与麻黄杏仁薏苡甘草汤。”宣发祛风与化湿并进，取微汗，使风湿俱去。

②祛风清热

水气病而见风证：乃风邪外袭，水道失利，致成风水。其证一身悉肿，恶风汗出；且肺胃郁热，表无大热而里有热，方以越婢汤，麻黄、生姜祛风宣散水湿，佐石膏清热，甘草、大枣调中，为祛风散水清热复方。他如肺胀之用越婢加半夏汤，乃属祛风清热兼治饮邪方法。

③祛风清热潜镇

里热原盛，外受风邪，引动内阳发动，而有热瘫、惊、痫、瘛疭之风病，实为外风引动内风，故宜祛风清热，潜镇息风，方如风引汤。用桂枝祛外风，大黄、龙骨、牡蛎、赭石清内热，潜镇以息风阳。此方给后世风阳发动之中风病治法以有益启示。

（2）正虚治法

①生津祛风

津液不足，感受风邪，则为风病成痉。法当生津滋液，祛风止痉。如“太阳病，其证备，身体强，几几然，脉反沉迟，此为痉，瓜蒌桂枝汤主之”，即此治法，方以栝楼根滋生津液合桂枝汤解肌祛风。

②益气养血祛风

《金匮要略》说：“虚劳诸不足，风气百疾，薯蓣丸主之。”虚劳之人，气血俱弱，感受风邪，此时邪少虚多，可用薯蓣丸以大队益气养血之药扶正，佐以祛风。他如侯氏黑散，治大风四肢烦重，则为益气养血，温清祛风并用。《古今录验》续命汤治风痱，皆类此法。

③益气温阳祛风

《金匮要略》说：“产后中风，发热，面正赤，喘而头痛，竹叶汤主之。”产后受风，虚阳上越，故发热头痛，面赤而喘，投以竹叶汤，其方人参、附子、甘草益气温阳，竹叶、葛根防风，桂枝、桔梗等祛风，生姜、大枣调营卫，故为益气温阳祛风方。

他如黄芪桂枝五物汤，治血痹，益气温阳，祛风行痹，亦属此范畴。

④温阳祛风胜湿

卫阳衰微，风湿之邪侵入肌肉经络，而致身体疼烦，不能自转侧，脉浮虚而涩，方用桂枝附子汤温阳祛风胜湿。更甚者，表卫阳虚，风湿侵袭关节，则以甘草附子汤，温表里阳气并祛风除湿。又如历节风病，用桂枝芍药知母汤，则有附子、甘草温阳，桂枝、麻黄、防风、白术、白芍等祛风除湿止痛，并兼佐知母清热。亦为复方。

3. 权变

虽为风病风证，但究其病机，或非六淫风邪所致，无风可祛；或其病证正虚无力逐邪，不可直祛其风者，皆需权变治法。

（1）通腑息风

《金匮要略》说："痉为病，胸满口噤，卧不着席，脚挛急，必齘齿，可与大承气汤。"此由阳明燥热所致动风病痉，故治以通腑泄热。燥热去，风自息。乃用大承气汤急下泄热。《金匮要略》又说："夫风者，下之则痉，复发汗必拘急。"此风者指风邪外侵所致。用下法是逆其病势而行之，故必变痉。若此条痉病，乃里热盛而生风也，又可用下法，开风病不用风药治疗之一大法门。

（2）活血消风

《金匮要略》说："妇人六十二种风，及腹中血气刺痛，红蓝花汤主之。"《金匮要略方论本义》说："此六十二种之风名，不过言风之致证多端，为百病之长耳。"红蓝花汤治腹中血气刺痛，以其有活血行血的作用。然六十二种风证皆可用此方主之，并不用祛风之药，此后世所谓"治风先治血，血行风自灭"也。诸如瘾疹、痹痛、中风等皆可用及此法，实不拘于腹痛一端。

（3）和解祛风

妇人行经受风，"七八日续来寒热，发作有时，经水适断，此为热入血室”，可用小柴胡汤和解枢机，使风热内陷之邪从少阳转出而解。

（4）益气却邪

《金匮要略》说：“风湿，脉浮身重，汗出恶风，防己黄芪汤主之。”又说：“风水，脉浮身重，汗出恶风者，防己黄芪汤主之。”前者表虚感受风湿，后者表虚而病风水，皆不用祛风药，而以防己黄芪汤益气固卫，利水除湿。盖欲卫阳复振，则微风自从皮毛而外祛，湿邪当从下焦而渗出。虽不治风而风亦得治，故属权变之法。

本书讨论了《金匮要略》对于风病风证的防治大法。提倡早期预防，截断传变，慎勿误治的学术思想。探索《金匮要略》治疗风病的三纲十二法，即风邪外受，以祛风散邪为正治；若风邪兼邪为患者，必祛风兼治他邪；凡正气不足而感风者，必视阴阳气血的不足，扶正以祛风。虽为风病，但证候变化，不宜祛风者，则必权变之，随证施治。《金匮要略》治疗风病风证诸方药为后世开无限法门。

第二章
六淫化风证治说约

余倡言六气皆能化风病理论，这一理论对于临床有着实际指导价值。由于风邪具有疏泄、动摇、数变、摧损毁折等特性，因此，诸如汗出、疼痛、寒热、项强、瘙痒、眩、痉挛、拘急、麻痹、震颤等皆可视为风证。而六淫之中，不独风邪可引起上述症状，凡火、暑、湿、燥、寒所致诸多疾病过程中，皆可引起上述症状，而表现为风病风证。其治疗则不独治风，而应辨明感受邪气性质，以法施治。今就临床运用，约举一隅，可以三反之。

第一节　风淫所致风病证治类案

一、惊风

梅某，男，2岁半。其孩发育较差，屡易感受风邪，且中等发热，亦发抽搐，抱至医院注射解热、镇静剂，三五日慢慢复原。刻诊：发热，体温38.7℃，无汗，鼻干无涕，少咳不吐，已二日。昨发惊搐一阵，目上窜，手足搐搦，项强。指纹青滞，苔白。此风邪伤表，太阳经气不利，引动肝风所致。治宜辛散祛风，佐以化痰息风。羌活3g，防风3g，薄荷3g，僵蚕3g，枳壳3g，桔梗3g，甘草3g。水煎服，送服大青膏丸1g，日3服。

一剂后微似有汗、热减，不搐；二剂喷嚏作，鼻涕出，热退而愈。后嘱其若再外感发热时，即先行服大青膏丸。遵之，感风亦未发搐。

附大青膏丸方：天麻末一钱，白附子生末一钱五分，青黛研一钱，蝎尾、乌梢蛇各一钱，朱砂研，天竺黄研，上同再研细，生蜜和成膏，每服半皂子大，至一皂子大。月中儿粳米大。(《小儿药证直诀》)

按：小儿先天不足，外感风邪，表闭无汗，易发惊风。此方用羌活、防风、薄荷辛散祛风，僵蚕解痉，枳壳、桔梗升降气机，甘草调和诸药。送服大青膏丸有清肝化痰、搜风止痉之效。风邪所致风病，表闭得开，内风亦靖。

二、急惊风

余某之女，3 岁，午后发热，日暮即发抽搐，直视反张，牙关紧急，面赤唇红，尿黄，指纹浮而青紫，已过气关。请英航先生诊之。谓此急惊风也，乃外感风热，引动肝风所致。急取蝉蜕、防风、菊花、薄荷、竹叶、连翘、钩藤、牡丹皮、全蝎、甘草清水煎服，每两小时灌服一次，药尽热退风息而愈。(录自余父英航翁之《临床医话》)

按：小儿脏腑娇嫩，易寒易热，外感风热，引动肝风，故急发发热、抽搐、直视反张、牙关紧急等症。急取蝉蜕、防风、菊花、薄荷、竹叶、连翘疏风散热，佐以钩藤、牡丹皮、全蝎凉肝息风，甘草调和诸药。立法选药恰合病机，故收效如鼓应桴。

三、伤风

朱某，女，34 岁，教师。2008 年 9 月 24 日初诊。低热鼻塞已五六日，渐至鼻塞涕浊，声音重浊，头目不爽，咽喉不利，干咳无痰，胃脘内烧热而胀。舌红苔黄白相兼，脉濡。此病伤风，外寒包内热所致。拟祛风散寒，兼清胃热为法。荆芥 10g，前胡 10g，苏叶 6g，薄荷 10g，桔梗 6g，白芷 10g，栀子 6g，黄芩 10g，枳壳 10g，甘草 6g。取 2 剂，每日 1 剂，水煎分 3 次服。一剂轻，二剂已。

按：天热贪凉，受电扇冷风太过，先伤于肺，鼻窍不利，故有上呼吸道感染之症。又素多辛辣之食，火热蕴滞于胃腑，故见胃脘热胀之苦。此病伤风，外寒内热，故用荆芥、苏叶、薄荷、白芷、前胡发散风寒以利鼻咽；复以黄芩、栀子苦寒直清胃热；桔梗、枳壳升降气机，以调肺胃；甘草调和诸药。方证相符，乃效。

四、中风

李某，男，4岁半。2011年8月8日初诊。患儿夜卧受电扇风吹，次日晨起发热，自用“小儿速效感冒冲剂”与服，上午热未退。送至医院，诊断为上呼吸道感染，用抗生素、激素等滴注2天，未效。刻诊：体温38.4℃，恶风冷，少汗出，神倦，偶尔咳嗽，不欲食，不渴，舌质淡红苔薄白，脉稍数。血象基本正常。此乃风邪外袭，营卫失调所致。治宜祛风，调和营卫。处方：桂枝6g，白芍6g，炙甘草5g，生姜3片，大枣3枚，2剂。每日1剂，水煎分3次服，每服50mL。第1日服后，周身微微汗出，热渐退，索食，与稀粥。次日愈，未尽剂。

按：小儿暑天感冒发热，医者习用银翘散等辛凉解外药。然则若发热不渴，少汗出，舌质淡，实为风伤卫，营气不和所致。故取桂枝汤调和营卫而愈之。曹颖甫说：“大约夏令汗液大泄，毛孔大开，开窗而卧，外风中其毛孔，即病中风，于是有发热中风之证。故近日桂枝汤方独于夏令为宜也。”（《经方实验录·桂枝汤证其一》）

五、感冒

童某，男，53岁，工人。2008年8月3日初诊。患者畏寒发热，服感康、维C银翘片等药3天乏效。刻诊：体温38.7℃，汗微，仍然恶风，头昏头痛，四肢酸痛，少咳，神疲乏力，不思饮食，脘胀欲呕，便稀溏，日三四次，小便短少，舌苔白滑，脉象濡缓。证属风冷外袭，卫阳郁遏，肠胃失和，湿气下流所致。为胃肠型感冒。治宜祛风解表，调中化湿。方取五积散减味主之：麻黄10g，桂枝10g，白芍10g，川芎10g，白芷6g，生姜10g，葱白3根，苍术10g，厚朴10g，陈皮10g，半夏10g，茯苓10g，炙甘草6g。3剂，日服1剂。服第1剂后汗续出，热渐退，疼痛松多，呕止；服完第2剂，腹胀便溏除，欲食稀粥；服完第3剂，诸症痊愈。

按：本案感冒，发在夏秋季节，乃风冷外袭，卫阳郁遏，肠胃失和，湿气下流所致。治疗取《太平惠民和剂局方》之五积散，去当归、枳壳、桔梗、干姜。其用麻黄、桂枝、白芍、川芎、白芷、生姜、葱白祛风解表散寒；苍术、厚朴、陈皮、半夏、茯苓和胃化湿；炙甘草调和诸药。表散里和，故能收效。成方运用，宜善化裁也。

六、背恶风寒

王某，男，48岁，工人。1991年10月3日初诊。自诉背部畏寒六七年，经治疗未效。近年加重，四季皆然，入冬背部如冷水浇，夏天怕吹电风扇。刻诊：体质偏瘦，面色乏华，背部及四肢畏风冷，夜尿两三次，尿清，舌淡苔白润，脉细弱。此病风寒客入，滞留太阳督脉，阳虚无力逐邪所致。治宜温阳祛风，通经逐寒为法。桂枝10g，防风10g，白芍10g，炙甘草10g，附片10g，淫羊藿15g，鹿角霜10g，生姜3片，大枣3枚。服药5剂，诸症减轻；续服5剂乃瘳。

按：背恶风寒经久不愈，盖以背部为足太阳与督脉循行之所，诊为风寒客入，滞留太阳督脉，阳虚无力逐邪所致。治以桂枝汤加防风祛风调和营卫；附片温阳逐寒；淫羊藿温命门督脉而祛风寒；鹿角霜温阳且通督脉之气。故能扶正祛邪，调和营卫而愈久病。

七、偏沮

余某，男，38岁，水泥厂工人。1997年7月3日初诊。左侧半身无汗，左下肢筋疼3年，经断续治疗未效。查血常规：白细胞略低，血沉、抗“O”正常值。刻诊：症如前述，左下肢因疼痛而活动受限，左侧大小腿肌肉略萎缩。问其起因，谓热天夜间以凉席铺地，侧卧露天阳台后而发，渐觉左下肢筋疼，后左半身不出汗，右半身有汗。舌质淡苔白，脉弦细。此病偏沮，系风寒之邪入客经络，半身营卫不调，气血阻滞所致。治宜调和营卫，祛风通络。处方：桂枝10g，白芍10g，怀牛膝10g，伸筋草10g，炙甘草10g，生姜3片，大枣3枚。5剂，每日煎服1剂。嘱咐其服药后，喝稀粥一小碗，得微温。服完左半身已有汗出，筋已不痛。续用上方去牛膝、伸筋草，加白术、黄精，5剂为末，每服5g，日3服，下肢肌肉亦渐复原。

按： 汗出偏于半身，即半身有汗，半身无汗，乃《素问》偏沮病。其因感受风冷之邪，营卫不调，气血阻滞所致。故投桂枝汤祛风，调和营卫，加怀牛膝、伸筋草疏通筋络而收效。复以桂枝汤合白术、黄精养营血，补脾生肌以收全功。《素问·生气通天论》说：“汗出偏沮，使人偏枯。”马莳注：“或左或右，一偏阻塞而无汗，则无汗之半体，他日必有偏枯之患。”（《黄帝内经素问注证发微》）故本证若不及时治疗，日后恐有中风偏枯之虞，岂可不慎欤！

八、伤风咳嗽

冯某，男，54岁，务农。1967年5月3日初诊。前日田间劳累贪凉，归家遂发恶风头痛，多汗，遍身酸楚，咳嗽，咳白痰，乏味纳少，脉浮而小滑，舌苔薄白。此病伤风咳嗽，乃劳力伤阳，卫失外护，风邪乘隙入客肺俞所致。治宜调和营卫，祛风宣肺。黄芪10g，防风6g，白术10g，炙甘草10g，桂枝10g，白芍10g，杏仁10g，桔梗10g，陈皮6g，炙紫菀10g，生姜3片，大枣3枚。服药3日而痊。

按：《素问·风论》说：“肺风之状，多汗，恶风，色皏然白，时咳短气，昼日则差，暮则甚，诊在眉上，其色白。”风邪从肺俞而入，则伤肺气，形成肺风病。风性疏泄，使营卫不谐，卫失外固，营失内守，故汗出恶风。风邪迫肺，肺气失宣，故咳。此病伤风咳嗽，即古人所谓肺风病也。方以玉屏风散益气固卫祛风，合桂枝汤解肌祛风，调和营卫，乃治虚人伤风之法。因咳嗽痰多，故加入杏仁、桔梗、陈皮、紫菀以化痰止咳。方证合拍，覆杯即愈。

九、肺炎喘嗽

案1

段某，男，10个月，长岭街人。1974年3月2日初诊。初患发热咳喘等症，前医用青霉素、链霉素、四环素等西药抗菌治疗，已3日，未见好转，延余往诊。症见发育营养一般，急性面容，发热，面色灰青滞，气急喘息，鼻翼微扇动，无汗，时咳痰声，溺清，大便青绿色、量少，不思乳，睡寐不安。舌淡苔白，指纹青滞。体温39.6℃，听诊肺部干鸣音，背部小水泡音。时虽仲春，北风四五级，稚阳之体，感寒伤肺。此属肺炎喘嗽，乃风寒闭肺所致。治宜辛温宣肺，拟三拗汤加味。处方：麻黄五分，杏仁一钱，前胡一钱，防风八分，僵蚕一钱，紫菀一钱，甘草八分，生姜二片，大枣二枚，1剂。水煎服，每服50mL，日四服。

1974年3月3日二诊：服昨药微汗续出，发热喘咳均减，面色好转，舌淡红少干白苔，指纹稍转红。表邪初解，肺闭已开，继当理肺，廓清余邪。处方：前胡八分，紫菀一钱，白前一钱，陈皮八分，炙枇杷叶一钱五分，甘草五分，连服2剂而愈。（录自余父英航翁之《临床医话》）

按：肺炎为小儿常见病，尤以冬春两季发病率最高，对小儿健康威胁甚大。肺炎喘嗽病名首见于清代谢玉琼之《麻科活人全书》。其有因感染细菌引起者，用抗生素有效；若因感染病毒引起者，用抗生素则多无效。本患儿发热咳喘，经诊为风寒闭肺所致，治用辛温宣肺方而愈，疗程短，费用少，是为中医治疗急性病的优越所在。其用抗生素3日无效，当系感染病毒所致，惜未经化验判明。虽然方中麻黄、防风、僵蚕、甘草等皆有抗病毒作用，但是中医用药并不从抗病毒出发，而是依据病机立法处方，才能收到良好效果。

案2

杨某，男，7个月，月山人。1974年6月14日初诊。患儿出生3个月后发生肺炎，呼吸循环衰竭，经鄂城县医院输氧，静脉滴注毒毛苷等抢救治疗而愈。前3日发生喘咳，经月山卫生所用青霉素、链霉素治疗而症未减少，父母抱其前来救治。患儿面白较瘦，营养欠佳，发热，无汗，唇绀气急，鼻翼扇动，喘促喉中痰鸣，腹软，便黄绿色泡沫，舌淡中白厚微黄，指纹浮青，脉浮滑，体温36.8℃，两肺较多中小水泡音。时虽入夏，然小儿病后体虚未复，偶感朝暮风寒，肺卫失司即病。此属肺炎喘嗽，乃风寒束肺，肺气不宣，阳气怫郁所致。法当辛温宣肺。处方：麻黄八分，前胡一钱五分，细辛三分，紫菀一钱，僵蚕一钱五分，川朴八分，甘草五分，干姜二片。1剂水煎服，每服50mL，日四服。

1974年6月15日二诊：服昨药得微汗，诸症显减，唇转红润，不喘，喉中稍有痰声，舌苔薄白，乃痰湿未净，投两调肺胃法。处方：麻黄五分，僵蚕一钱，紫菀一钱，前仁一钱，半夏一钱，川朴六分，陈皮一钱，甘草八分。续服2剂渐安。（录自余父英航翁之《临床医话》）

按：肺炎喘嗽发热无汗痰鸣者，乃风寒闭肺所致，治必辛温宣肺。药后得微汗则肺闭开，病亦随减。勿以炎症印定眼目而用凉药，否则如雪上加霜，肺闭不开，愈转愈重矣！

案3

朱某，男，8个月，长岭街人。1974年3月8日初诊。母诉：昨日发热，不思乳，咳痰气急。诊见体质营养尚好，发热微似有汗，微喘有痰鸣，二便如常，舌尖红，苔薄白稍干，指纹浮。体温38℃，两肺散在水泡音。天晴气温升高，襁褓失护，感而病温。此属肺炎喘嗽，乃风温袭肺所致。法当辛凉解表，宣肺平喘。拟桑菊饮加味。处方：桑叶二钱，桔梗八分，连翘二钱，杏仁一钱五分，蒌皮一钱，炙枇杷叶二钱，薄荷八分，甘草六分。服1剂症减，续服1剂愈。(录自余父英航翁之《临床医话》)

按：当春气温升高，感而病温，则为温热。此例肺炎喘嗽，以其舌尖红，苔薄白稍干，诊为风温袭肺所致，用辛凉解表，宣肺平喘而愈。若用温药无异抱薪救火，失之毫厘，谬以千里矣！

十、喘嗽（急性支气管炎、支气管痉挛）

邱某，男，8个半月。2004年3月20日初诊，病已四五日，先起发热、咳嗽，经医抗炎等治疗热稍退而咳不减，并喘鸣，刻诊：患儿发育一般，面青黄，发热37.8℃，无汗，咳嗽早晚较密，阵咳重则欲呕，鼻鸣如塞，呼吸似喘，喉中痰鸣，乳食大减，睡寐不安，舌红极少白苔，指纹浮青，透气关。听诊：呼吸粗糙，肺底哮鸣音，查血常规：血红蛋白（Hb）90g/L，红细胞计数（RBC）3.0×10^{12}/L，白细胞计数（WBC）9.0×10^{9}/L，中性粒细胞（N）48%，淋巴细胞（L）52%。此病喘嗽，乃风寒外袭闭肺，痰湿内阻所致，治以散寒化饮开闭为法。麻黄5g，桂枝5g，白芍5g，细辛5g，干姜5g，半夏5g，五味子5g，炙甘草5g，僵蚕5g，射干5g，每日1剂，水煎服。服1剂得微汗而热退咳喘减，续2剂而痊。

按：咳喘在西医多说炎症而用对抗疗法，实则西医消炎抗菌药多为凉性药，若寒热不辨，虽用对抗治疗，但亦往往不愈。此孩喘嗽、面青黄、发热、无汗等症乃风寒袭肺之象，肺失肃降，痰饮内生，故用小青龙汤辛温散寒，化痰开闭，复加射干化饮，僵蚕祛风化痰解痉。药证相符，故顺利以瘥。若见热投凉，则反伤阳而闭肺，病必不解。

十一、哮喘

程某，27岁，男，某单位职员。1975年3月23日初诊。幼时罹患哮喘，经治疗较稳定。然若不慎受凉仍易发作。刻诊：旧恙发作已5日。恶风寒，发热无汗，胸闷喘急，喉间哮鸣，痰难咳出，气急不能平卧，口干，不欲食，苔白微黄，脉滑数。此病哮喘复发，乃风寒束肺，肺失肃降，湿热酿痰，阻塞气道所致。治宜祛风寒，肃肺气，化痰热，解挛急。处方：麻黄10g，杏仁10g，桑皮15g，连翘10g，赤小豆20g，甘草10g，僵蚕10g，地龙10g，生姜3片，大枣3枚。3剂，每日煎服1剂。

1975年3月25日二诊：服药得汗出，寒热已解，胸闷喘急大减，咳痰顺畅，已能平卧，右寸脉仍滑数。首方加黄芩10g，继服5剂而平。后拟资生固本丸：红参12g，黄芪15g，茯苓10g，淫羊藿10g，巴戟天6g，五味子6g，麦冬6g，当归10g，蜂房6g，炙甘草6g，蛤蚧1对，上研末，水泛丸，每服3～6g，日2～3服，温开水送服，空腹服。咳喘平后，可每日服1次，以巩固疗效。(参见《朱氏中医世家学验秘传》)

按：此病哮喘，乃感受风寒引发。方取麻黄连轺赤小豆汤祛风寒，肃肺气，化湿热，加僵蚕、地龙祛痰平喘，解气管之挛急，收效明显。资生固本丸有益肺健脾补肾之效，可资生生之气而固本；有和血解毒化痰止咳之功，可祛久伏之邪而治标，故此方用于慢性咳嗽缓解期的防治颇多效验。

十二、心悸

案1

袁某，男，64岁，退休工人，住西山。1997年3月17日初诊。月来感冒流行，不慎感染，恶风流涕，头痛，咳嗽，胸闷，肢软等症，经服西药、中成药病渐好，然自觉体弱难以恢复。动则微汗出，胸闷。经X射线胸透：无病理异常。心电图检测：窦性心动过缓（心率每分钟52次）。刻诊：颜面乏华，心悸气短，心胸痞闷，乏味纳食较差，舌质暗淡苔白，脉沉迟。此病风邪初犯肺卫，波及心营。经治疗肺卫之邪已解，而心营邪气未除，故胸闷依然。心阳鼓动乏力，故心悸气短，脉沉迟。治宜祛风和营，温阳复脉。处方：桂枝10g，白芍10g，炙甘草10g，附片10g，党参15g，甘松6g，生姜3片，大枣3枚。服药3剂，胸闷减轻，脉转缓；续服5剂，诸症如释（心率每分钟72次）。

按：本病初起感冒，实则肺卫心营两伤。经治疗肺卫之邪已解，而心营邪气未除。方取桂枝汤祛风和营；加参附汤温阳复脉；再加“甘松者，为其能助心房运动有力”（《医学衷中参西录》），有助心率复常，且其甘温入脾胃，芳香不燥，醒脾开胃，一举两擅其用。于是廓清心营之邪，而恢复心阳鼓动之力，病乃可痊。

案2

董某，男，44岁，银行干部。1992年6月25日初诊。日暮入湖水游泳，起身后贪凉受风，次日发热头痛，经服感康药一两日渐愈。过两日，自觉精神困倦，四肢无力，心胸憋闷，心悸不适。刻诊：症如上述，体温37.0℃，舌质淡红苔白，脉沉细数。查血常规：Hb146g/L，RBC3.5 × 10^{12}/L，WBC12.0 × 10^{12}/L，N76%，L24%。心电图检测：窦性心律不齐、心动过速、早搏。血压130/85mmHg。脉搏98次/分。此病心悸（病毒性心肌炎），乃外风邪毒入客心营，脉律失常所致。治宜祛风和营复脉。处方：桂枝10g，白芍10g，炙甘草10g，党参15g，麦冬10g，五味子10g，苦参10g，生姜3片，大枣3枚。服药7剂，精神好转，胸闷心悸减轻，脉搏86次/分。续服7剂，诸症续减，脉搏72次/分。继进7剂，心胸无不适，复查心电图正常。

按：外风邪毒入客心营，导致脉律失常，心胸悸动。治疗方以桂枝汤祛风和营；参麦散益气养阴复脉。桂枝可发汗解肌，扩张体表血管，减轻心脏负担，改善心脏供血；又对流感病毒、葡萄球菌等均有抑制作用。更加苦参，其味苦性寒，《药性论》谓其“治热毒风”；今人研究其具有抗炎、免疫、抗心律不齐等作用，故合用之乃取祛邪复脉之效。

十三、泄泻

朱某，男，15岁，鄂州市水泥厂学生。1987年8月7日初诊。腹泻5天，稀水样便，肠鸣，饮食减少，无发热恶寒，精神稍倦。查血常规：Hb140g/L，RBC4.9×10^{12}/L，WBC9.2×10^{12}/L，N70％，L28％，嗜酸性粒细胞（E）2％。经服西药抗炎、解痉、收敛乏效，仍便稀水日三五次，恶心欲呕，颇不欲食，肠鸣，舌淡，少白苔，脉濡缓。证属风入胃肠，脾失升清所致，拟祛风和胃法。处方：荆芥6g，藿香6g，防风6g，苍术10g，茯苓10g，半夏6g，陈皮6g，党参10g，车前仁10g，炙甘草6g，生姜3片，2剂。

1987年8月9日二诊：服药后拉稀次数明显减少，至今晨只拉稀便1次，已不恶心，脘腹稍胀，右肋缘偶有疼痛，舌苔微黄，脉缓。处方：苍术6g，厚朴10g，陈皮6g，郁金10g，茯苓10g，车前仁10g，黄芩10g，神曲10g，甘草6g，2剂。1987年8月15日随访，服完上药诸症释。

按：《灵枢·寿夭刚柔》说：“卫之生病也，气痛时来时去，怫忾贲响，风寒客于肠胃之中。”本例泄泻肠鸣，诊为风入肠胃，脾失升清所致。故以荆芥、防风、生姜祛风升清，藿香、半夏和胃，苍术、陈皮、茯苓、车前仁燥脾祛湿，党参、炙甘草益气而获效，后以苦燥芳化收全功。

十四、飧泄

案1

胡某，男，44岁。1971年4月4日初诊。昨日腹鸣泄泻，水夹未化之食物，五六次，脐腹隐痛，服消炎药不效。脉浮弦，舌苔白厚。此病夏初泄泻，“春伤于风，夏生飧泄”是也。法宜升阳祛风除湿。处方：苍术10g，柴胡6g，升麻6g，羌活6g，防风10g，神曲10g，泽泻10g，猪苓10g，陈皮6g，麦芽10g，甘草6g，生姜3片，党参10g，日服1剂，禁食荤腥、水果。连服3剂即愈。

按:《素问·阴阳应象大论》说：“春伤于风，夏生飧泄。”《素问·生气通天论》说：“春伤于风，邪气留连，乃为洞泄。”按此洞泄即飧泄。《经》谓春受风邪，至夏发病，则此风邪具有伏邪特性，其蛰伏于肠，至夏日调护失宜而发病。此所谓风邪，或为肉眼所不见之病原微生物，潜伏于体内，过时而发病。此乃伏气为病也。其症肠鸣腹痛，大便水泻夹杂未化之物，后世谓之泄泻。此症虽主要为肠腑气机失调，病位在肠，但亦关涉于胃。《灵枢·寿夭刚柔》说：“卫之生病也，气痛时来时去，怫忾贲响，风寒客于肠胃之中。”说明肠鸣腹痛乃风寒邪气病及肠与胃。故王冰说：“风在肠中，上熏于胃，故食不化而下出焉。飧泄者，食不化而出也。”风邪久客，导致胃失化食，肠失燥化，乃病飧泄。《素问·风论》又说：“久风入中，则为……飧泄。”说明无论春时之风，抑或四时之邪风，其入中人体日久，都可使胃肠功能失调，从而形成飧泄，又不为“春伤于风”所限。风客于肠，脾失升清，湿气下流，致成飧泄。方用东垣《脾胃论》之升阳除湿汤加人参益气健脾，则清阳升而客邪除，故泻顿止。

案2

宋某，男，56岁，退休工人。1979年4月24日初诊。进餐之后每发腹痛、腹泻，1日2~3次，反复10余年。西医诊断为“肠易激综合征”，服用西药时好，停药又如前。刻诊：症如往，腹痛即欲便，时有肠鸣，大便溏稀夹杂黏液。纳食颇可。舌淡红苔黄白相兼。脉缓弱。此病飧泄，乃风寒久客于肠胃之中，营卫失和，郁而化热，升降失调，大肠燥化失职所致。治宜祛风，调和营卫，佐以苦燥。桂枝10g，白芍10g，炙甘草10g，葛根15g，黄芩10g，黄连6g，生姜3片，大枣3枚。取5剂，每日1剂，水煎服。

1979年4月30日二诊：腹痛已轻，大便日一行，偏溏。继取7剂，续服。大便成条，无黏液，停服中药。为巩固疗效，疏敷脐方：肉桂15g，白胡椒30g，罂粟壳10g，苍术15g，黄柏15g，共研粉末，瓶储。每用取适量粉末，香油调成稠糊状，敷于神阙，外用胶布固定。入睡时敷，清晨揭去。间日一次，连用两周，病未复发。

按：此案飧泄，西医诊为肠易激综合征，中医学认为系风寒久客于肠胃之中，营卫失和，郁而化热，升降失调，大肠燥化失职所致。方用桂枝汤祛风，调和营卫；合葛根芩连汤升清降浊，燥化肠腑，病得以痊愈。而末拟敷脐方，温脾燥湿涩肠，药力由脐部微血管渗透至肠腑，可以直达病所。既可以用于巩固疗效，亦可以用于病前预防，先期治疗也。是为泄泻良法，不可轻忽。

十五、淋证

熊某，女，38岁。素有腰痛、小腹坠胀、小便淋涩，时止时发病史。日前劳累，复感风邪，以致畏寒发热，腰酸胀，周身不适，面目浮肿，小便淋涩不利而频。经用抗生素治疗2日，症未缓解。查尿常规：蛋白（++），红细胞少许，白细胞少。舌苔白稍厚，脉浮数。此属淋证（慢性肾盂肾炎急性发作），乃风邪外袭太阳肌表，水腑不利所致，法宜祛风解表，佐以益气利湿。处方：羌活10g，独活10g，川芎10g，柴胡10g，前胡10g，枳壳6g，桔梗6g，党参10g，麻黄6g，鱼腥草20g。取1剂煎服，盖被取汗。

二诊：服药汗续出，寒热解，周身酸楚亦除，尿频涩亦减，苔白脉缓，转拟四苓汤加黄芪、木瓜、升麻，续服3剂，诸症痊，尿常规正常。

按：此人淋证屡发，邪气内伏下焦，气虚不足在先；复感风邪，太阳经腑同病。乃取败毒散祛风解表，党参益气，并加麻黄、鱼腥草散寒利尿。服一剂汗出表邪解散，症大缓解。续用四苓汤加黄芪、升麻益气升阳利湿，木瓜化湿缩泉而愈。前后治疗若非风药祛风升阳，党参、黄芪鼓舞元气，恐难收此速效。

十六、水肿

案1

曾某，女，11岁，学生，住东沟镇六十口村。2005年3月18日初诊。其母代诉：患慢性肾小球肾炎一年余，经省医院肾穿刺诊为轻度系膜增生型肾小球肾炎，已用中西药治疗，未痊愈。近因上学体育活动后汗出风吹而加重，为慢性肾炎急性加重。刻诊：颜面全身轻度浮肿，恶风神倦，腰背酸痛，尿短少，胃脘痞闷，不欲饮食，舌淡胖大，苔白润，脉沉细弱。查尿常规：蛋白（++），红细胞（++），24小时尿蛋白定量1.6g/L。血清白蛋白38g/L。此病水肿，乃阳虚寒湿内聚，外感风邪引发。治宜祛风胜湿，温阳利水。方用小续命汤合黄芪防己汤加减。处方：麻黄10g，杏仁10g，川芎10g，防风10g，桂枝10g，白芍10g，防己10g，附子10g，黄芪15g，苍术10g，甘草6g，大枣3枚，生姜3片。5剂，每日1剂，水煎服。并嘱药后服热粥以助出汗。

2005年3月23日二诊：微汗续出，恶风减轻，尿增长，腰痛松，浮肿大消。查尿常规：蛋白（++），红细胞（+）。原方再取5剂续服。

2005年3月31日三诊：浮肿不显，已不恶风，乃取五积散原方（苍术、厚朴、陈皮、半夏、茯苓、甘草、麻黄、桂枝、白芍、当归、川芎、干姜、枳壳、桔梗、白芷、姜、葱），水泛丸，1日3次，每次5g。连续服用2周。

2005年4月8日四诊：浮肿全消，饮食增加。复查尿常规：蛋白（+），红细胞（+）。续服用2周后，查尿常规：蛋白（±）。继续服用1个月，尿常规正常。血清白蛋白45g/L，24小时尿蛋白定量0.16g/L。随访年余，未复发。

按：本例水肿，原有阳虚寒湿内聚旧疾，又外感风邪引发。方用《备急千金要方》之小续命汤去黄芩、人参，合《金匮要略》之黄芪防己汤而成。方中防风、桂枝、麻黄、杏仁祛风宣肺，散寒发汗；附子、黄芪、苍术、甘草温阳益气胜湿；川芎、白芍、防己和血利水；大枣、生姜调和营卫。全方共奏祛风发汗，温阳益气，利水消肿之效。继以五积散原方，水泛丸服之，乃收全功。因肾炎水肿在证候表现为风邪、水湿、瘀血、湿毒等病理机制，而五积散有祛风寒、化食积、行气滞、和血脉、消痰毒郁积之功，对表里内外、脏腑经络之风寒水湿阴邪，悉能治之。

案2

纪某，女，36岁，住江碧路。2013年9月5日初诊。患浮肿3周，西医诊断为特发性水肿，治疗1周未效。刻诊：患者素无疾病，中等身高，体胖，早晨颜面及上肢水肿比较明显，下午以下肢和足部显著，平卧或休息后逐渐减轻。胸闷不畅，饮食尚可，一般少汗出，尿不长。自觉体重活动不便。舌苔白略厚，脉沉缓。尿常规（-），血常规大致正常。此病水肿，乃风邪束肺，玄府不开，三焦失调，水液潴留肌腠所致。治宜疏风宣肺，通利三焦为法。处方：苏叶10g，麻黄6g，桑皮10g，麦冬10g，苍术10g，木瓜10g，砂仁6g，陈皮10g，木香6g，槟榔10g，大腹皮10g，茯苓15g，猪苓10g，泽泻15g，灯心草5g，5剂，水煎服，日1剂。嘱淡盐饮食。

2013年9月11日二诊：天热有少汗，尿稍长，浮肿略减。

守方10剂，浮肿尽消，次年因他病来诊，谓水肿未再复发。

按： 排除心、肝、肾、营养不良所致水肿，诊为特发性水肿。《素问·经脉别论》说："饮入于胃，游溢精气，上输于脾，脾气散精，上归于肺，通调水道，下输膀胱，水精四布，五经并行。合于四时五脏阴阳，揆度以为常也。"故水肿与肺、脾、肾、三焦功能失调密切相关。若外受风邪，肺失宣发，玄府闭塞，汗液不出；脾失健运，水湿潴留；三焦不利，水液不行，泛溢肌腠则为水肿。方以导水茯苓汤加麻黄治疗，能祛风出汗，开发玄府；健脾行气，化湿消肿；通利三焦，导水下行。脏腑水液运行复常，故守方而痊。凡水肿病强调淡盐饮食，亦很重要。此方用于治疗肾小球肾炎水肿亦效。

十七、黄疸

刘某，男，13岁，住刘斌村。1965年3月5日初诊。患者发热已3天，经村医治疗未退热。刻诊：发热畏寒，无汗，头痛，微咳，不渴，呕吐，尿黄，大便行，舌质红，苔白黄厚，脉浮而数，右关独盛。此病外感风邪，虽发热，然热而不渴，苔白黄厚，右关独盛，乃湿伏于中，脾湿胃热熏蒸，其必发黄。权予祛风散表，佐以清利法。麻黄6g，柴胡10g，杏仁6g，甘草5g，桑白皮6g，连翘6g，赤小豆10g，生姜3片，2剂，每日1剂，水煎分3次服。

1965年3月7日二诊：服药得汗续出，寒热解，呕吐止，而目果微黄，肌肤亦见发黄。乃取：茵陈10g，茯苓6g，泽泻6g，猪苓6g，苍术5g，柴胡10g，黄芩6g，半夏5g，滑石15g，甘草5g，7剂。

1965年3月14日三诊：肤黄退，尿清，用异功散加威灵仙，5剂善后而愈。

按： 风邪为黄疸之外因，首见于《金匮要略》。张仲景说："寸口脉浮而缓，浮则为风，缓则为痹。痹非中风，四肢苦烦，脾色必黄，瘀热以行。”尤在泾注：“脉浮为风，脉缓为湿，说为痹者，风与湿合而痹也。然非风痹疼痛之谓，故又说痹非中风。所以然者，风得湿而变热，湿应脾而内行，是以四肢不疼而苦烦，脾脏瘀热而色黄。脾者，四运之轴也，脾以其所瘀之热转输流布，而肢体面目尽黄矣，故曰瘀热以行。”（《金匮要略心典》）是以《诸病源候论》有“风黄疸”之称。《伤寒论》说：“伤寒，瘀热在里，身必发黄，麻黄连轺赤小豆汤主之。”乃外散风寒，内清湿热之方。故本案黄疸，首诊取麻黄连轺赤小豆汤加柴胡，祛风发表，佐以清利。一则卫气流行，风热毒邪随汗而外散；二则肺气清肃，水道通调，湿热从三焦水道而下泄。表邪既解，转方用茵陈四苓汤合小柴胡汤、六一散疏胆清利，以祛湿热未尽之邪，则黄尽去。今人研究指出，四君子汤有保护肝脏合成蛋白之功效；而威灵仙有降酶作用，故末方用异功散加威灵仙培土荣木以善后，治法步骤井然，顺利而痊也。

十八、头痛伴绝经前后诸症

欧阳某，女，48岁，住图书馆宿舍。1999年12月8日初诊。后头痛年余，每吞索米痛片缓解。数月来月经量多，时间不规则。近来头痛发作牵及右侧头额，恶风，或燥热一阵，微汗出，夜寐不宁，梦频易醒。舌边齿痕，苔薄白。脉浮弦沉细。此病头痛，宿疾未愈，奇脉已紊，复感风邪乘虚入袭络脉乃至加重。治宜疏风和营，养血安神。桂枝10g，白芍10g，炙甘草10g，熟地黄10g，当归10g，川芎10g，酸枣仁30g，茯神10g，知母10g，全蝎5g，阿胶15g（烊化），生姜3片，大枣3枚。取7剂，每日1剂，水煎服。

1999年12月16日二诊：头痛稍缓，寒热未作，夜寐转安。原方去酸枣仁、茯神、知母，续服7剂，诸症如释。

按：此妇旧有头痛宿疾。近因月经已紊，接近更年期，冲任、二维失调，阳跻独亢；复受风邪，致病情复杂加重。故首方用桂枝汤加全蝎疏风和营，以针对恶风头痛。又有四物汤加阿胶益阴养血，合酸枣仁汤撤热安神，燮理奇脉阴阳。二诊阴阳平调，夜寐亦安，故去酸枣仁汤，守祛风养血和络而愈。

十九、偏头痛

柯某，女，51岁。2002年12月8日初诊。右侧上牙齿痛并太阳头痛，先以为牙痛所致，经牙医拔除后，痛仍不止。一般于清晨8点及晚8点必痛，数分钟后稍缓解。前几年曾有类似发作史。其痛以右侧太阳、右眼下鼻旁及整个右上唇内为甚，呈刺痛、灼痛。若痛停，饮食冷热牙亦不痛。舌胖苔白，脉沉。血压150/95mmHg。西医诊为三叉神经痛。此风痰袭入少阳阳明，经络不畅所致。自拟祛风通络汤：柴胡10g，半夏10g，黄芩10g，白芷10g，川芎10g，白芍15g，钩藤12g，桑寄生12g，僵蚕15g，全蝎6g，茯苓10g，甘草6g。用法：每日1剂，水煎分3次温服。忌食辛辣发物，戒恼怒。服2剂痛止。续服2剂，后未再发。

按：本方用柴胡入少阳、白芷入阳明，合川芎祛风止痛；僵蚕、全蝎入络搜风；半夏化痰；黄芩清热；肝主筋，少阳与厥阴相表里，故又用白芍、钩藤、桑寄生平肝和阳，舒筋止痛；茯苓安神镇静；甘草调和诸药。合用之有祛风通络，和血止痛之效。

二十、风亸曳

师某，男，45岁。1976年10月5日初诊。面部发麻10余日，继又十指麻木，双手上举无力，左足大踇趾及次趾亦不时发麻，饮食尚可，二便行。脉虚弦，舌淡红少白苔。此病麻木，乃气虚复感受风邪，络脉不通所致。西医诊断为多发性神经炎。《诸病源候论》所谓风亸曳证是也。治宜益气祛风，疏通脉络，以荣肌肤。处方：黄芪15g，党参12g，白术10g，升麻6g，柴胡6g，当归10g，陈皮10g，炙甘草10g，附子6g，羌活10g，防风10g，乌药10g，川芎10g，麦冬10g，7剂，水煎服，每日1剂。服1周而诸症减轻，续守方1周，诸症除释。

按：《诸病源候论·风亸曳候》说："亸曳者，肢体弛缓不收摄也。人以胃气养于肌肉经络也。胃若衰损，其气不实，经脉虚，则筋肉懈惰；故风邪搏于筋，而使亸曳也。"本病起始时双手指或双足趾麻木、疼痛，或如蚁行、灼热感。一两日手足下垂难以举起，弛缓无力。若发展甚至会四肢完全瘫痪，呼吸窘迫，吞咽困难，危及生命。本案气虚感受风邪，卫气不行，则面麻并十指、足趾麻木不仁，进展为双手上举无力。投补中益气汤补中气而实卫气，加附子振奋阳气，以充筋络；更加羌活、防风、乌药、川芎以为祛风行气之用；佐麦冬甘润以防诸药过燥，则气壮而风去，肌肤络脉气血流行复常，诸症渐除。此为先期治疗，阻断病情发展，乃收全功。

二十一、血痹

汪某，女，33岁，农妇。1978年5月7日初诊。在田间劳作，劳累出汗受风，次日觉左上肢外臑部肌肤发麻木，颇不在意。数日后左上肢手臂外侧又发一块麻木，仍然没有理会。近一周来两处麻木范围扩大如巴掌大，且有逐渐加重之势，并且左手五指尖发凉。饮食尚可，二便亦调。其面色乏华，舌淡苔白。脉浮弱，沉小紧。此病血痹，乃风邪乘虚伤阳，血脉痹阻所致。治宜补气温阳，祛风行痹。处方：黄芪15g，桂枝10g，白芍10g，附片10g，当归10g，川芎10g，生姜10g，大枣7枚，7剂，每日1剂，水煎服。并嘱休息，勿伤冷水，勿吃冷饮。

1978年6月7日二诊：麻木减轻少许，脉舌如前。原方加红花10g，桃仁10g，续服7剂。后访病已痊愈。

按：血痹首见于《金匮要略》，谓"尊荣人骨弱肌肤盛，卧不时动摇，加被微风遂得之"。血痹一般肌肉麻痹无痛感，风痹则麻痛并见。《素问·五脏生成》说："卧出而风吹之，血凝于肤者为痹。”体虚之人，劳力汗出，阳气更虚，风邪乘虚侵袭则血行不畅，故肌肤麻木。本案血痹，方用黄芪桂枝五物汤加附片、当归、川芎等以补气温阳，祛风和血，初有小效。复加红花、桃仁，增强活血作用。药证相符，收效明显。

二十二、筋痹

吴某，女，36岁，工人。1998年3月17日初诊。数天前加班劳累出汗，贪凉受风，入夜休息，次日觉右上肢筋酸胀痛，手指拘急，好像伸不直，因而握筷子亦不方便。其面色黄晦，舌淡苔白，脉细弦。此病筋痹，乃风寒乘虚入客伤筋，血脉痹阻所致。治宜补气血，祛风寒，舒筋行痹。处方：天麻10g，细辛10g，附子10g，党参10g，川芎10g，桂枝10g，当归10g，白芍15g，威灵仙15g，藁本10g，防风10g，独活10g。5剂，每日水煎服1剂，分3次服。并嘱休息，勿伤冷水，勿吃冷饮。

1998年3月23日二诊：诸症减轻，手指稍能舒展，而筋仍酸，脉舌如前。原方加木瓜10g，续服7剂。后访病已痊愈。

按：《素问·痹论》说：“风寒湿三气杂至，合而为痹也……以春遇此者为筋痹。”《素问·长刺节论》说：“病在筋，筋挛节痛，不可以行，名曰筋痹。”《圣济总录·卷二十》说：“以春遇此者为筋痹。其状拘急，屈而不伸是也。”治宜补养气血，祛邪舒筋为法，方用《圣济总录》治筋痹之天麻丸，去苦参、菖蒲、赤箭、地榆、木香、陈橘皮、酸枣仁、牛膝。二诊加木瓜而获痊愈。

二十三、风痹

陶某，男，20岁，学生，住东沟街。1983年4月3日初诊。两三年前发生关节疼痛，肩、肘、腕、膝、踝、足跗趾等关节疼痛，位置不固定，此重彼轻，呈游走性，时间短则1~2天，时间长则5~6天，关节僵硬感，畏风寒，严重时疼痛影响活动。

经多家医院检查，类风湿因子正常，血沉偏高，尿酸正常。吃过很多药，如中药、阿莫西林、吲哚美辛等未愈。后来静脉滴注 5 天，1 个月没有痛，以后又复发如前。其人清瘦，症如前述。纳食偏少，便秘，淅淅恶风，面白少华，舌淡红，苔白厚，脉沉弦缓。复查血沉 68mm/h，抗“O”大于 300U，类风湿因子（－）。此病行痹，风寒湿三气合病，而以风气为胜也。然因血气不足，病不能除。治宜益血祛风，佐以温寒祛湿，搜风通痹。五积散加减主之。处方：麻黄 10g，桂枝 10g，白芷 10g，羌活 15g，独活 15g，制川乌 10g，乌蛇 10g，全蝎 6g，白芍 10g，当归 10g，川芎 10g，苍术 10g，茯苓 10g，甘草 6g，生姜 10g，葱白 3 根。5 剂，每日 1 剂，水煎温服。

1983 年 4 月 9 日二诊：服上方关节疼痛明显减轻，僵硬感亦好转。守原方再进 3 周，关节疼痛全除，晨僵消失，复查血沉 15mm/h，抗“O”200U，类风湿因子阴性。以后未发。

按：此病风痹，即行痹也。《素问·痹论》说：“风寒湿三气杂至，合而为痹也。其风气胜者为行痹。”取《太平惠民和剂局方》之五积散，去厚朴、陈皮、半夏、枳壳、桔梗、干姜，加羌活、独活、制川乌、乌蛇、全蝎、生姜而成。治风先治血，血行风自灭，故用当归、白芍、川芎养血和血；羌活、独活、麻黄、桂枝、白芷、生姜、葱白、制川乌大队祛风胜寒；苍术、茯苓祛湿；乌蛇、全蝎搜风定痛；甘草调和诸药。方符病机，故能取得远期疗效。

二十四、肩痹

朱某，男，38 岁，务农，住朱湾村。1964 年 5 月 7 日清晨初诊。左肩疼痛 3 日，昨天便活动不利，左手不能上抬，余无所苦。左上肢上抬后旋都不能，局部按之酸痛。舌苔薄白，脉浮弦。此病肩痹，西医所谓肩周炎也。乃风寒客于肩部，气血循行不畅所致。治宜祛风散寒，疏通经络。当即用银针取左下肢之条口透承山，重度提插捻转，并嘱咐患者不断活动左上肢。数分钟即恢复活动自如。再拟羌活舒筋汤：羌活 15g，川芎 15g，桂枝 10g，白芍 10g，威灵仙 15g，姜黄 10g，青风藤 15g，伸筋草 15g，炙甘草 10g，2 剂，每日 1 剂，水煎分 3 次温服。乃愈。

按：风寒湿邪入客于肩周，痹阻气血，经气不通，发为肩痹。急取条口透承山，重度提插捻转，并嘱咐患者不断活动左上肢，收通行经络气血之功，即恢复活动自如。可见针灸有立竿见影之效。方以羌活、威灵仙祛风散寒胜湿；桂枝、白芍调和营卫，合川芎、姜黄和血祛痛；青风藤、伸筋草入络舒筋，祛邪止痛；甘草缓中，调和诸药。合用之能祛风散寒胜湿，和血舒筋止痛，以防复发。

二十五、上肢痹

谭某，男，39 岁，菜农。患右上肢疼痛 2 周，并有麻木、沉重感，上下活动欠灵活，用力疼痛加重。伴畏风冷、头重、头晕、乏味纳减。舌淡苔白稍厚，脉浮弦。血压 108/76mmHg。此病上肢痹，乃风寒夹湿外邪侵袭，经络痹阻所致。治宜祛风散寒胜湿，佐以通络，方用羌活胜湿汤加减。处方：羌活 10g，独活 10g，防风 10g，蔓荆子 6g，川芎 10g，桂枝 10g，白芍 10g，苍术 6g，细辛 10g，炙甘草 6g。5 剂水煎服，每日 1 剂，温分 3 次服。

二诊：上肢疼痛麻木减轻，畏风冷、头重、头晕若失。再进 5 剂，诸症痊愈。

按：外感风邪，上先受之。此病上肢痹，故治以祛风为主。方取李东垣羌活胜湿汤祛风寒；复加桂枝、白芍祛风和营，配合川芎和血通经络；加苍术增强胜湿祛痹之力；细辛祛寒温经，更增止痛之效。方符病机，故逐日以痊。

二十六、瓜藤缠

伍某，女，31岁。2001年3月23日初诊。2周前因外感而发热，周身关节疼痛，服西药疼痛稍缓解，而低热不退；几日后双小腿外侧发现皮下结节，涂乳膏不效。刻诊：双小腿胫外侧皮下暗红色结节，略高于皮面，大小不等，皮损周围水肿，皮肤紧张，自觉疼痛，压之更甚。关节痛，恶寒，尿黄，舌苔白黄厚，脉浮缓滑。此病为瓜藤缠，西医称结节性红斑，乃风寒外束，与湿热搏结，阻滞下肢经络所致。治宜祛风化湿，清热活血。处方：羌活10g，防风10g，白芷10g，苍术10g，黄芩10g，川芎10g，萆薢15g，薏苡仁20g，黄柏10g，赤茯苓10g，牡丹皮10g，通草6g，甘草6g。7剂，每日1剂，水煎服。外洗方：蒲公英30g，丹参15g，紫草20g，荆芥15g，透骨草30g，煎水外洗，日2次。禁食辛辣食物。

2001年3月30日二诊：服药得汗出，发热、关节疼痛解除，下肢皮肤紧张度缓解。守方去羌活、防风、白芷，加苦参10g。续服2周而愈。

按：瓜藤缠病较早见于明·王肯堂之《证治准绳·疡医》。高秉钧《疡科心得集》有萆薢渗湿汤（萆薢、威灵仙、茜根、丝瓜络、丹参、黄柏、牡丹皮、牛膝、木通、赤芍、薏苡仁、土茯苓，水煎服）治疗瓜藤缠病。此病西医称结节性红斑。多因湿热之邪阻滞下肢经络，气血凝滞所致。故常以清利湿热，化瘀通络为法。然本案有低热恶寒，关节痛等风寒外束症状，外邪与湿热搏结，阻滞下肢经络而发病。故首方除用化湿清热、活血通滞药外，必加羌活、防风、白芷、苍术等祛散风寒解外药，使不与湿热之邪相合，病乃易痊。

二十七、口眼㖞斜

王某，男，63岁，务农。1996年11月30日初诊。口面向右侧㖞斜已5天，右眼不能随意闭合，眼角额纹消失，鼓气漏出，口角下垂，右侧舌转动不灵，舌淡苔白，脉缓硬。西医称颜面神经麻痹。此阳明络脉中风，自拟荆防三虫汤：荆芥10g，防风10g，川芎15g，蝉蜕15g，全蝎6g，僵蚕15g，生南星15g，白附子10g，甘草6g。用法：每日1剂，水煎分3次温服。忌食发风之物。服5剂。

1996年12月6日二诊：口歪大见好转，右眼能闭但不严，舌红少苔。原方去荆芥、川芎、生南星，加桂枝10g，白芍10g，续服5剂而愈。

按：风邪袭络，以致口眼㖞斜，治以祛风化痰通络之法。方用荆芥、防风清轻升上以祛在上之风邪；川芎和血行气祛风；蝉蜕、全蝎、僵蚕入络搜风；生南星、白附子祛风痰以助经气之流行而复其用；且三虫配荆芥、防风、川芎和血祛风之力强；配生南星、白附子则化痰之力胜。甘草解毒以调和诸药。故本方祛风复正之力颇强，而能收速效。

二十八、颜面抽搐

施某，女，45岁，农民，住长岭镇汪家村。1971年4月23日初诊。数月前于田间劳作，又遭风雨，不及躲避，竟病数日，治疗痊愈。1个月前，起初左侧颜面眼睑肌肉阵发抽搐，继而牵及左侧口角肌肉不自主掣动，一天发作两三次，每次发一两分钟。西医诊为颜面神经痉挛，经用西药镇静、解痉等治疗未控制，且有逐渐加重之势。刻诊：症如上述，偶伴头痛、心慌，饮食尚可。舌质暗红苔白，脉细弦。此病颜面抽搐，乃风邪入侵脉络，风胜则动之故。治宜祛风解痉。处方：桂枝10g，白芍10g，炙甘草10g，钩藤15g，柏子仁10g，生姜3片，大枣3枚，服5剂。

1971年4月30日二诊：心慌减少，掣动如前。续于前方加全蝎10g，大蜈蚣3条，僵蚕10g，继服7剂。

1971年5月8日三诊：头已不痛，颜面抽搐一日偶发，时间亦短。仍守二诊方7剂而愈。

按：颜面神经痉挛西医谓系膝状神经节受病理刺激而引发颜面神经兴奋增强所致。本例先有风雨劳累之伤，故诊为外邪入络，风胜则动。初以桂枝汤加钩藤祛风解痉，柏子仁宁心安神。息风效果不显。续方加入虫类药入络搜风，竟克痊愈。

二十九、中风病

余某，男，56岁，木工。1968年5月21日初诊。昨入睡前尚好，第2日凌晨即发生口歪流涎，右手足不能活动，延余往诊。见其睡卧床榻，神识尚清，唯语言謇涩，口角流涎，口眼左歪，右手足不遂，不知痛痒，微恶风，不发热，无汗不渴，小便自制。舌红苔白润，脉浮缓。血压150/95mmHg，此中风病（脑梗死），诊为风邪外袭，痰瘀互阻，经络不通所致。拟祛风涤痰和血方：荆芥10g，蝉蜕10g，僵蚕10g，防风10g，白附子10g，远志10g，半夏10g，陈皮10g，茯苓10g，当归尾10g，川芎10g，甘草5g。3剂，每日1剂，水煎服。

1968年5月25日二诊：流涎减少，口眼㖞斜略正，患肢皮肤微觉痛痒，药已初效，续以此方减荆芥，加丹参、地龙、红花、豨莶草等，服15剂而痊，肢体活动如常，至70余岁以他病卒。

按：《灵枢·九宫八风》有“其有三虚而偏中于邪风，则为击仆偏枯”之文。后世有侯氏黑散、小续命汤等祛外风以治偏枯卒中之法。本案中风病颇似西医之脑梗死。诊其病机为外风乘袭，络脉不通所致。乃以荆芥、防风、蝉蜕、川芎、白附子以祛外风，二陈汤、当归尾、川芎以祛痰活络，远志祛痰、交通心肾而获效。续方加豨莶草、地龙、红花、丹参增强祛风通络之力，方药中的，故病可痊。若初不用祛风药，恐血络愈涩而病难愈也。夫风者，气也，气动则风生。《素问·六微旨大论》说：“故气有往复……迟速往复，风所由生。”今气窒，血亦凝涩，故发偏瘫不用之证。治以风药鼓吹之，使气行则血行，故说治血当治风，风行血自通也，义理精深。

三十、乳吹

徐姓妇，初产哺乳，乳房突感风寒邪而发乳痛。中午来诊，恶寒发热无汗，周身酸楚，乏味不渴不食。左乳房肿痛微红，脉浮数，苔白。此患乳痈（急性乳腺炎），当迅速解散外邪，即处方败毒散去人参，加荆芥、防风 1 剂。嘱归家速煎服，并加盖衣被，半小时后即当出汗，得汗症可减轻，再予稀粥食。至入暮可服第二煎药，可得续汗而能安寝。明日上午再来复诊。患者归家按法服药，果如其言。至第二日复诊时寒热尽除，乳肿大消，仅存微有胀痛。乃疏归芎小柴胡汤 1 剂而愈。

按：败毒散由柴胡、前胡、川芎、枳壳、羌活、独活、茯苓、桔梗、人参、甘草等药组成，载于《小儿药证直诀》，周学海谓系古方。其方原治伤风、瘟疫、风温、头目昏暗、四肢作痛、憎寒壮热、项强、睛痛，或恶寒咳嗽、鼻塞身重。后世以之治风寒湿气四时杂感为多。此方中并无解毒散结之药，何以败毒为名？依古之学理，凡外感致病视为邪毒，服此方可得汗而邪随汗泄。以今之病理言，则外感为病毒病菌所致，服此方得汗即排毒于外，古之宏观与今之微观若合符节。此症乳痈初起，外感风邪与卫气搏结，邪正分争，寒热交作，乃卫阳外束之象；局部微肿痛，而尚未腐肉成脓，故治疗只宜发汗祛邪，以助卫气流行，则证应之而减。若用苦寒消痈败毒，卫气不行，必然导致邪结不解之势，日深则腐肉成脓，形成坏症。或换用他法治疗，恐无此经济而速效。故《灵枢》论痈肿以卫气搏结不行为病理关键，后人推为至论。而《小儿药证直诀》以败毒散名方，又深含至理。

三十一、痄腮

殷某，男，6 岁，住殷家村。1967 年 5 月 3 日初诊。恶寒发热，耳垂下方红肿疼痛，经用输液抗炎 3 天，发热稍减。刻诊：余症如前，并有咽喉不利，不思饮食，口渴，舌红苔白而黄，脉浮数有力。体温 38.8℃。此病痄腮（腮腺炎），乃风热邪毒入客少阳所致。治宜疏风散结，清热解毒。处方：柴胡 10g，升麻 6g，牛蒡子 6g，薄荷 5g，僵蚕 6g，黄芩 6g，大黄 5g，玄参 6g，桔梗 6g，连翘 6g，板蓝根 6g，马勃 5g，甘草 6g。取 3 剂，每日煎服 1 剂。外用黑膏药撒樟脑粉贴于耳下肿处。

效果：服 1 剂，得微汗，大便亦行，热渐退，思粥。药继续服完，肿消而愈。

按：本案痄腮，乃风热邪毒入客少阳，与气血搏结所致。方取普济消毒饮去黄连加大黄。用柴胡、升麻、牛蒡子、薄荷、僵蚕辛凉疏散入客少阳之风热；黄芩、连翘、玄参、马勃、板蓝根清热解毒；加大黄泻火热；桔梗、甘草清利咽喉。诸药配伍，共收疏散风热，清热解毒，散结消肿之功。外用樟脑膏以助散结之力。若只见局部红肿疼痛，而不发热者，单贴樟脑膏亦可消散而愈。

三十二、乳蛾

王某，男，5 岁，住城关。1998 年 4 月 3 日初诊。母代诉：发热恶寒 2 日，无汗，咽干咽痛，吞咽时加剧，妨碍进食。体温 39.3℃，检查咽部黏膜鲜红，双侧乳蛾明显红肿，隐窝开口处有小脓点。舌红苔薄黄，脉数。查血常规：WBC10.2 × 10^{12}/L，N85 %，L15 %。此病乳蛾（急性扁桃体炎），乃风热邪毒侵袭喉核所致。治宜疏风以散外邪，清解以泻热毒。以普济消毒饮主之。处方：牛蒡子 6g，薄荷 5g，僵蚕 6g，升麻 5g，柴胡 6g，桔梗 5g，黄芩 6g，黄连 5g，玄参 6g，连翘 6g，板蓝根 6g，马勃5g，陈皮5g，甘草6g，2剂，每日1剂，水500mL，煎取240mL，分3次温服。

1998年4月5日二诊：汗出，寒热已退，咽喉疼痛减轻。双侧乳蛾缩小，隐窝开口处小脓点消失。原方去薄荷，取3剂，续服乃愈。

按： 急性乳蛾，乃风热邪毒侵袭喉核所致。初起风热时毒侵袭肌表，卫阳被郁，正邪相争，故恶寒发热；风热温毒壅滞咽喉，则咽喉红肿而痛；热盛灼津，则口干，均为里热炽盛之象。《东垣试效方》之普济消毒饮，为治疗大头瘟症方，笔者用于急性乳蛾颇有效验。方中牛蒡子、薄荷、升麻、柴胡、桔梗疏风以散外邪；黄芩、黄连、玄参、连翘、板蓝根清解以泻热毒；僵蚕、马勃解毒散结；陈皮疏利气机，使气顺邪无所留；甘草解毒调和诸药。用药辛凉轻灵升散而又苦寒清泄热毒，较之银翘散疏风清热之力更胜一筹，宜其覆杯则效也。

三十三、瘾疹

案1

朱某，男，11岁，学生。1985年11月10日乘车前来就诊。诉其患身痒已1个多月，经西医检查化验血液谓正常，诊断为荨麻疹，经用抗过敏等多种西药针剂、片剂，甚至泼尼松等激素药不效，又服中药数剂亦乏效。其症每于下午或入暮以后，即发遍身风团疹块，色红痒甚，夜间瘙痒而不能安眠，早饭后则渐渐消失。疲倦影响学习。诊见形体消瘦，面黄乏华，刻下身无疹块，但有搔痕。饮食稍差，二便尚调，腹不痛，不发热，不恶寒，发痒时亦无寒热，无汗。舌苔薄白，脉缓。诊为风邪怫郁于肌腠，卫气不畅，发为瘾疹。拟祛风解肌法。桂枝6g，白芍6g，麻黄5g，杏仁6g，柴胡6g，蝉蜕10g，枳壳6g，炙甘草5g，生姜3片，大枣3枚，3剂，日煎服1剂，避风，禁食生冷发物。服1剂，身不出汗，但风团已少，痒减，服完2剂不再发。

按：伤寒太阳病日久不愈，表邪微而未能透泄者，有面红身痒之症，治宜桂麻各半汤，小发其汗以透邪。本例瘾疹面不红而风团红，发处皆痒，当为风邪与卫气搏结而发痒疹。至次日辰巳之时，阳明主气，胃气来复，以胜寒水之邪，故痒疹渐消，可见病机确在太阳。故借用桂麻各半汤辛透肌表风邪，更加柴胡、蝉蜕、枳壳以助祛风行气之力，且此三药现代药理研究证实有抗过敏作用。本例风邪所致风证，服祛风方药后风邪散，卫气行，乃收捷效。

案2

徐某，男，79岁，干部。2008年9月26日晨就诊。其昨天在家，未食特殊饮食，唯中午靠椅午睡，觉有点凉，下午鼻发微塞，至晚上7时许手足皮肤瘙痒，继而逐渐加重，腹背遍身瘙痒，整夜未能入眠。刻诊：遍身疹块如云，大块风团，中间色白，周边色红，瘙痒难耐。语音稍重浊，二便尚调，腹不痛，不发热，不恶寒。舌质暗红苔稀白润，脉缓。诊为湿邪内伏，外感风邪，怫郁于肌腠，营气不畅，发为瘾疹（荨麻疹）。拟祛风化湿，和营祛邪。荆芥10g，防风10g，柴胡15g，蝉蜕10g，徐长卿15g，白鲜皮15g，当归10g，赤芍10g，金银花10g，连翘10g，甘草10g，3剂，日煎1剂，分3次服。避风，禁食生冷发物。服1剂，风团已少，痒减，服完3剂而愈，未再复发。

按：本例瘾疹瘙痒，风团色白周边微红，鼻音浊而舌质暗红苔稀白润，诊为湿邪内伏，外感风邪，怫郁于肌腠，营气不畅所致。故用荆芥、防风、柴胡、蝉蜕祛风，徐长卿、白鲜皮化湿止痒，当归、赤芍和营，金银花、连翘解毒透疹，甘草解毒调和诸药，而诸药皆有抗过敏作用。服药后湿化风散，营气行，邪气解，乃愈。

三十四、经行瘾疹

向某，女，21岁，教师。1974年6月7日初诊。患荨麻疹年余，时轻时重，每于行经期间发尤剧。此次月经先期，已来潮2天，头面四肢及身前后粉红色风团大小不一，风团周边红晕，瘙痒难忍，四肢有搔痕血痂，面微浮，胸闷心烦，夜寐不安，便秘，尿黄，月经血少色红，舌红苔白厚，脉弦细数。此病经行瘾疹（慢性荨麻疹急性发作），乃湿热潜伏血分，复受风邪所引发。治宜祛风止痒，清热利湿，凉血解毒为法。处方：荆芥10g，防风10g，柴胡15g，蝉蜕6g，苍耳子6g，苦参10g，木通6g，黄芩10g，大黄6g，生地黄15g，赤芍10g，甘草10g。3剂，每日1剂，水煎服。

1974年6月11日二诊：药后大便行通，经量增多，风疹消退大半，瘙痒大减，余症俱缓解。续守前方去大黄、木通，加连翘10g。服3剂，疹没而愈。

后嘱经前服丹栀逍遥散3剂，瘾疹未再复发。

按：本案经行瘾疹，诊为湿热潜伏血分，复受风邪所引发。方用《外科正宗》之消风散去当归、苍术、麻仁、知母、煅石膏，加柴胡、苍耳子、黄芩、赤芍、大黄而成。方中荆芥、防风、蝉蜕祛风消疹，加柴胡、苍耳子增强疏风抗过敏之力；苦参、木通、黄芩、大黄清热利湿；且柴胡、黄芩、甘草得小柴胡汤之半，以之治疗此病有规律性发作也；生地黄、赤芍凉血解毒；连翘、甘草协同透疹解毒。合方共奏消除瘾疹之功。末用丹栀逍遥散有调和肝脾、凉血调经之效，对预防瘾疹复发，亦有助益。

三十五、风疹

李某，男，6岁，住沙湾村。1969年4月12日初诊。昨日畏风发热，呕吐食物1次，泻稀水便2次，以为感冒、消化不良，村医给予藿香正气散服，吐止，然发热未减，不欲食。今日面部及上身皮肤泛发红疹，微痒，大便仍拉稀，量少。察其咽喉红，苔白，脉浮。此风疹也。治宜疏风解毒透疹。处方：防风6g，荆芥6g，蝉蜕5g，葛根6g，藿香5g，陈皮5g，僵蚕5g，黄连3g，黄芩6g，甘草5g。服2剂，热退疹消利止而安。

按：小儿风疹初起时，先有畏风发热，颇似伤风感冒，然服药往往热不退，次日疹出。本案风疹，用《幼科金针》之消风散去川芎、桔梗、羌活，合葛根芩连汤，盖肺主皮毛属卫，太阳主表；又便稀，是太阳阳明合病，故投诸味风药入太阴肺与太阳经辛散发汗透疹，黄芩、黄连入阳明以清在里热毒，共收全功。若系妊娠初3个月内的妇女患风疹，其胎儿可发生先天性风疹，引起死产、早产及各种先天性畸形，预后不良，故必须重视孕妇的风疹防治。

三十六、紫癜风

喻某，15岁，学生。2000年4月2日初诊。前日体育活动后回家，夜间发热，经服感冒药片未愈。刻诊：恶寒发热，无汗，欲呕，四肢关节疼痛，尤以双膝、踝关节为重，小腿皮肤并见对称性大小不一的红紫色隆起斑疹，斑周微肿，舌红苔白微黄，脉数。此病紫癜风（过敏性紫癜），乃风邪外束，湿热内蕴，热毒之邪入于营血，损伤血络，血液溢于皮下所致。治宜疏风化湿，清热凉血。处方：麻黄5g，连翘10g，桑皮10g，杏仁6g，赤小豆20g，紫草10g，槐花10g，白鲜皮10g，茜草6g，甘草10g，生姜3片，大枣3枚，3剂，每日1剂。

2000年4月5日二诊：得少汗，寒热已解，紫癜稍退未再新发，关节仍痛如前。原方加防己10g，木通6g，续服5剂，乃愈。

按：风邪外束，湿热内蕴，肌表无汗，邪无出路，内入关节血络，故发寒热、疼痛、紫癜。方用麻黄连轺赤小豆汤祛风寒泻湿热，加紫草、槐花、白鲜皮、茜草凉血止血化斑。二诊再加入防己、木通祛湿通经，方证恰合，故顺利而愈。

三十七、鼻鼽

刘某，女，42岁，防疫站护士。1996年9月4日初诊。患鼻鼽，西医诊为过敏性鼻炎，经中西诸药治疗，8年未愈。其症鼻痒，清涕涟涟，喷嚏频频而作，打喷嚏时牵及腰痛大腿筋痛，心胸发凉，得热则舒，畏风，无汗，神倦，有时咽痛，舌尖散在瘀点，质淡，苔黄薄滑，无乳蛾，脉沉弱。诊为命门火虚，肺卫不足，风邪客于鼻窍所致。拟温阳益气，祛风摄津法。方用麻黄10g，附子10g，细辛6g，黄芪10g，防风10g，白术10g，金樱子10g，芡实10g，秦皮10g。每日1剂，水煎服。服2周诸症悉除。

按： 李时珍说："鼻为命门之窍。"(《本草纲目·卷三十四·辛夷》)命门上通心肺，开窍于鼻，若命火不足，则肺卫阳气亦虚，鼻窍易为风邪所客，风扰波动，故症见鼻痒流涕；阳虚失煦，则心胸发冷，腰腿皆疼。乃借麻黄附子细辛汤，既温命门之火，复散外窍风寒。佐以玉屏风散益气固卫祛风。水陆二仙能涩下焦精液，则亦能涩上焦津液，以命门通肾，肾主五液也。且与黄芪、附子合用，则温阳益气摄津相得益彰。秦皮性能止水液，李时珍谓其"涩而补"(《本草纲目·卷三十五·秦皮》)，则合诸药能温命火，益卫气，祛风寒，摄津液。开阖动静，并行不悖。方证合拍，虽数载顽疾亦能收功。

三十八、目风溢泪

洪某，男，71岁，住城关鼓楼。1988年10月3日初诊。患者素体清瘦，眼目流泪，见风尤甚，已数月。若清晨外出，风吹则流泪盈颊。此目风溢泪之症（泪囊炎），乃肝虚受风所致。疏补肝疏风方：谷精草100g，白蒺藜80g，枸杞子80g，白芍60g，车前子60g，全蝎30g，羊肝60g，烘干，共研末，蜜为丸。每服9g，日3服，病渐渐向愈。

按：《素问·风论》说："风入系头，则为目风眼寒。"巢元方说："目为肝之外候，若被风邪伤肝，皆致目风流泪。"(《诸病源候论》) 肝藏血开窍于目，肝虚其窍不实，易受风邪。风涌水激，液溢为泪。其治以谷精草入目疏风；蒺藜,《药性论》谓其"治诸风",《罗氏会约医镜》谓其"散肝风"；白芍、枸杞子补肝之虚，羊肝以脏补脏，使肝强气实；全蝎通络搜风；车前子利窍下渗。合方收补肝祛风，治疗目风流泪之功。

三十九、风弦赤烂

涂某，女，33岁，环卫工人。晨起于街道打扫卫生，感风夹湿，遂发眼疾，已延1周。其症头部畏风，眼睑发痒，局部微红，眼弦糜烂，眼屎较多，脉左浮弦，右濡，舌苔白。此眼弦赤烂（眼睑缘炎），乃风邪夹湿客于眼弦所致。治宜祛风，佐以化湿。处方：①荆芥10g，防风10g，蝉蜕6g，升麻10g，白蒺藜10g，谷精珠6g，车前仁10g，白鲜皮10g，红花3g，甘草6g。5剂，每日煎服1剂。②防风15g，羌活10g，白鲜皮15g，煎水；白矾2g（化），用洁净毛巾蘸洗，早晚各1次，每次约10分钟。依法而愈。

按： 风弦赤烂俗称烂弦风,《银海精微》名眼弦赤烂。《诸病源候论》谓："目赤烂眦候，此由冒触风日，风热之气伤于目，而眦睑皆赤烂，见风弥甚，世亦云风眼。"本症风湿邪毒，客于眼睑，与正气相搏，风胜则痒，湿重则烂。内服方用荆芥、防风、蝉蜕、升麻祛风解毒止痒；白蒺藜、谷精珠、车前仁、白鲜皮祛湿疗烂；红花和血络而有助祛风；甘草解毒，调和诸药。局部外用方亦有助疏风胜湿解毒之效。方与证合，顺利而痊。若延久未及时治疗，糜烂严重者，则不能取得速效。

四十、肺风粉刺

曹某，女，34岁，商店营业员。爱食辛辣食物，面部丘疹，有白头粉刺，小脓疱，夹杂紫红色结节，前胸后背上部亦散在生长，轻度瘙痒，面部多油腻，已半年有余。大便秘结，尿微黄。舌苔黄白相兼，脉缓大。此肺风粉刺（痤疮），乃风邪夹杂湿热，与气血搏结，郁于肌肤所致。治宜疏风发汗，泻火通便，宣通气血，表里分消。处方：防风 10g，荆芥穗 10g，薄荷叶 6g，麻黄 5g，石膏 30g，黄芩 10g，栀子 10g，连翘 10g，苍术 10g，滑石 30g，桔梗 10g，大黄 6g，芒硝 10g（化），川芎 10g，当归 10g，赤芍 10g，生甘草 6g。7 剂，以水 500mL，煎成 200mL，每次服 100mL，每日 2 次。并嘱咐禁食辛辣食物，药渣煎水洗患部。

二诊：服上方大便日 2 次，先硬后溏，面部油腻减少，粉刺好转。续取原方去芒硝，连服 2 周，粉刺渐渐消失。

按： 此病肺风粉刺，《素问·生气通天论》所谓“劳汗当风，寒薄为皶，郁乃痤”。诊为风邪夹杂湿热，与气血搏结，郁于肌肤所致。方用《宣明论方》之防风通圣散，疏风发汗，以通玄府；泻火通便，祛其湿热；宣通气血，表里分消而愈。

四十一、产后身痛

徐某，女，31 岁，农妇，住高家咀村。1974 年 10 月 5 日初诊。产后月余，恶露乃净。因出门前往水塘洗衣，不慎受风，近发周身关节酸楚疼痛，畏风，四肢发冷发麻，腰膝乏力，头昏心慌，面色㿠白。舌淡苔白，脉细弱。此病产后身痛，乃血气亏虚，任督不足，复感风邪，血脉不畅所致。治宜补气血，祛风邪为法。独活 10g，防风 10g，桂枝 10g，川芎 10g，细辛 6g，桑寄生 15g，杜仲 10g，菟丝子 15g，党参 10g，茯苓 10g，当归 10g，熟地黄 10g，白芍 10g，炙甘草 10g，生姜 3 片，大枣 5 枚。3 剂，每日 1 剂，水煎服。

1974 年 10 月 9 日二诊：服上方诸症减半，然仍恶风冷，脉舌如前，守前方去杜仲、菟丝子，加鹿角片 10g，附片 10g，取

5剂，续服。

1974年10月15日三诊：疼痛已愈，唯觉酸软乏力。此气血未复原，用十全大补丸善后。

按： 此病产后身痛，诊为血气亏虚，任督不足，复感风邪所致。方取独活寄生汤去秦艽、牛膝，加菟丝子，或鹿角、附片。夫当归、熟地黄、白芍补血而益任脉；党参、茯苓、炙甘草补气，合杜仲、菟丝子，或鹿角、附片补督脉阳气；独活、防风、桂枝、川芎、细辛、桑寄生祛风散寒；生姜、大枣调气血，和营卫。合方补气血，益任督，祛风邪，符病机，故能愈病。末用十全大补丸，可使病体复原也。

四十二、产后发热

芦某，女，26岁，务农，住大冶市尹章咀村。1973年4月23日初诊。足月顺产，产后3天，病发热、恶寒、无汗、头痛、四肢关节疼痛。经村医用抗生素治疗3天热未退。刻诊：患者面白无华，神疲嗜睡，发热，覆被畏冷，恶露时下，小腹疼痛，颇不思食，舌淡苔白厚，脉浮弦，沉取细弱。体温38.9℃。此病产后发热（产褥热），乃产后血虚，复感风寒外袭所致。治宜祛风解表，和血健脾，扶正祛邪。处方：麻黄6g，桂枝10g，白芷10g，白芍10g，当归10g，川芎10g，苍术10g，茯苓10g，厚朴6g，陈皮6g，半夏6g，枳壳6g，桔梗6g，炮干姜3g，炙甘草6g，生姜10g，葱白3根。2剂，每日1剂，水煎服。并嘱服药后饮稀粥。

1973年4月25日复诊：药后得汗出，体温即降，诸症减轻，阴血亦减少。续予原方去麻黄、生姜、葱白，加党参15g，苍术易为白术10g，再服2剂。乃愈。

按： 产妇气血不足，又有恶露不净，易受风寒之邪侵袭，卫气与邪气相争，故发产后发热之病。治疗常以调和气血、扶正祛邪为原则。五积散由麻桂、四物、二陈、平胃诸方化裁而成，能祛风散寒，调和气血，行气消滞，表里同治，扶正祛邪。故用于治疗产后发热能获得良好效果。

四十三、产后痉

杨某，女，34岁，住磨刀机村。1968年4月3日初诊。产后9日，恶露未净，在门前小港洗衣归来，忽发口噤，手足挛急，角弓反张，急邀余出诊。刻诊：产妇形体瘦弱，阵发痉挛，人事不清，肢末微冷，其脉浮弦紧。此病产后痉，乃产后失血过多，风邪乘虚而入，筋脉挛急所致。急拟养血温阳，祛风止痉方。处方：防风10g，羌活10g，天麻10g，荆芥10g，僵蚕15g，熟地黄10g，当归10g，白芍15g，川芎10g，附片10g，肉桂5g，炙甘草10g，1剂；玉枢丹3g，先灌服，日2次。

1968年4月4日二诊：神识已清，角弓反张未作，痉挛少减，再取原方3剂，续服。

1968年4月7日三诊：手足挛急未平，余症已释。首方去羌活、荆芥，加鸡血藤20g，钩藤10g，3剂。服完病愈。

按：产后血虚，风邪乘入致痉，人事不清，口噤，手足挛缩，角弓反张，势颇重笃。急投玉枢丹开窍醒神。方取王海藏《医垒元戎》之附子六合汤，原治妊娠伤寒脉沉而迟，四肢拘急，腹中痛，身凉等少阴证。以四物养血，附片、肉桂温阳；复加羌活、防风、荆芥、天麻、僵蚕祛风止痉；炙甘草调和诸药。使血得复，阳气旺，而风邪得挫。末用首方去羌活、荆芥之发散，加鸡血藤、钩藤补血舒筋，得守方而病痊。

四十四、破伤风

李某，男，9岁。1988年5月7日入院。其母代诉：上个月突然发生头后仰、眼上翻、口噤、抽筋等症，急送往鄂州市一医院治疗。追溯其2年前左足掌曾有铁钉刺伤史，诊为破伤风，精制破伤风抗毒素试验过敏，乃以抗炎、镇痉、镇静、补液支持等法治疗，住院治疗27日，症稍有缓解，但未愈，乃转来中医院诊治。现症：神清神疲，面色不华，面呈苦笑，牙关紧急，张口仅约一指，只能喂流质或半流质，囫囵吞下。项强，背角弓反张时时发作，四肢抽搐较频，不能站立，背肌、腹肌板硬。大便秘结，尿黄。苔白稍厚，脉弱。查血常规：Hb110g/L，RBC3.85×10^{12}/L，WBC5.6×10^{9}/L，N62％，L38％。诊为风毒之邪袭入阳明，并扰太阳督脉经络所致。治宜通腑搜风止痉。处方：大黄10g，厚朴10g，枳实10g，蝉蜕15g，僵蚕10g，蜈蚣3条，全蝎5g，甘草6g。2剂。

1988年5月9日二诊：连服上药，每日1剂，大便通行，日三四行，老黄黏胨状，角弓反张已少，抽搐亦减缓，张口可二指，余症如前，仍守原方续服。

1988年5月13日三诊：精神好转，面色亦较好，苦笑状已不明显，白日不搐，夜间间发搐动，但不发角弓反张，已能搀扶步行，日下溏便两三次，思饮食。舌红，苔少白润，脉弱。原方续进，慎防伤阴。原方加天麻10g，白芍15g，防风6g，甘草10g；全蝎6个分置2枚鸡蛋内，油煎炸，分2次服。6剂。

1988年5月20日四诊：上方服完，苦笑面容解除，已能单人步行上下楼，口能张，能吃饭，但欠自然，夜寐时作惊惕状，足搐动数秒钟即止。舌淡红，苔白嫩，脉弱细。养血宁神搜风善后。熟地黄10g，当归6g，白芍15g，天麻10g，防风6g，地龙6g，茯神10g，生龙齿12g，生牡蛎15g，甘草6g；全蝎6个入2枚鸡蛋内，油煎炸，分2次服。上方连服7日病愈出院。自后未再复发。

按：破伤风属痉病范畴。本案风毒之邪随创口袭入，潜伏日久，过时而发病。风毒之邪袭入阳明，旁扰太阳督脉以致痉，方以小承气汤通腑泻毒，佐以虫药入络搜风解痉。初服方得利而不止服，必数下之，毒邪有去路而痉渐解除。虽然《金匮要略》有用大承气汤治痉病之法，并谓“得下止服”之论；然本案致痉近月不除，伏邪深重，若果守“得下止服”，毒邪不尽，病终不愈。后以养血宁神搜风收功，亦为尽善之法。

四十五、脐风

一男婴，出生3天，突然啼哭不乳，腹硬大便不通。医予大黄下之，不应，至第4天，请英航诊之。见孩口微撮，喷白沫，哭而不乳，腹硬，大便未行已3日，面色黄晦，指纹青，已透命关。此病俗名锁肚，乃撮口脐风。胎中先蕴产热，复因风毒邪气从脐而入，与肠腑秽恶结滞不通，热毒化为内风所致，证实危笃，息风当先逐秽通腑。予金银花二钱，甘草一钱，大黄五分，巴豆霜二分。水煎灌服后，泻少量黄水，而症未减轻，家长再来商诊。窃思婴儿本稚阴稚阳之体，脏腑娇嫩，用药宜慎。然本症虽得腑气初通，而脐腹仍硬，乃药力不及，腑秽未除，杯水车薪，何能胜任？即按原方倍其量，再煎予服，是夜下黑色血水数次，腹硬渐消，口撮亦释。次日用原方去大黄、巴豆霜，加黄连，三服而痊。（录自余父英航翁之《临床医话》）

按：余高祖庆甲公尝论小儿脐风，谓：“最是险候，其症发时，昏睡不啼，不食乳，时而抽掣，多汗，腹渐坚硬，古方虽多，获效者鲜。余用金银花二钱，甘草一钱，大黄五分，巴霜二分，水煎服。以得下黑粪或绿水腹软为度。”（《中医入门·幼科》）本案守其法而增其药量，活用之，方乃获痊。

四十六、麻疹并发抽搐

徐某子，1岁，患麻疹3天，突然神昏扭动抽搐，家长请英航先生往诊。诊见壮热无汗，疹色暗红不透，四肢稀疏，呼吸急迫不畅，时时呛咳，鼻内干燥无津，目闭神昏，手足时时抽动，舌红苔燥黄，指末温度稍低，腹不硬满，指纹色紫直射命关。此乃麻疹并发脑炎，系疹毒邪热内陷心包扰动肝风所致。宜透疹清心以开其闭。速用柽柳100g煎水，用洗四末，并取汁每隔15分钟灌服三匙，一时许，胸背得少汗，热度稍降，抽搐亦缓。续服辛凉清气凉营方：荆芥、薄荷、牛子、蝉蜕、前胡、菊花、川贝母、连翘、黄芩、栀子、竹叶、牡丹皮、赤芍，1剂。次日麻疹胸腹四肢皆已出齐，疹色红润，大便亦行，抽搐已停，目开神倦。续以上方去荆芥、前胡、薄荷，加金银花、甘草予服。第3日后热渐减降，面及胸背疹渐收没，不药而安。（录自余父英航翁之《临床医话》）

按：1952年春，乡里麻疹流行，沿门阖户，小孩多未幸免。其中因并发症而死亡者不少。麻疹以透为贵，此例麻疹并发脑炎，诊为疹毒邪热内陷心包扰动肝风所致。首用柽柳辛凉外洗内服，速速透达以治其标；继用复方外透内清，以治其本，故能取速效。若见其神昏动风而用安宫牛黄丸开闭或平肝镇痉方，疹毒不能外透，势必愈陷愈闭矣。

第二节　火（暑、热）淫所致风病风证证治类案

一、暑风

刘某，男，8个月。1965年8月14日初诊。发热2日，食欲不振，夜眠不安，第3日发热加重，昏睡，体温40℃，烦躁不安，呼吸加快，颈项强直，手足抽动，腹泻稀水便，指末发冷，指纹沉紫。此病暑风（乙型脑炎），证颇危笃。治以清暑透热，开窍醒神，镇肝息风为法。生石膏15g，连翘6g，蝉蜕3g，菊花5g，僵蚕5g，牡丹皮3g，竹叶3g，滑石6g，全蝎3g，石决明10g，甘草3g，钩藤6g；安宫牛黄散1g，朱砂1.5g，犀角粉（现用水牛角代，下同）0.5g，合分3次，用汤药送服，鼻饲。

1965年8月15日二诊：体温38.9℃，烦躁减，抽搐已少，

仍用清热息风。生石膏15g，滑石6g，僵蚕6g，钩藤6g，竹叶3g，连翘6g，胆星3g，甘草3g；安宫牛黄散1g。

1965年8月16日三诊：体温37.3℃，神识已清，抽风已止，大便仍清稀，用二诊方加泽泻5g，黄芩5g，去连翘、钩藤；安宫牛黄散1g。

1965年8月17日四诊：发热已退，神倦欲乳食，予麦门冬汤善后。（录自余父英航翁之《临床医话》）

按：此病暑风，乃暑热毒邪入客厥阴，心神被蒙，肝风内动所致。证情危重。方以清暑透热、芳化开窍、镇肝息风为法。白虎汤乃清暑效方，合蝉蜕、僵蚕、全蝎等搜风止痉，颇适病机。其用朱砂与犀角合三宝配合服之，乃沧县金一泉先生经验，对暑风醒神开窍收效甚佳。本例暑热化风，治以清暑热而风自息也。

二、温病发痉

某患者，发热四五日，口渴唇干，昏闷抽搐，此乃热极生风之象，症实危险。勉拟清离定巽法，幸冀万一耳。

玄参一钱五分，连翘一钱二分，生地黄三钱，天花粉一钱五分，杭菊一钱二分，竹叶一钱二分，石斛三钱，麦冬一钱五分，冬桑叶一钱二分，钩丁一钱五分，白芍二钱，川贝母一钱五分，鲜芦根五钱引。（录自余祖父朱瀛洲之《瀛洲医案》）

按：温病发热口渴唇干，是邪在肺胃气分。至神昏、抽搐，则温邪逆传少阴厥阴矣。乃热盛动风发痉危象。八卦离为火为心为热，巽为木为肝为风。清离定巽即清心平肝，清热息风。故取咸寒甘苦法，用玄参、生地黄、麦冬养少阴之阴；连翘、竹叶清心经之火；川贝母化痰以开神明之闭；天花粉、芦根、石斛养肺胃之阴而泄热；白芍、菊花、钩丁入厥阴平肝息风；桑叶得金秋之气最全以助平肝息风之力。合方有清热养阴，醒神息风之效。此方从雷少逸清离定巽法（《时病论》）增减而来，若配合安宫牛黄丸或紫雪丹则效力更强矣。

三、瘛疭

左某，40岁，身热口噤，神识昏迷，手足瘛疭，顿时汗出。邪深竟入厥阴，正气虚极，病势沉重，实难措手。勉拟仲景复脉汤，合乎邪少虚多治法。

东洋参三钱，白芍二钱，酸枣仁一钱五分（打），驴皮胶三钱，生牡蛎五钱（打），干地黄三钱，炙甘草三钱，麦冬三钱，生石决明八钱（打），鸡子黄一个（冲服）。（录自余祖父朱瀛洲之《瀛洲医案》）

按：吴鞠通有“热邪深入下焦，或在少阴，或在厥阴，均宜复脉”（《温病条辨》）之文。本例身热汗出，神识昏迷，乃温邪入于少阴。其口噤，手足瘛疭，为邪入厥阴，阴伤虚风内动之候。是热邪化风也，故说病势沉重。方用仲景复脉汤增减，叶天士、吴鞠通皆有此用法。唯其不用麻仁而用酸枣仁，又加东洋参、鸡子黄，则其复心液通心肾之功更强，并防其脱，加石决明则合牡蛎而镇肝息风之力增强。医者执方疗病，活泼遣药，非胸有成竹者莫办。

四、热毒痢

陈某，男，3岁。1969年9月11日初诊。患儿下利赤白脓，经医已上10日不止，渐至高热昏迷抽风，诊为中毒性菌痢，邀余会诊。观其正在输液，询其已用多种抗生素并酒精擦浴及纠酸、抗痉诸药。刻诊（午后一时）：利下依然，发热无汗，阵阵抽搐，腹部膨胀隆起，几高于胸，呼吸不畅，烦渴，躁扰不宁。舌赤苔黄腻，脉数，指纹紫滞。时值盛暑，虽未感新邪，而肠腑湿热邪毒盘踞炽盛，上扰神明，引动肝风，必祛其邪毒，清其湿热，邪去则正安。拟通因通用法，加减芍药汤主之。处方：金银花10g，黄芩6g，黄连5g，木香3g，枳壳5g，槟榔5g，厚朴5g，大黄5g，赤芍6g，急取1剂，用水400mL，煎取汁 200mL，频频灌服。约 2 小时后，所下垢物甚多，随之腹膨渐减，呼吸渐平，热势亦减，神识稍清，抽搐亦停。嘱其母每隔 2 小时，仍取原药喂服 3 ~ 5 汤匙。至次日清晨复诊，发热 38.5℃，神识已清，下利胨状物已少。仍取昨日方续进，日服 3 次，每次 5 汤匙（约 50mL）。至第 3 日，热低，利止，而周身发出红疹，舌红黄苔化薄，转疏清营解毒。处方：金银花 6g，连翘 6g，赤芍 5g，牡丹皮 5g，栀子 3g，黄芩 3g，竹叶 5g，甘草 5g，茅根 15g，取 1 剂，煎服。第 4 日疹出至手足心，复取 1 剂。第 6 日热退疹没而痊。

按：暑热痢疾发展至高热昏迷抽搐，风证明显，势已危急。其本在肠腑湿热毒邪，发热动风其末也。若欲解热止痉，必泻肠腑湿热毒邪。故取通因通用法，芍药汤合小承气汤加减，通泻肠腑邪毒，得下垢便甚多，方挽危局，不治风而风自平息。里气一通，营毒达表，故出红疹，乃邪毒外透之征。末以清热解毒凉营而收功。《素问·阴阳应象大论》说“治病必求于本”，旨哉斯言！

第三节　湿淫所致风病风证证治类案

一、湿疫吐泻发痉

汪姓男孩，吐泻发搐。前日发热头痛，胸闷，不食，次日即呕吐泻水，腹疼，经医未缓解。今日续发神识不清，目睛上窜，四肢抽掣，但无汗出厥逆。察其苔白滑，脉沉极细。今岁瘟疫流行，独此孩乃阴证也。此湿疫吐泻发痉，但非霍乱。予苍术、半夏、草果、桂枝、茯苓、贯众炭、白芍、厚朴、僵蚕为汤灌服，送下苏合香丸。调治而愈。（录自余祖父朱瀛洲之《瀛洲医案》）

按：1928 年，本地瘟疫流行。本例头痛胸闷吐泻腹疼，乃湿淫致病。湿邪上闭神明故神昏。土壅木郁，肝风焮起，横侵经络，则抽掣。《素问·气交变大论》说：“岁土太过，风湿流行……行善瘛。”张介宾说：“瘛者，手足掉掣也。”（《类经》）脾主四肢，土邪湿胜，而见掉掣之风证。此即湿淫过极反兼胜己之化，土发而风木飘摇急暴之象。其治在湿疫之邪。故以苦燥芳化辛开为法，不治风而风自息，亦治病求本是也。其无汗吐泻厥逆，但非霍乱，而不用回阳救逆之法。

二、霍乱

朱某，时行霍乱，上吐下泻，四肢尚温，唯有抽搐，口渴。

黄连五分，青皮一钱，老蔻二粒（打），茯苓三钱，吴茱萸三分，藿梗一钱五分，乌药三钱，扁豆二钱（打），厚朴一钱五分（炒），木瓜一钱五分，蒺藜三钱，滑石三钱，广木香六分，钩藤一钱五分，竹茹一团，姜汁二滴引。

二诊：服一剂，舌微黄，余无进退。续服下方后，吐水两次，即痊。

藿梗一钱五分，乌药二钱，半夏一钱五分，干姜五分，苍术一钱二分（土炒），砂仁四分（打），茯苓三钱，杷叶三钱（去毛，炙），生石膏三钱（打），广木香六分，川黄连八分，木瓜二钱，白芍二钱，乌梅一个，鲜芦根一握。（录自余祖父朱瀛洲之《瀛洲医案》）

按：《灵枢·经脉》说：“足太阴厥气上逆，则霍乱。”《素问·六元正纪大论》说：“土郁之发，则为呕吐，霍乱。”故霍乱之因乃足太阴脾感受湿毒之邪为主，而分湿热与寒湿两类。其治寒湿者，有理中、四逆等方，治湿热者有燃照、蚕矢等汤。何廉臣尝说：“霍乱，寒热相搏者多，虽知其为寒为热，亦须反佐以治，方中芩、连、滑石为君，佐以藿、朴、香薷即是此理。”（《全国名医验案类编·下集传染病案·霍乱转筋案》）观本案上吐、下泻、口渴、四肢尚温，是湿热霍乱。唯有抽搐，为湿热逆极化风之象，乃湿毒淫邪极而化风也。方从费伯雄《医醇賸义》治霍乱转筋之化逆汤（黄连、吴茱萸、厚朴、青皮、藿香、木瓜、木香、白豆蔻、独活、乌药、蒺藜、茯苓）化裁而来，所用药物乃芳化、淡渗、苦燥，佐以化气平肝敛肝法。前后二诊，方药治湿热大旨相仿，唯二诊之用白芍、乌梅平肝敛肝息风，较一诊之用蒺藜、钩藤凉肝平肝息风似更为妥帖。如此重症，两剂即愈，辨证中肯，抓住湿淫化风病机，方药对症，实为关键。

三、眩晕

张某，女，45 岁。身体肥胖，常发头昏。近日阴雨绵绵，感湿颇重，头目眩晕，肢体酸困，四肢麻木，自汗时出，脘痞，颇不欲食，脉沉，舌淡苔白。痰浊之躯复受外湿浸淫，内外合邪。病为眩晕，治从湿痰。羌活 10g，独活 10g，川芎 10g，防风 6g，厚朴 6g，苍术 10g，半夏 10g，茯苓 15g，陈皮 6g，甘草6g，桂枝6g。服3剂，眩晕觉定，酸困亦除，唯麻木尚存，转方，予五积散，每服 6g，日 3 服。遵服1 周而安。

按： 痰湿之躯，复受外湿，内外合邪，湿胜反兼胜己之化，土腐则木摇，是湿从风化之征。故病眩晕、酸困、四肢麻木诸症。方从羌活胜湿汤合二陈汤化出。湿易伤阳，卫气不固，故有汗出一症，首方用桂枝、甘草，有辛甘化阳益卫之意。其风药辛散外湿，二陈内化痰湿，内外湿邪合治，则其病可自愈。五积散有和血化痰疏风功能，用于肥人痰瘀阻络麻木者，常可收效。

第四节　燥淫所致风病风证证治类案

一、血燥瘙痒

案 1

瞿某，男，65 岁，退休干部，住南塔小区。2008 年 9 月13 日初诊。患者诉遍身皮肤瘙痒半个月。刻诊：近来天气燥热，全身皮肤瘙痒不定处，晚上瘙痒尤重，以致睡眠不安。查见皮肤干燥，多处线状抓痕，有少许糠秕状脱屑及血痂。饮食一般，大便秘结，尿微黄。舌红有裂痕，苔干薄白，脉细数。此病瘙痒，乃秋阳暴热，气候干燥，老年阴血不足，阴虚血燥化风所致。治宜清燥热，养阴液，润血燥而息风。处方：桑叶 10g，蝉蜕 6g，菊花 10g，山栀子 6g，制首乌 12g，生地黄 15g，生白芍 10g，当归 6g，女贞子 15g，紫草 10g，生甘草 10g。3 剂，每日 1 剂，水煎服。

2008 年 9 月 18 日二诊：大便行，皮肤瘙痒减轻，发作较稀。守原方 5 剂，乃愈。

按：老年皮肤瘙痒发于秋季燥热之时，乃阴虚血燥，血热不能从肌肤外透而化风所致。故用桑叶、蝉蜕、菊花、山栀子清燥而透热邪；制首乌、生地黄、生白芍、当归、女贞子养阴血而润肌肤；紫草凉血，合地黄、白芍、当归润肠通便；甘草甘润调和诸药。药证相符，故获速痊。

案 2

邱某，女，57 岁，教师，住邱家咀。2006 年 10 月 17 日初诊。旧年每入冬即发皮肤瘙痒，今秋季已过，燥气未肃，瘙痒提前复发，已经数日，服抗过敏西药乏效。四肢腹背皮肤瘙痒，心烦不宁，影响睡眠，查见皮肤干燥，多处搔起白屑，留线状抓痕。舌干暗红，薄干白苔，脉缓弦。此病瘙痒，乃血虚燥热化风所致。治宜养血凉血，息风止痒。处方：生地黄 15g，赤芍 10g，当归 10g，川芎 10g，地骨皮 15g，蝉蜕 10g，乌梢蛇 10g，白蒺藜 15g，白鲜皮 15g，地肤子 10g，甘草 10g。5 剂，每日 1 剂，水煎服。服 3 剂痒止，尽剂而愈。

按：张仲景论气有至而不去者，今秋季已过，燥气未肃，血虚之人感而发病，化生瘙痒风证，是燥甚生风。方用生地黄、赤芍、当归、川芎、地骨皮养血凉血润燥；白蒺藜、白鲜皮、地肤子清热和阳止痒；虑其旧有瘙痒痼恙，乃用蝉蜕、乌梢蛇搜风，加强止痒之力；甘草甘润调和诸药。经说治病必求于本，血充燥除，瘙痒亦释，此治是也。

二、燥咳眩晕

陈某，女，45岁。1965年9月20日初诊。身体清瘦，素常多病。今秋燥气异常，感之则咳。复因事烦冗，夜眠不安。晨未起忽发头晕目眩，四肢发麻，咳痰不爽，咽干气逆，鼻中如灼。舌干少津，脉左关弦数，右寸浮，两尺弦细。此病秋燥所致咳嗽发眩，乃燥邪伤肺，肾阴不足，肝阳无制所致。治以清金抑木，滋水涵阳。桑叶10g，川贝母6g，沙参12g，栀子6g，女贞子12g，白芍10g，生地黄10g，生牡蛎15g，牡丹皮6g，甘草6g，服2剂。二诊：鼻中灼热已清，咽干气逆亦缓，头眩减轻，肢仍发麻，原方去栀子、女贞子，加桑寄生、当归，续服3剂乃平。

按：素体清瘦，阴虚之体，不耐秋阳燥气。先以肺伤则咳。复因烦劳，再耗阴血，水不涵木，风阳上扰，致生眩晕，横窜经络，故发肢麻。方以桑叶、川贝母、栀子清燥润肺，生地黄、女贞子滋水涵木，白芍、牡丹皮平肝，生牡蛎潜阳，甘草调和诸药。使金清而能制木，水壮可以涵阳，服药上部燥热大减，续方去栀子、女贞子，加入养血舒筋之当归、桑寄生，符合下燥治血之旨。守方而眩晕肢麻亦释。此乃燥邪引发燥咳风证例案。

三、燥痉

某患者，男，2个月，发热1日，不乳。继则壮热无汗，予水饮之如渴，目时上扬，肌肉四肢不时掣动，求治于余父英航先生。时值立秋，湿去燥来，秋阳暴虐，费伯雄所谓燥热也。幼儿稚阴之体，感此燥热之邪，致发燥痉，危候也。速予白虎加羚角、钩藤、全蝎，服2日而痊。（录自余父英航翁之《临床医话》）

按：费伯雄尝谓燥以秋为全体，秋分以前气热为燥热，秋分以后气凉为燥凉。燥异于火。火属实，阳亢热盛多汗。燥属虚，阳伤熯燥无汗（《医醇賸义》）。本例壮热无汗抽掣，引发风证。吴鞠通所谓“燥气化火，消烁津液，亦能致痉”（《温病条辨》）是也。燥热动风，治疗重在燥热，方以辛甘咸寒，清燥热，息风阳，药中肯綮，故如鼓应桴。

第五节　寒淫所致风病风证证治类案

一、口眼㖞斜

伍某，男，58岁。1990年12月10日就诊。昨日暮畏寒头痛项强，早早就寝。翌日晨起漱口，水从口角流出，照镜发现口眼㖞斜。急来就诊。刻见右侧额皱纹消失，眼裂扩大，鼻唇沟消失，口角向左歪斜。舌动欠利，头项不适，脉浮紧，苔白。此寒邪入客太阳阳明经络所致之口僻也。予葛根15g，麻黄10g，桂枝10g，炙甘草10g，白附片10g，生姜3片，大枣5枚。日服1剂。连服3日病愈。

按：足太阳经行于头项，足阳明经至目下。《灵枢·经筋》说：“足阳明之筋……其病……卒口僻。”此证因寒邪入客太阳阳明经络，经气不利，而病头痛、项强、口眼㖞斜，乃寒邪化风之病变。方用葛根汤加白附片祛太阳阳明寒邪，以疏通经络而愈之。

二、刚痉

案1

焦某，女，10岁，住焦村。1964年3月27日初诊。昨日上午精神萎靡不振，下午突然畏寒，头痛，随即昏迷，口噤，呕吐。今症如昨，检查面白色晦，颈项强直，无汗，四肢微温，脉弦紧，舌苔白滑。布鲁津斯基征阳性。诊断为刚痉（脑膜炎）。时值脑膜炎流行，此病是也。天气阴寒多雨，患儿感受阴寒，邪客太阳阳明经脉，阳气窒塞，元神神机逆乱，寒淫化风，故见诸症。治当从太阳阳明，辛温达邪。处方：麻黄 6g，桂枝 6g，生白芍 6g，葛根 10g，生姜 10g，羌活 6g，藁本 6g，半夏 6g，全蝎 5g，蜈蚣 2 条，甘草 6g，速煎服。玉枢丹 1 支，每服 1g。服药 3 小时后，吐止，微似有汗，面色渐红润。下午服药第 2 次，至晚 8 时，仍昏迷，口噤，不时烦躁。再用原方去半夏、玉枢丹，加石菖蒲 10g，胆南星 6g，钩藤 10g，菊花 6g，续煎服，夜间喂药 2 次。

1964 年 3 月 28 日二诊：神志已清，烦躁亦平，但仍头痛项强，口噤稍松，寒邪窜入经脉化风未靖，仍守昨方以廓清余邪。

1964 年 3 月 29 日三诊：诸症如释，知饥欲食，言语活动如常。停药观察 3 日痉愈。

按：本例刚痉，由寒邪入客于太阳阳明经脉，阳气窒塞化风所致。其治以葛根汤加减，辛温发汗，开太阳之表闭；苦温和胃，温寒降阳明之气逆；因寒淫化风殊劲，故加全蝎、蜈蚣、钩藤、菊花等以助息风止痉之功，加玉枢丹、石菖蒲、胆南星以助开窍醒神之力。方药合乎病机，故取佳效。

案 2

田某，男，4 岁，住田家村。1964 年 3 月 30 日初诊。今晨突然发作寒战，手指发凉，发热，无汗，随后目睛上窜，齿龂，手足搐搦，角弓反张。察其指纹青滞，颈项强直，撬开口察舌白。此病太阳外感寒邪，腠理闭塞，寒淫化风，筋脉抽掣，发为刚痉。法当辛温解表，以开太阳，佐以化痰醒神。麻黄 5g，桂枝 5g，生白芍 5g，葛根 6g，羌活 3g，生姜 5g，钩藤 3g，僵蚕 3g，全蝎 3g，胆南星 2g，石菖蒲 3g，甘草 3g。1 剂水煎，频频灌服。

1964 年 3 月 31 日二诊：服药呕出痰涎，神识渐苏，痉挛减缓。寒邪未彻，风证未平，仍守昨方不更。至日午后，得漐漐汗出，热退而诸症豁然。

按： 寒伤太阳，表闭无汗，阳气不布，筋脉失煦，反化生挛急之风证，故目窜、口噤、痉、瘛并作。治以葛根汤加羌活辛散表寒，以开太阳；加胆南星、石菖蒲涤痰利窍醒神，钩藤、僵蚕、全蝎息风制痉。此乃寒淫化风之证治。若以为热盛动风而误用膏黄寒凉之味，则有邪陷致闭之危。

三、伤寒坏证类风

胡某，男，57岁。日前感受风寒，发热头痛身困，经服感冒药，诸症减轻，热未退净。更医再投发散，一服而汗出不已，热仍不退。日夜更衣数次，并发精神委顿，呕恶，心慌，肌肉瞤动，头晕不能自持，肢冷，脉微细。此大汗伤阳，卫阳不固，虚阳外越也。治以温阳固表。白芍15g，生姜15g，茯苓15g，白术10g，附片15g，煅龙骨、煅牡蛎各30g，连服5剂愈。

按： 寒邪伤阳，表闭发热无汗。治宜辛温解外。若发散太过，反伤阳气，致生变证。风性疏泄，伤之则畏风汗出；风邪易动，可致筋急肉瞤；风邪伤上，易致眩晕。本例过汗伤阳，卫阳不固，虚阳外越，衍为类风变证。治疗不可误为风邪致病。乃以温阳固涩，力挽变局。

四、真心痛

黄某，男，67岁，退休教师。2000年11月23日初诊。患者有冠心病、心绞痛病史数年，常服丹参滴丸、救心丸等药，若痛发含服硝酸甘油片可以缓解。周前偶受寒而诱发胸痛，吞服以往药物效果不显。刻诊：面色暗，神倦无力，胸闷胸痛，气短心悸，冷汗自出，四末不温，得热则舒，渴喜热饮，夜尿多频，舌淡紫，边有齿痕，舌下脉络紫暗迂曲，脉沉迟结涩。心率62次/分，律不齐。查心电图：S-T段倒置，V-V呈缺血性改变。血压145/90mmHg。此病心痛，乃寒邪入客阴维，兼及少阴，胸阳不振，血络瘀滞绌急所致。治宜散寒温经，益气养血，活血通络止痛。处方：麻黄 10g，细辛 10g，制附片 15g，红参 10g，三七 6g（为末分 3 次吞服），乳香 10g，当归 10g，丹参 10g，没药 10g。5 剂，日服 1 剂，水煎服。停服其他药物。

2000 年 11 月 28 日二诊：服上方后心痛明显缓解，汗止，四末转温，夜尿次减。心率 68 次 / 分。原方续服 5 剂。

2000 年 12 月 4 日三诊：脉律好转，心胸颇适。取首方去麻黄、没药，加生地黄、川芎、炙甘草，10 倍剂量，水泛丸，每服 6g，日 2~3 次，温开水吞服。数月未发心痛。

按：《奇经证治条辨》说："阴维脉病，心胸疼痛，凡寒痛兼少阴及任脉者，四逆汤主之。"患者有胸痹、真心痛旧恙，因受寒而诱发胸痛症状。《素问·举痛论》说："经脉流行不止，环周不休，寒气入经而稽迟，泣而不行。客于脉外则血少；客于脉中则气不通，故卒然而痛。"又说："寒气客于脉外则脉寒，脉寒则缩蜷，缩蜷则脉绌急，绌急则外引小络，故卒然而痛。"故本例诊为寒邪入客阴维脉络，兼及少阴，气血阻滞，胸阳不振，血络瘀滞绌急所致。盖寒邪伤络则拘急收引而痛；若因风邪伤络则挛急而动摇；风性疏泄，伤之则畏风汗出。而本例寒邪入客伤阳，卫阳不固，故冷汗自出，实为类风之证。拟方用麻黄附子泻心汤合活络效灵丹加红参、三七而成，使入阴维脉络，收散寒温阳、益气养血、活血通络止痛之良效。若作风治则误矣！

第三章
五脏病变生风证治选案

风病学说内容广泛，风证涉及临床各科。余倡言五脏病变气血功能失调，能产生类似外风所致的病候，诸如眩晕、昏厥、目珠上视、抽搐、震颤、麻木、口眼㖞斜、半身不遂等，是为五脏病变生风，上已经论及，本章特举案例以证此说之不诬。然因笔者临证范围局限，故除列举笔者医案外，特选录前贤数案以丰富见闻。则可知风病风证不独治肝，当辨其证，可从五脏论治。谨举一隅，阅者三反之。

第一节　肝病生风证治选案

一、风眩

曾某，女，56岁，住官柳。2008年4月10日初诊。头痛头昏2天，自服“头痛粉”乏效。刻诊：头昏，头顶胀痛，面色潮红，上肢手指时时发麻木，行路自觉不平稳，夜眠不安，多梦，口干，舌苦，食纳一般，大便行，身高体胖，舌质暗红，苔干厚白，脉弦滑。血压160/110mmHg，询其素有高血压病史，因无不适，故未服药治疗。此病风眩，乃肝肾阴虚，肝阳上亢所致。治宜滋阴潜阳，镇肝息风。处方：生地黄15g，白芍15g，生牡蛎30g，代赭石20g，川牛膝15g，夏枯草15g，钩藤15g，蒺藜10g，茵陈6g，川楝子6g，茯苓10g，取3剂，每日煎服1剂，分3次服。

2008年4月11日二诊：头已不晕，胀痛大减，服方颇适。血压140/86mmHg。原方加槐花15g，取5剂。

2008年4月20日三诊：血压稳定，已无不适。嘱取二诊方8剂，研末，水泛丸，每服6g，餐前服。至今血压平稳，风眩未发。(《朱氏中医世家学验秘传·风眩》)

按：肝为风脏，患者已近花甲之年，肝肾阴虚，郁而化火，肝阳上扰，故头昏，头顶胀痛，面色潮红，口干，舌苦；上扰神明，故夜眠不安，多梦；横窜经络，故手指时时发麻木，行路自觉不平稳。治以滋阴潜阳，镇肝息风为法。方取镇肝熄风汤化裁。生地黄、白芍滋补肝肾之阴；生牡蛎、代赭石潜阳镇肝；茵陈、川楝子疏肝；夏枯草、钩藤、蒺藜和阳息风；川牛膝引血下行；茯苓引诸药入于肝肾至阴之地。二诊加槐花增强凉肝和血之效。药符病机，取效明显。以丸药巩固治疗，避免发展成为中风。

二、震颤

余曾治震颤3年不愈的患者陈某，男，54岁。先感左手指震动，后来右手亦颤，接着下肢亦觉软弱震颤，飘浮无力，如踏软棉，头昏目眩，心悸失眠，有时心烦闷乱，汗出偏沮，不思饮食，肌肉亦见消瘦，检查血压正常。中西药投治，均未效，患者自感甚苦，始来就诊。

察脉弦细带数，舌红少苔。令其两手伸直，手指震颤不止，但手臂不觉颤动，执笔摇摆不能写字。舌诊时，观察舌体亦有颤动。此系肝肾阴虚，津液枯燥，筋失其养，虚阳浮动而震颤。宜仿三甲潜阳意，滋肝益肾，镇心安神。处方：败龟板（盐水炒）五钱，珍珠母五钱，生龙齿四钱（以上三味久煎），制首乌四钱，双钩藤三钱，朱茯神三钱，酸枣仁三钱，左秦艽三钱，刺蒺藜三钱，当归身三钱，杭白芍三钱，炙甘草一钱。

患者服至40剂，再来复诊，震颤完全消失，精神饮食均有好转。只觉头昏心悸余症未清。上方去龟板、秦艽、蒺藜、双钩藤等味，加入西党参三钱，炙远志一钱半，麦门冬（米炒）三钱，山萸肉二钱，调理而康。（《老中医医案医话选·震颤症》）

按：本例震颤乃肝阴不足，肝阳不潜，肝风上扰所致。正与《黄帝内经》“诸风掉眩，皆属于肝”相吻合。其治以龟板、首乌、白芍益肾滋肝，柔以息风；珍珠母、龙齿镇肝止颤；双钩藤、秦艽、蒺藜凉肝和阳，舒筋通络；茯神、酸枣仁、当归养血安魂；炙甘草与酸药配伍以化阴，且调和诸药。肝体得养，风阳平息，症乃可痊。

三、产后类中风

刘妇，产后数日，轻健如常，乃不时家务操作，儿女多，不免吵扰恼气。某夜血大下，凌晨始止。寻见口眼㖞斜，腰背反折，手足亦时搐搦。此由产后血虚，又经崩下，以致肝风内动，血不荣筋，故见类中风之证也。切脉细微无力，神衰而嗜睡，身发高热，舌白胖，口不渴，是气血两虚，阴亏而阳无所附，外现发热之象，不可为外貌所惑，妄用清解。宜于大补气血药中少佐风药，予当归补血汤加党参、钩藤、皂角刺。

黄芪二两，当归八钱，党参一两，钩藤三钱，皂角刺一钱，水煎，日进2剂；外以牵正散酒调敷面部，又以白酒搽全身，加被温复。

复诊：脉现有神，风象已无，身热亦退，改处八珍汤峻补气血，服20剂而复原。（《治验回忆录·产后类中风》）

按：产后失血，肝失藏血，筋脉失荣，虚风内动，发为背痉搐搦；虚阳外浮，高热不渴。主治用李东垣当归补血汤加党参，增强补气生血之力。少佐钩藤、皂角刺和阳息风。因口眼㖞斜，故佐用僵蚕、全蝎搜风之品外用。如无此症，可不用之。若作风热动风治之，必然危殆立至。服2剂而风靖，复以八珍汤峻补气血而善后，谨守肝血不足动风之机理而用药，故能化险为夷。

第二节 心病生风证治选案

一、中风闭证

姜某，男，61岁，工人。1998年3月28日初诊。素有高血压病史，服药不规范，时时头昏、手指发麻。前日因劳累突然昏仆在地，神识不清，口流涎水，喉中痰鸣，左半身不遂，口眼向右歪斜，面目红赤，牙关紧闭，两手握固，经某医院抢救治疗3日证未缓解。刻诊：症如上，项强，瞳孔不等大，大便3日未行。血压200/100mmHg。体温38.9℃。脑CT报告：右颞左基底节出血，左基底节区腔隙性脑梗死。脉弦大数硬，舌衬紫苔白黄厚。此病中风闭证（脑出血合并脑梗死），乃痰热瘀血闭塞髓海，神明失司所致。治宜化痰消瘀，清热通腑，开窍醒神。①急用三棱针刺十二井出血。重针刺人中、承浆、合谷、双曲池、双太冲、丰隆。②清开灵注射液、醒脑静注射液静脉滴注，日2次。③安宫牛黄丸1颗，化水鼻饲，日2次。④取脑中大邪汤原方（全瓜蒌30g，厚朴10g，枳实10g，大黄10g，羌活10g，桃仁10g，䗪虫6g，五灵脂10g，生蒲黄10g，牙皂角6g，水煎鼻饲之，日3服，每服120mL，连服3日，得利止服），加石决明30g，生牡蛎30g，羚羊角3g，胆南星10g，水煎，鼻饲，日3次，每次120mL。

1998年4月3日二诊：针刺、服药后，次日大便通行，痰鸣消失，口开，已有知觉，手已松弛，瞳孔等大等圆，面红稍退，体温37.6℃。血压150/95mmHg。舌苔化薄，脉弦数硬。①针刺双曲池、双太冲、双足三里。②静脉静注如前。③安宫牛黄丸1颗，日2服。④中药上方大黄减为5g，每日1剂，服如前。

1998年4月4日三诊：神识已清，语謇，口流涎已少，口㖞已正，左上下肢活动仍差。可进流质。体温 37℃。血压 150/90mmHg，舌衬紫苔后白腻，脉弦硬。痰瘀渐化而未净，余邪阻滞髓海血络，针药并进。①取双合谷、双曲池、双丰隆、双阳陵泉、双足三里。每日针刺 1 次。②中药：豨莶草 15g，桑枝 30g，五灵脂 10g，蒲黄 10g，僵蚕 10g，当归 10g，赤芍 10g，川芎 10g，土鳖虫 10g，茯苓 10g，川牛膝 15g，每日 1 剂，水煎服，送服神仙解语丹，每日 3 次，每次 1 丸（约 9g）。上方增减调治 2 个多月，语言已清，能独自缓行。（《朱氏中医世家学验秘传·中风》）

按：本案乃中风阳闭，痰瘀闭阻心神所致之重症。故急取针刺清心开窍醒神；清开灵注射液、醒脑静注射液静脉滴注；安宫牛黄丸清心开闭。服药方用全瓜蒌开胸痹，化痰散结，通阳泻浊。牙皂角善祛风痰，除湿毒。五灵脂、蒲黄名紫金丸（《杨氏家藏方》），即古失笑散，原用以治疗产后恶露不快，少腹如刺，而移治中风病血滞络阻，用以疗瘀血破败，平脑解痉，两者均有通经利络之功。桃仁、䗪虫直入血络，善破血逐瘀，其力峻猛，合大黄乃下瘀血汤中药，故能泄热导瘀下行。观仲景凡治血瘀癥瘕，如鳖甲煎丸、大黄䗪虫丸，方中皆用此三味。厚朴、枳实、大黄、羌活乃三化汤。刘河间说："若忽中脏者，则大便多秘涩，宜以三化汤通其滞。"（《素问病机气宜保命集·中风论》）其中羌活不独祛风，其属风药，又能入血扩张外周血管；其能"散痈疽败血"（《主治秘诀》），能"通畅血脉"（《本草汇言》）。复加石决明、生牡蛎、羚羊角、胆南星潜阳平肝。诸药合用，能入头脑髓海，破血化瘀，豁痰泄热，有清心通窍醒神之效。诸法合用，力挽危局。

二、心气虚类中风

有人身急自倒，不能言语，口角流涎，右手不仁，肌肤痛痒，人以为气虚而中风也。夫气虚则有之，而中风则未也。此病乃心气既虚，不能行气于胃，而胃气又虚，则胃自生热，蒸其津液，结为痰涎，壅塞隧道，不能行气于心，即堵截其神气出入之窍，故神明瞀乱。神明无主，则舌纵难言；廉泉穴开，而口角故流涎沫也。一身能运者，全借气以行之。今气既大虚，不能行于四肢，则手自不仁。右手者，尤气之所属也；气不能行于肌肤，则痛痒不知矣。此等之证，若作风治，未有不死者，即于补气之中，加入祛风之药，亦只苟延性命，必成半肢之风症矣……治法宜用六君子汤加入附子治之。一剂而出声；二剂而痰涎收；一连十剂而痰症尽愈。夫参、苓、术，补气之圣药也；加入附子，则将军有威令，遍达于诸经之内，岂独心胃相通，使痰涎之不壅塞乎，所以奏功之能神也。(《辨证录》)

按：《素问·大奇论》说："心脉小坚急，皆鬲，偏枯。"赵献可说："心者，元阳君主宅之，生血生脉，因元阳不足，阴寒乘之，故心脉小坚急……则不能致其气于气海，而宗气散矣。故分布不周于经脉则偏枯，不周于五脏则喑。"(《医贯》)此心病中风偏枯之论。

本案猝倒不语流涎，右肢肌虚不仁，即俗称之类中风。诊为心气虚，胃生痰涎，痰阻神机所致。治以六君子汤建中益气，化湿祛痰，加附子能强心气，通达经络，益火生土，以杜生痰之源。若加菖蒲、竹沥、姜汁，收效当更速。然案中所谓胃虚生热，蒸其津液为痰，其论不恰合。应为心阳式微，火不缓土，脾湿生痰，从其方用术附温阳可知。此案与赵献可论经义为心君元阳不足，阴寒乘之，所致偏枯有相类似之处。

三、四肢抽搐

何允中，年二十，两腿疮毒，脓水淋漓，医治半载，内服外敷，愈加浮烂。一日忽微热，身体抽掣，两目上瞪，喉中痰响，全似小儿惊风之形。请余视之，方诊脉，其老妪奉药一碗，辛散异常。诊毕，问所捧何药？系大秦艽汤也。余掷之于地。遂疏理阴煎加黄芪、附子，大剂与之。连服两剂，两眼已不戴，身已不强。随服十全大补汤数十剂，疮毒痊愈。然此症实有天幸，倘不遇余，大秦艽汤已投之矣。盖医者只知风邪为害，不知风从何来。彼其阴血先已失守，津液枯涸，筋脉不荣，阳气不藏，是为阴阳两竭之候。此际收摄已晚，尚堪辛散耶？况古说：治风先治血，血行风自灭。不但疮家，凡误汗、失血、泄泻、痘疹，以及产后、老弱、小儿诸人，此症最多，皆当审察。(《谢映庐医案·卷一·四肢抽搐》)

按:《灵枢·邪气脏腑病形》说:“心脉急甚者，为瘛疭。”《素问·至真要大论》又说：“诸痛痒疮，皆属于心。”本例疮毒，脓水淋漓半载未愈，此际虽毒邪未尽，而心主血气已大量耗损。其症至浮烂日加，身忽微热，身体抽搐，两目上瞪，显系心血大虚，虚阳外越，血虚动风，母病及子所致。乃以理阴煎(出自《景岳全书》，组成：熟地黄、黑姜、当归、炙甘草）加黄芪、附子益气生血回阳急救之，其虚风即止。继以十全大补汤双补气血，则正能却邪而收功。若作外风误服大秦艽汤，必致不救。

第三节　脾病生风证治选案

一、巅眩

汪某，女，55岁，住月山。头晕恶心已10日，经某医院拍颈椎片：颈椎骨质增生。医用葛根素静脉滴注5日，症状无明显缓解。刻诊：头晕目眩，恶心欲呕，不能转侧，目不能睁，畏光，行立需人扶持，夜寐失眠，纳食减少，不渴。脉小，舌淡苔白。血压125/90mmHg。此病巅眩，今人谓梅尼埃病。乃痰饮壅阻内耳清窍所致，以化饮靖风为法，拟泽泻定眩汤。泽泻15g，白术10g，半夏20g，茯苓15g，川芎10g，天麻10g，蒺藜10g，陈皮10g，生姜3片，甘草6g，4剂。

二诊：头晕大减，已不恶心，目已能睁，唯转侧仍晕，夜寐颇安。原方续进3剂即瘳。(《朱氏中医世家学验秘传·巅眩》)

按：张仲景说："心下有支饮，其人苦冒眩，泽泻汤主之。"又说："假令瘦人，脐下有悸，吐涎沫而癫眩。此水也，五苓散主之。"《医宗金鉴》说："癫眩之癫字，当是巅字；巅者，头也。文义相属，此传写之讹。"说明饮病原有巅眩症。若素食肥甘，脾运不健，积湿成饮，移邪于耳窍，壅阻脑络，蒙蔽清阳，目系以急，发为内耳眩晕呕逆诸症。乃水饮湿邪太甚，反兼胜己之化，是为湿邪化风之变证。本方从仲景泽泻汤加味而成。方以白术苦温健脾燥湿；泽泻、茯苓淡渗利水祛饮；半夏、陈皮和胃化痰止呕；刺蒺藜《本草汇言》谓其"去风下气，行水化癥之药也。其性宣通快便，能运能消，行肝脾滞气"，川芎胜湿和血，二药能疏利耳窍血络之气，有益化饮。合用有健脾崇土，和血化饮定眩之效。

二、慢惊风

汤儿五岁，禀赋不厚，体弱多病。中秋节日，恣意食肉啖饼，家人不戒之。次日腹胀吐泻，医作伤食治，但以体虚难任克伐，进以消补兼用之太安丸（即保和丸加白术），改汤服。腹泻转剧，呕亦未止，乃父视为药误，易医。无如辨证未真，以证属虚，处温脾健胃之六君子汤，呕泻立止，认为效。续进数剂，因而腹胀如鼓，痛不可忍。后医又认为实证，不顾及患儿体质，贸然以大承气汤攻之，胀痛虽已，而腹泻不止矣。随见神疲气短，汗出肢厥，手足不时抽搐，缓而无力，显示种种之危象。其家遣价迎治。视儿面色青滲，息微目合，关纹隐微难见，抽搐乏力；启视其目，神光尚好，此乃关键之处，许其可治。即处人参四逆汤以救垂危之阴阳，急煎频灌，四时尽二剂。夜半阳回，肢温搐停，汗收泻止，有时呻吟。次晨复诊，关纹清淡可见，神清能言，不能坐立。此由攻伐太过，元气毁伤，只应益气补脾，徐图恢复，师理中汤之意而易其分量：党参五钱，白术四钱，干姜一钱，炙甘草二钱，加黄芪、补骨脂各三钱，日服一剂，历时半个月未易方而复常。(《治验回忆录·慢惊风》)

按:《素问·脏气法时论》说："脾病者……善瘛。"《灵枢·邪气脏腑病形》亦说："脾脉急甚为瘛疭。"脾主湿属土，瘛本筋病，肝属木而主筋。然木赖土之栽培，土腐则木摇，故反见筋病而瘛，四肢抽掣动风。其治宜培土胜湿以定风。小儿脾常不足，本案病儿体弱伤食，故致呕泻，首以消补兼治，本不误，服药而泻甚者，乃积去之征，积尽泻当止。易医误进温补，转增腹胀且痛，乃犯实实之戒。后医不辨体质，峻药投之，遽损脾阳，演变成阴阳虚脱动风搐搦之危候。幸用人参四逆汤挽回危局，终以加味理中汤而痊。前后方治虽皆在脾胃，而其中虚实之辨，失之毫厘，则差之千里。其脾病动风善瘛，可见一斑。

三、脾虚类中风

李某，男，54岁。素常嗜酒，于1个月前，忽觉手臂腿膝拘痛难堪，服祛风之药而加麻木。旬日以来，头中空重，精神困顿，气短声喑，语言謇涩，口角流涎，躯体瘙痒，有如蚁行，便溏频数。病由酒湿伤脾，脾土统摄权微。盖手臂腿膝拘痛难堪，脾不培木也。麻木神困，气短声喑，湿伤脾气也。语言謇涩，口角流涎，脾气不能控制也。瘙痒蚁行，脾虚不荣也。头中空重，便溏频数，脾气不升也。拟以健脾化湿，补气益肝，冀免加剧而成痱中。黄芪、党参各三钱，於术二钱，甘草一钱，归身二钱，茯苓四钱，葛花、木瓜各一钱半，水炙升麻、柴胡各三分，白芍二钱，青风藤三钱。

服药四剂，诸恙略减；再服四剂，病去五六。后服参苓白术散每日三钱，以米汤送下，逾月而愈。(《中风专辑·馆员心得·脾虚类中风治效》)

按:《素问·通评虚实论》说："凡治……仆击、偏枯……肥贵人则高梁之疾也。”此言富贵之人，有食肥浓厚味太过者，戕伐脾元，食积壅塞肠胃，聚湿生痰，痰郁化热，痰热阻塞脑府脉络，上蔽神明，以致变生仆击、偏枯之病。《黄帝内经》虽未以中风命名，然实为后世内风卒中之一种。《灵枢·邪气脏腑病形》又说：“脾脉……大甚为击仆。”亦为脾酿湿痰，中风击仆之症。本案酒湿伤脾，痰湿内生，络脉痹阻，土虚木摇，症见语言謇涩，口角流涎，躯体瘙痒等，已是类中风之端倪。其治黄芪、党参、於术、甘草、茯苓健脾化湿；升麻、柴胡、葛花以助升清；木瓜、白芍、青风藤敛肝活络。全方共奏培土化湿，敛肝活络之效。投方殊治，截断病情，得免仆击、偏枯之变。

第四节　肺病生风证治选案

一、痱风

愈氏，寡居一十四载，独阴无阳，平昔操持，有劳无逸。当夏四月，阳气大泄主令，忽然右肢麻木，如堕不举，汗出麻冷，心中卒痛，而呵欠不已，大便不通，诊脉小弱。岂是外感？病象似乎痱中，其因在乎意伤忧愁则肢废也。攻风劫痰之治，非其所宜，大旨以固卫阳为主，而宣通脉络佐之。桂枝、附子、生黄芪、炒远志、生姜黄、羌活。(《临证指南医案·中风》)

按:《素问·阴阳别论》说：“三阳三阴发病，为偏枯痿易，四肢不举。”三阳即太阳，膀胱小肠所主。三阴即太阴，肺脾所主。王冰注：“三阴不足，则发偏枯；三阳有余，则为痿易。”本案有劳无逸而发病。肺合皮毛而主气，心胸乃太阳地面，夏月阳气大泄，而忽然右肢麻木，如堕不举，呵欠不已，加之汗出心痛，脉小弱，乃太阴气虚，太阳不固，脉络不通所致。有三阴三阳痱风肢废之虑。方以黄芪大补太阴之气，合附子温阳固卫。桂枝入太阳，合姜黄、羌活以通脉络而缓痛。然则羌活不独祛风，其属风药，又能入血脉扩张外周血管，故能“通畅血脉”(《本草汇言》)。刘河间说：“若忽中脏者，则大便多秘涩，宜以三化汤通其滞。”(《素问病机气宜保命集·中风论》)三化汤中即用羌活，故羌活合桂枝作宣通脉络用，若属外感汗出，则非所宜。远志达志健神。诸药合用以治太阴痱风之病。

二、中风

陶氏，六十八岁，左肢拘挛，舌厚而謇，不能言，上有白苔，滴水不能下咽，饮水则呛。此中风夹痰之实证。前医误与腻药补阴，故隧道俱塞，先与开肺。生石膏四两，杏仁四钱，鲜桑枝五钱，茯苓块五钱，防己五钱，白通草一钱五分，姜半夏五钱，广皮三钱，煮三杯，分三次服。服一帖而饮下咽，服七帖而舌肿消。服二十帖，诸病虽渐减，而无大效，左肢拘挛如故，舌虽消肿，而语言不清，脉兼结。余曰：“此络中痰堵塞，皆误补致壅之故，非针不可。”于是延郏七兄针之。舌上中泉穴一针，出紫黑血半茶碗，随后有物如蚯蚓，令伊芳子以手探出，即使针孔中拉出胶痰一条，如匀粉，长七八寸。左手支沟穴一针，透左关手背三阳之络，用小针十数针。以后用药日日见效。前方只减石膏之半，服至七十余帖，自行出堂上轿矣，诸症悉除。(《吴鞠通医案·中风》)

按：本案肺气宣降失职，痰瘀阻络，隧道俱塞，神机失司，故发舌謇不能言、舌肿、左肢拘挛等中风见症。先与开肺，生石膏、杏仁宣降肺气，姜半夏、广皮、茯苓、白通草祛除痰湿，鲜桑枝、防己活络通痹。舌肿虽消，而语言不清如前，乃络脉未通之故。加用针刺，出紫黑血及胶痰，以后用药日日见效，至诸症悉除。中泉穴，别名池泉、腕痛点，在腕背侧横纹中，出自《奇效良方》。廉泉穴是任脉、阴维脉交会穴，位于人体的颈部，当前正中线上，结喉上方，舌骨上缘凹陷处。该穴主治舌下肿痛，舌根急缩，舌强，中风失语等症。故“舌上中泉穴”应是廉泉穴。

支沟是手少阳三焦经腧穴，功能疏利三焦，《针灸甲乙经》曰主“暴喑不能言”。配合针透左关手背三阳之络，疏通三焦，有利于肺气通调。守方不更，经服2个多月乃愈。若非认定脉症，何可臻此良效。

三、漏风

杨乘六治朱氏子，年二十外，劳倦发热，上半身自汗如雨，三昼夜不止，一切敛汗方法无效。脉之浮细沉洪，软弱无力，面白无神，舌胖而软且白滑。意此必肺气大虚，而腠理不固也。以黄芪汤加五味、附子各二钱，自子至卯，连进三剂，其汗如故。思之良久，乃用蜜炙黄芪二两，人参五钱，白术一两，蜜炙升麻、柴胡、陈皮各一钱。上半身有汗，下半身无汗，明是阳气不能内敛，归身、炙草、炒黑干姜各二钱，白芍、五味子、附子各三钱，大枣五枚，一剂而敛。此症本以劳力伤其脾肺，中藏之阳陷而不升，卫外之阳虚而不固，以致阴气不肯下降，乘虚外溢，故特用升麻以升提下陷之气，用黑姜以收固卫外之阳，使在外而为阴之卫，在内而为阳之守。后用清金滋水等剂而愈。（《续名医类案·卷十五·汗》）

按：《灵枢·邪气脏腑病形》说肺脉“微缓，为……偏风，头以上汗出不可止”。《黄帝内经太素》卷十五及《备急千金要方》卷十七均作“漏风”，为是。头以上为颈项胸背，系肺之外部，肺虚卫失外固，津液漏泄而汗出，病名漏风，其与外风所致之漏风不同。本案患者上半身自汗如雨，身虽有热而面白无神，舌胖软白滑，此非外风疏泄之病症，乃肺气大虚，卫阳不固，腠理不密，津液外溢所致之类风病症。其治以补中益气汤益气升阳，加附子、黑姜补阳，白芍、五味子敛阴，于是肺卫之阳得守，阴液自固，故而汗止。

第五节　肾病生风证治选案

一、风痱

余某，男，57岁，住武昌大道。2008年3月28日初诊。头昏数日，行路如浮，畏冷，并下肢麻木，肢末发凉，神倦乏力，腰部酸痛，脉弦，舌暗红，苔白厚。血压140/90mmHg。此病眩晕，风痱之萌。失治将有中风之虑。乃肾阳不足，督脉太阳失煦所致。治宜补肾温阳通督。黄芪15g，桂枝10g，白芍10g，鹿衔草15g，枸杞子10g，仙茅10g，制首乌10g，补骨脂10g，淫羊藿10g，徐长卿15g，炙甘草10g，7剂。

2009年3月7日引小孩看病，谓去岁服上药诸症如释，精神焕发。今春有复萌之势，下肢大腿冷，目蒙，腰稍酸痛。仍取上方加菊花10g，7剂为丸，以资巩固。

按：督脉者，上属于脑，下贯肾命，而旁夹太阳之脉。患者年近花甲，肾阳渐衰，督脉失充，太阳失煦，故有头昏、畏寒、腰痛等症。四末者，诸阳之本也。阳虚血脉运迟，故下肢凉而麻木，此皆类风之症。方用黄芪温升督脉之气；制首乌、枸杞子补肝肾之阴血；淫羊藿、仙茅、补骨脂、鹿衔草补肾命之阳以充督脉；桂枝、白芍调营卫，暖太阳之脉；徐长卿强腰行气祛寒，和血止痛；炙甘草调和诸药。方符病机，收效故敏。唯此病宜丸剂缓调，时加固护，乃可截断病情，防患于未然，以达寿域。

二、中风

刘某，女，60岁。早年夙患高血压，血压（180~200）/（100~140）mmHg。经常头晕头痛，面赤如醉，心烦易怒。于1976年春季，忽患中风，猝然昏厥，不语，口眼㖞斜，右半身不遂。始而速服苏合香丸1粒，未顷而见遗尿、汗出，而停服丸药，邀余往诊。及至见口开、目合、鼻鼾、手撒、遗尿，五绝俱现。且面赤如妆，汗出如油，手足逆冷，证势颇为危笃。诊得脉象寸盛尺沉，两关俱弦。证系“格阳”，乃上盛下虚之象。亟拟桂附地黄汤，以育阴培阳之法，一剂而苏。后进大剂归芪之品补阳还五汤而愈。后十年中复发 2 次，均以上法得救。

处方 1：生地黄 30g，山茱萸 25g，淮山药 25g，牡丹皮 10g，云茯苓 15g，淡泽泻 10g，黑附子 10g，桂枝 10g。

处方 2：生黄芪 120g，当归 15g，赤芍 15g，川芎 10g，净地龙 10g，桃仁 10g，红花 6g，牡丹皮 10g。(《名医奇方秘术》)

按：本例中风由高血压发展而来，猝然昏厥，不语，口眼㖞斜，右半身不遂。当伴有鼻鼾息微等元气衰微，乃虚证，不可服苏合香丸等芳香开窍剂。服后便见遗尿、汗出，乃犯虚虚之戒。诊得脉象寸盛尺沉，两关俱弦。证系“格阳”，乃上盛下虚之象。转从肾治，育阴培阳而固脱，用桂附地黄汤，药证相符，幸得挽回。再以大剂补阳还五汤补气活血通络而愈。所以中医治疗中风，不强调其由高血压抑或由脑动脉粥样硬化发展而来，但以证候为准，辨证施治而获效。本例从肾论治中风而挽回可见一斑。

三、风水

苏某，女，41 岁。患“慢性肾炎”已两年。面目及下肢微肿，腰痛，小便短少而色清白，尿蛋白（++++），大便稀薄，有时恶心欲呕，微咳身倦畏寒。舌质淡，苔白滑，脉沉弦。此属肾阳虚而寒水不化，水气泛溢内外上下之候。法当温肾阳以化气，净膀胱而利水，兼以肃肺健脾，俾脾转、肺输、肾化、府利、三焦通行，则水自归壑而不泛滥矣。仿仲景真武汤意为治。茯苓 15g，炒白术 10g，白芍 10g，熟附片 15g，生姜 15g，细辛 3g，杏仁 10g，五味子 6g，桑寄生 15g，忍冬藤 10g。水煎，日 1 剂，温分 2 次服。服 6 剂后，小便增多，肿渐消退，呕咳止，已不畏寒。再于前方中去细辛、五味子、杏仁，加牛膝、薏苡仁、车前子，生姜、附片减量。续服半个月，水去证平，尿无蛋白而痊。(《伤寒论纵横》)

按:《素问·奇病论》说:“有病痝然如有水状，切其脉大紧，身无痛者，形不瘦，不能食，食少……病生在肾，名为肾风。”本案慢性肾炎其证候属肾风水肿范畴。本案水肿乃肾阳虚，气不化水，水邪泛滥，射肺干胃，故肿而畏寒，微咳欲呕，其与外风所致之风水不同。故治以真武汤温肾健脾化气行水，佐以细辛、杏仁、五味子肃肺，桑寄生、忍冬藤强腰祛痛而初效。复诊呕咳止，故去细辛、五味子、杏仁，而加牛膝、薏苡仁、车前子，有济生肾气丸意，增强祛湿利水之力，阳复邪去而痊。

卷中

奇经八脉与临证

第一章
奇经八脉生理功能及证治研究

奇经八脉理论肇始于《黄帝内经》，以后历代医家虽有阐述，但多零散，今之教科书记载奇经内容亦很简略，更无系统的奇经八脉辨证论治学。笔者搜罗历代有关奇经论述，结合临床，曾编著《奇经证治条辨》一书。笔者认为奇经八脉辨证可以羽翼脏腑辨证。本书将系统讨论奇经八脉生理功能及证治用药特点，深入认识奇经与脏腑气血阴阳的密切关系，这对临床某些疾病病机的认识与论治大有裨益。笔者期望发掘并完善奇经八脉辨证论治理论，以期提高临床医疗效果。

第一节　奇经八脉生理功能

一、阴维脉生理功能

1. 维护血脉主里

《脉经·卷二》说："阴维为营，营为血，血者主心，故心痛也。"说明阴维脉维护营血而主里，阴维脉气关系脉道营血之盛衰，对心主血脉的循行起维护作用。同时，肝藏血，脾统血，肺主气朝百脉而布血，肾藏精而化血，故阴维主里并与五脏血气皆相维系。若脏阴失濡，或阴血痹阻，皆可病及阴维脉，脉络失濡或不通而导致心胸疼痛。

2. 调节诸阴经经气

《难经·二十八难》说："阴维者，维络于身。"《难经·二十九难》又说："阴维维于阴。"阴维脉与任脉及足三阴经脉相交会，任脉为阴脉之海，三阴经皆行于胸腹之里，阴维脉对维系在里的诸阴经气血的流行起蓄溢调节作用。

3. 阴维脉与足少阴、手太阴的生理联系

阴维脉起于诸阴交，实发于足少阴，故阴维脉隶属于足少阴肾。肾精能化血生营，阴维能导之以归于心。故阴维脉病心痛，不独与心主血脉有关，亦与足少阴相关。如热病邪入下焦，肾阴液涸，阴维无贮，则阴维无以导精上荣于心，可生心中憺憺大动，甚则心中痛。治从滋肾养液着手，使阴维满溢上滋包络，心痛可痊。

阴维脉与手太阴有密切联系。唐容川说："阳维阳跻两脉附于太阳经，行身之背，以太阳统治之矣；阴维阴跻两脉，行身之前，附于太阴以太阴统治之矣。"（《中西汇通医经精义》）盖《灵枢·营卫生会》说："太阴主内，太阳主外，各行二十五度，分为昼夜。"此论营行脉中，始于手太阴而复会于手太阴。卫行脉外，始于足太阳而复终于足太阳。昼行阳，夜行阴，昼夜各行二十五度。阳维维络一身之阳而主卫，阴维维络一身之阴而主营。阳跻主卫日行于阳腑，阴跻主营夜行于阴脏。故阳维、阳跻关乎腑阳而隶于足太阳之卫气；阴维、阴跻关乎脏阴而系于手太阴之营血。手太阴行气布血于阴维，故有助于阴维维系阴血循行的功能。

二、阳维脉生理功能

1. 维护卫气主表

《脉经·卷二》说："阳维为卫，卫为寒热。"阳维主卫与足太阳相关。阳维脉发足太阳之金门，太阳为诸阳主气，为诸经之藩篱，统摄营卫。阳维乃足太阳之别脉，得太阳气血资助，蓄溢太阳脉气，有维护卫气主表之功。故李时珍说"阳维主一身之表"（《奇经八脉考》），关系卫气之乖逆。然三阳属表，内连膀胱、胆、胃。若腑气受邪，病及阳维，则卫气失恒，洒则为寒，闭则为热。

2. 维系调节诸阳经经气

《难经·二十九难》说："阳维维于阳。"阳维维于阳表现在对诸阳经经气的调节作用。李时珍说："阳维之脉，与手足三阳相维。"（《奇经八脉考》）《难经·二十八难》又说："阳维……维络于身。"皆说明阳维维系全身在表的诸阳经经气的流行，而有蓄溢调节作用。

3. 与阴维脉相维系

奇经虽无对偶关系，但阴阳二维脉仍存在阴阳对立而又统一的关系。阴维主营主里，阳维主卫主表，卫阳在外而为固，营阴在内而为守。营卫本相偕行，阴阳二维脉必须互相维系，从而维护机体内环境的统一。故张洁古说："阴阳相维，则营卫和谐矣。"（《医学启源》）阴维维系脏阴，若脏病不足，病及阴维，营阴无以系恋阳维之卫阳，因而有虚寒虚热之病症出现。

三、阴跻脉生理功能

1. 主一身左右之阴气而司运动

阴跻起于足内踝而上行，分布于人体内侧，主一身左右之阴气。跻有敏捷矫健之义，阴跻功能正常，主持收缩内旋之捷健，并与阳跻共同维持下肢运动之平衡。故李时珍说："阴跻主一身左右之阴。"（《奇经八脉考》）五脏中以肝主筋，故阴跻司运动亦与肝主筋的功能同归。

2. 主司卫气行阴而目瞑

《灵枢·大惑论》说："夫卫气者，昼日常行于阳，夜行于阴，故阳气尽则卧。"《灵枢·口问》又说："阳气尽，阴气盛则目瞑。"卫气循阴跻流行于五脏阴经，则目瞑，保持人在夜间安静入眠的状态。《灵枢·卫气行》说："故卫气之行，一日一夜五十周于身，昼日行于阳二十五周，夜行于阴二十五周，周于五脏……其始入于阴，常从足少阴注于肾，肾注于心，心注于肺，肺注于肝，肝注于脾，脾复注于肾，为一周，是故夜行一舍，人气行于阴脏一周，与十分脏之八，亦如阳行之二十五周，而复合于目。”卫气日行阳则寤，入夜须通过阴跻脉入阴脏复合于目则寐。此即《灵枢·寒热病》所说：“跻脉在后项两筋间入脑，乃别阴跻阳跻，阴阳相交，阳入阴……交于目锐眦……阴气盛则瞑目。”跻脉入脑，脑为元神之府，由于阴跻阳跻主司卫气之阴阳出入，乃与脑共同维持人的正常寤寐，并主持眼目的开阖，而有高度敏捷应激之功能。五脏中，以心藏神，肝藏魂，脾藏意，肺藏魄，肾藏志，胆主决断，若某脏病变，通过卫气而影响阴跻，皆可导致寤寐失恒。

3. 主司卫气行于五脏

张洁古说：“阴跻在肌肉之下，阴脉所行，通贯五脏，主持诸里，故名为阴跻之络。”(《医学启源》) 阴跻之循行路线，在人身两侧，何以“通贯五脏”？此乃阴跻主司卫气夜行于阴，故能通贯五脏，而主持诸里。《素问·痹论》说：“卫者，水谷之悍气也。其气慓疾滑利，不能入于脉也，故循皮肤之中，分肉之间，熏于肓膜，散于胸腹。”张隐庵注：“循于皮肤分肉之间，分肉者，肌肉之腠理；理者，皮肤脏腑之纹理也。盖在外则行于皮肤肌理之间，在内则行于络脏络腑之募原，募原者，脂膜也，亦有纹理之相通……是外内上下，皮内脏腑，皆以受气，一日一夜，五十而周于身。”(《黄帝内经素问集注》) 故张洁古谓阳跻在肌肉之上，乃指阳跻主卫气外行皮肤及六腑之腠理；其谓阴跻在肌肉之下，乃指阴跻主卫气内行五脏募原之腠理。故《灵枢·脉度》说：“阴脉（按指阴跻脉）荣其脏。”

4. 女子以阴跻为经脉

《黄帝内经》论人身经脉的长度主要计算手足三阴三阳、跻脉、督脉和任脉，共长十六丈二尺。而跻脉左右共四条，但女子只计算左右阴跻脉之长度，即以阴跻为经脉，不计算阳跻脉，以阳跻为络脉。故《灵枢·脉度》说："跻脉有阴阳，何脉当其数？岐伯答曰：男子数其阳，女子数其阴。当数者为经，其不当数者为络也。"《医学纲目》注："当数，谓当脉度一十六丈二尺之数也。男子以阳跻当其数，女子以阴跻当其数。"此论说明阴跻脉在女子起主导作用，阳跻为辅而节制之。故女子矫健多内向，而坚韧、敏捷、精细、沉静等，皆与阴跻相关。

5. 阴跻与足少阴、手太阴的生理联系

阴跻脉发于照海，乃足少阴之别脉，故与足少阴密切联系，而隶于肾。肾主作强，出技巧，肾受五脏六腑之精而藏之，阴跻蓄溢少阴精气而矫健捷疾，其与肾主作强功能同归。

前于阴维脉已论及阴跻脉统于太阴，手太阴肺行气布血于阴跻，有益阴跻主卫气之循行而司矫健之职。

四、阳跻脉生理功能

1. 主一身左右之阳气而司运动

阳跻脉起于足跟，循外踝上行，分布于人体之两外侧，主一身左右之阳气。跻有敏捷矫健之义，阳跻脉功能正常，主伸展外旋之捷健，并与阴跻共同维持下肢运动之平衡。故李时珍说："阳跻主一身左右之阳。"（《奇经八脉考》）五脏中肝主筋，故阳跻司运动与肝主筋的功能同归。

2. 主司卫气行阳而目寤

《灵枢·卫气行》说："平旦阴尽，阳气出于目，目张则气上行于头，循项下足太阳，循背下至小指之端。其散者，别于目锐眦，下手太阳，下至手小指之端外侧。其散者，别于目锐眦，下足少阳，注小指次指之间。其散者，循手少阳之分，下至小指次指之间。别者，以上至耳前，合于颔脉，注足阳明……入大指之间，入掌中。其至于足也，入足心，出内踝下，行阴分，复合于目，故为一周。"此论早晨卫气循阴分二十五周已尽，上出于目内眦之睛明，人即张目醒来，卫气则循于诸阳经，包括手足太阳、手足少阳及手足阳明。卫气从足夜行阴分再回到阳分，必须通过跻脉而至目，故说一周。当卫气循阳跻运行并流行于阳经时，则目寤而不瞑，保持人在白天的清醒状态。因此，《灵枢·口问》说："阴气尽而阳气盛则目寤矣。"卫气从阴行阳要通过跻脉交会，故《灵枢·寒热病》说："阴跻阳跻，阴阳相交……阴出阳，交于目锐眦，阳气盛则睁目。"张介宾说："阴跻阳跻之气，并行回环而濡润于目。若跻气不荣，则目不能合。"（《类经》）沈金鳌又说："跻以矫举为义，其脉之剽悍，同于卫气，而皆上出目内眦，然皆有孔道，与卫不同。"（《杂病源流犀烛》）说明阳跻司卫气主目开寤，与阳维司卫主表迥然有别。跻脉入脑，脑为元神之府，五脏中，心主藏神，肝主藏魂，故跻脉司卫气而主寤寐且与脑、心、肝等神脏功能互相关切。阳跻司卫气至夜能交行于阴，必得心阴涵纳，肝血归藏之助，始能入于阴跻至静也。

3. 主司卫气行于六腑

张洁古说："阳跻在肌肉之上，阳脉所行。通贯六腑，主持诸表，故名为阳跻之络。"（《医学启源》）阳跻行人身两外侧，何以"通贯六腑"？阳跻司卫气昼行于阳，通过经脉而通贯六腑，对维持六腑之健运有协调作用。所以《灵枢·脉度》说："阳脉（按指阳跻脉）荣其腑。"

4. 男子以阳跻为经脉

《黄帝内经》指出人身经脉的长度主要计算手足三阴、手足三阳、督、任与跻脉，共长十六丈二尺。跻脉左右共四条，男子则只计算左右阳跻脉之长度，即以阳跻为经脉；不计算阴跻脉的长度，以阴跻为络脉。此论说明阳跻脉在男子身上起主导作用，阴跻脉为辅而制约之。故男子矫健多外向，而强健、剽悍、捷疾、多动，此皆与阳跻有关。

5. 阳跻与足太阳经的生理联系

阳跻乃足太阳之别脉，其与三阳相关，而与足太阳关系尤为密切。若太阳气血充盛，满溢于阳跻，则络脉和畅。若阳跻脉滞，常有太阳经脉部位病变，如目内眦痛、腰腿痛等。

五、冲脉生理功能

1. 冲为十二经之海

冲脉与任督二脉同起于胞之中，一源三歧，督脉主一身阳气，为阳脉之海；任脉主一身阴血，为阴脉之海。冲脉在身前与任脉并行，夹脐散胸中；在后通督脉行于背。冲脉通过任督二脉的联系，容纳十二经脉的气血，故称为十二经之海。《灵枢·逆顺肥瘦》说冲脉“其上者，出于颃颡，渗诸阳，灌诸精……其下者，并于少阴之经，渗三阴”。说明上之三阳，下之三阴，十二经气血皆得冲脉以渗灌之。《素问·痿论》说：“冲脉者，经脉之海也，主渗灌溪谷。”肉之小会为溪，大会为谷，溪谷为经脉腧穴之所在，而必得冲脉灌注之，则十二经之经络腧穴才发挥沟通内外，以行经脉经气的功能。

2. 冲为五脏六腑之海

《灵枢·逆顺肥瘦》说：“夫冲脉者，五脏六腑之海也，五脏六腑皆禀焉。”冲脉交阳明于气街，会少阴于横骨。既通于先天，又丽于后天。先天之元气，后天之血液皆归冲脉。而心主血，肝藏血，脾统血，肾藏精而化血，肺朝百脉而布血，凡脏腑之血皆归冲脉。肺主气，肺气之呼出亦与冲脉相关。冲脉起于胞中，胞中亦名气海，乃呼吸之根。人之呼气由气海上胸膈入肺管而出于喉，其径路即循冲脉而上。故唐容川说：“冲脉者，出气之冲衢也。”（《中西汇通医经精义》）冲脉脉气和顺，则呼吸如平。冲脉行气导血，渗灌脏腑，故为五脏六腑之海。

3. 冲主动脉行气以温分肉

《灵枢·动输》说：“冲脉者，十二经之海也……其别者，邪入踝，出属跗上，入大指之间，注诸络，以温足胫，此脉之常动者也。”《素问·水热穴论》又说：“肾脉之下行也，名曰太冲。”张介宾注：“肾之大络，并冲脉下行于足，合而盛大，故曰太冲。”（《类经》）胫下跗上脉络的搏动，乃冲脉之别络渗灌诸络所形成的生理现象，说明冲主动脉。《灵枢·卫气》说：“腹气有街……气在腹者，止之背腧，与冲脉于脐左右之动脉者。”气在腹行的道路，其聚止在背部的腧穴与冲脉在脐左右的动脉处之腧穴，此又说明脐左右的动脉亦即冲脉之所行。可见冲脉主动脉并为行气之冲衢，故又有“冲主气”之说。由于冲脉血气的灌注，卫气随之流行，冲脉分布广泛，因此不独足胫得煦而常温暖，周身肌肉亦因之而温暖。

4. 冲主女子胞宫月经

《素问·上古天真论》说：“女子……二七而天癸至，任脉通，太冲脉盛，月事以时下，故有子。”说明女子月经的来潮与孕育功能，不独与天癸、任脉有关，而且与冲脉关系密切。女子以血为本，只有太冲脉盛，胞宫血气充盈，月经才能应时而下，具备正常孕育能力。叶天士说：“血海者，即冲脉也……女子系胞。”又说：“凡经水之至，必由冲脉而始下。”（《临证指南医案》）故冲为血海主胞而为月经之本。

5. 冲主男子精室

《素问·痿论》说：“冲脉者，经脉之海也，主渗灌溪谷，与阳明会于宗筋。”前阴为宗筋之聚所。冲脉得阳明之血而气能充旺，因此男子前阴能勃起，而具备生育功能。《灵枢·五音五味》说：“冲脉血气盛，则充肤热肉，血独盛则淡渗皮肤，生毫毛。”若无冲脉血气充肤热肉，其阴器必衰痿不用。同时男子生毫毛（按指胡须），不独与任脉有关，亦与冲脉的血气淡渗相关。《黄帝内经太素·经脉》说：“人有伤其阴茎，仍有髭须；去其阴核，须必去者，则知阴核并茎为宗筋也。”阴核指睾丸，乃男子生化精液之所。男子之冲脉会于宗筋（包括睾丸），而表现为生髭须的第二性征，说明冲脉主男子精室化生精液及性的功能。故叶天士说：“血海者，即冲脉也，男子藏精。”（《临证指南医案》）

6. 冲脉与胃、肾、肝的生理联系

冲脉为血海而藏血，乃至阴之体，其脉以充盛平谧为恒常，以冲阳为用。冲脉发于气街，与阳明并行，会于宗筋。其受阳明之血气灌注，导于胞中，而血海充贮。况脾藏营而主统摄，故脾胃营血既为冲脉之化源，而脾胃中气又为冲脉摄血之资助。因此有“冲脉隶于阳明”之说。

冲脉又并足少阴经而行，导先天肾气入于胞中。肾藏精主先天水火。肾阴充沛，能涵纳冲阳则不妄动；肾阳温暖，则冲脉得其温煦而血气冲和。此所以有助胞宫精室之化精孕胎。而肝肾同源，皆居下焦，肝气春升，有益冲阳之升；肝主疏泄，有助冲脉之畅行。故叶天士谓“冲脉隶于肝肾”。唐容川则说：“胞中为先天肾气，后天胃血交会之所。冲脉起于胞中，导先天肾气而上行，以交于胃；导后天阴血下行，入胞中以交于肾。导气而上，导血而下，通于肾，丽于阳明，冲脉之所司可知矣。”（《中西汇通医经精义》）可见冲脉与胃、肾、肝相互为用。故若阳明脉虚，则冲血无贮；中气虚馁，则冲脉失调；肾阴内损，冲脉必涸；肝气厥逆，冲脉上冲。

六、任脉生理功能

1. 统摄诸阴经之脉气

李时珍说：“任为阴脉之海。”（《奇经八脉考》）其脉起于小腹之胞中，循行于胸腹正中，脉凡二十四穴，有八穴分别与足三阴、冲脉、阴维脉相交会，有总摄阴经脉气，调节诸阴经精血津液的功能。故唐容川亦说：“任脉在腹，总统诸阴。”又说：“任脉主阴主血。”（《中西汇通医经精义》）任脉本至静之体，而有乾健之用。其阴宜固，其阳宜通。静则能藏，通则和顺。

2. 主胞胎月经及孕育

《素问·上古天真论》说：“女子……二七而天癸至，任脉通，太冲脉盛，月事以时下，故有子……七七，任脉虚，太冲

脉衰少，天癸竭，地道不通，故形坏而无子也。”此论女子月经通行与孕育不独与冲脉有关，且与任脉通调相关。若任脉虚，血气不足，可导致地道不通，月事不行；反之，若任脉实，即邪阻任脉，亦可使地道不通，出现月经失调的病症，故有“任主胞胎”之说。任脉通调是维持女子月经、胎孕功能正常的重要因素。

3. 主男子精室精液

《灵枢·五音五味》说：“其有天宦者……其冲任不盛，宗筋不成，有气无血，唇口不荣，故须不生。”此论天宦不生胡须（包括不育），不独与冲脉有关，亦与任脉阴血相关。前于冲脉述及宗筋包括男子之阴茎与阴核（睾丸），此即男子之精室。宗筋不成的天宦，因无精室，故不生胡须。正常男子有精室，则宗筋成，故生胡须。然而宗筋之成熟，必赖任脉阴血充盛，而通灌之。故男子必二八而后，任脉方盛，精气溢泻，始生胡须而可育。唐容川说：“女子之胞，男子名为精室，乃血气交会，化精成胎之所。”（《中西汇通医经精义》）女子之胞与男子精室，皆为任脉所系，但有阴阳之别，故男子有胡须等第二性征。男子精室生化精液而能生育的功能与任主阴血息息相关。

4. 任脉与肝、肾、心的生理联系

任脉以阴血为体，以阳气为用。任脉主阴的功能与肝肾精血相联系。肾精充实以封藏，则任阴能涵纳而无虚阳浮动阴血妄行之弊。肝血充盈而疏泄，则任脉通畅而无气滞瘕聚血络痹阻之患。故前贤认为任脉隶于肝肾。然而八脉如深湖涵蓄，有蓄溢调节正经气血的功能；若任脉病，如崩漏癥结等，亦可影响肝肾功能逆乱。

任脉下交督脉于会阴，上交督脉于唇内之龈交。督脉主阳，主气主水属肾；任脉主阴，主血主火属心。唐容川说：“膻中是心包络，生血而出，随任脉上下运行。故任脉之穴，兼具包络之名，正见任脉为包络行血也……紫宫者，指心而言也。心应《络书》九紫离卦，故名紫宫。任脉至此，正内合于心，故以心位名之。正见任脉为心行血之统脉也。”（《中西汇通医经精义》）观《素问·评热病论》说：“月事不来者，胞脉闭也。胞脉者，属心而络于胞中，今气上迫肺，心气不得下通，故月事不来也。”高士宗注：“胞脉主冲任之血。”（《黄帝素问直解》）胞脉即胞宫之血脉。《素问·痿论》说：“悲哀太甚则胞络绝，胞络绝则阳气内动，发则心下崩。”张介宾注：“胞络者，子宫之络脉也。”（《类经》）可见胞脉胞络其义一，皆指胞宫之脉络而言。然胞脉之属心，必由任脉为心行血而至于胞也。心气不得下通，任脉无血以注胞中，使胞脉闭，故病月经不来。任脉导心火下行，督脉导肾水上升，是为心肾相交。则肾之阴精，心之阳神共交于胞宫精室，而为生身之本。故唐容川又说：“细观任督之交会起止，而知督脉主阳主气，任脉主阴主血，互相贯通，为生身之总司也。”（《中西汇通医经精义》）其练气功者，必使督升任降，则任督相通，心肾相交，水火既济，阴阳相贯，气血循环，谓之小周天功法，而有祛病养生延年之效应。

七、督脉生理功能

1. 统领阳气

《脉经》说：“督脉者，阳脉之海也。”督脉循背脊，上行至颠，与手足三阳经交会于大椎。督脉总督诸阳，统摄全身阳气，调节诸阳经气血。督脉别走太阳，沟通项背贯脊膂，能为足太阳充养背阳，而为护外之屏障。故吴鞠通说：“督脉总督诸阳，为卫气之根本。”（《温病条辨·下焦篇·湿温》）

2. 主阳气通于肾命，维系孕育功能

唐容川说：“气生于天阳，吸于鼻孔，至脑门，下肺管，循背脊而下入肾，又由肾入胞中，故吸入胞中满也……吸由脊下，督脉主之。知督脉之所主，乃知气之生化。”（《中西汇通医经精义》）说明清阳之气由鼻而入，循脊下肾入命门，总归督脉所主，

化精化气，为人生命之源。是以李时珍说：“鼻为命门之窍。”（《本草纲目·卷三十四·辛夷》）清·王应奎则说：“鼻孔为肺之窍，又督脉所系，由上而下，直贯命门。”（《柳南随笔·卷三》）命门为脏腑之本，十二经之根，三焦气化之源，真气通于肾。命门穴正在督脉、两肾之间，其横通少阴，为肾气之所行，乃生命之重要门户。督脉主阳气，通于命门。其以阳气为本体，以阴精为用。督阳能化精行精摄精，故男子之精室，女子之胞宫，其生殖功能与督阳密切相关。陈士铎说：“任督二脉，为胞胎之主脉，无则女子不受妊，男子难作强以射精。”（《石室秘录》）唐容川则说：“肾中天一所生之癸水，入于胞中，全在督脉导之使下也。肾气至胞，任脉应之，则心胃之血乃下会于胞中，此为任督相交，心肾相济，道家坎离水火交媾之乡，即在于此。”（《中西汇通医经精义》）陈修园又说：“其有生女不生男者，系男人督脉不足，阳不胜阴，令其男人以鹿茸四钱、人参一斤、远志四两、菟丝子半斤，醇酒为丸服之。”（《女科要旨》）于此可见督脉阳气维系男女孕育功能。

3. 督脉与脊髓、脑的生理联系

督脉上络属于脑下属肾，肾生髓充骨，脑为髓之海。李中梓说：“脑髓至阴，通于尾骶。”（《医宗必读》）脑脊之外，属督脉循行之所，故督脉与脊髓、脑联系密切。督脉在背有身柱穴，适当两肩胛之中央，为肩胛荷重的撑柱，循督直上，功同砥柱。在头有百会、神庭诸穴，乃元神会聚之处，神气游行出入之所。《灵枢·海论》说：“脑为髓海，其输上在于其盖，下在风府。”指明脑髓之气输注于体表，其上在督脉之百会穴，下在风府穴。脑髓精血阳气充沛，则督脉阳气健行，能施其总督之权。

4. 督脉总督冲任

《素问·骨空论》说：“督脉……其少腹直上者，贯脐中央，上贯心，入喉，上颐环唇，上系两目之下中央。”张介宾注：“按此自少腹直上者，皆任脉之道，而本节列为督脉。《五音五味篇》

说：'任脉、冲脉皆起于胞中，上循背里，为经络之海。' 然而前亦督也，后亦任也。故启玄子引古经说：'任脉循背谓之督脉，自少腹直上者，谓之任脉，亦谓之督脉。' 由此言之，则是以背腹分阴阳而言任督，若三脉者则名虽异，而体则一耳。故曰任脉、冲脉、督脉，一源而三歧也。" 又说："三脉本同一体，督即冲任之纲领，冲任即督之别名耳。"(《类经》) 此论三脉本同一源，因循行歧异，故名称亦别。然而正以其循行背腹部位阴阳之别，络属脏腑器官不同，因而三脉所体现的功能不同。督为阳脉之海属阳，任为阴脉之海属阴，冲为血海亦属阴。在阴阳之间，阳生阴长，阳为主导方面，故谓督脉为任冲之纲领而能总督之。是以凡能通补督阳之药，亦能补益冲任之阳；能清补督脉精血之药，亦能补养冲任之阴。此古人所谓分之以见阴阳之不离，合之以见浑沦之无间之义。

八、带脉生理功能

1. 约束诸脉

杨玄操说："带之为言束也，言总束诸脉，使得调柔也。"(《难经集注》) 手足三阴、三阳十二正经皆平行于人体的长轴而纵向循行，唯带脉回身一周，与之垂直相交，从而约束诸脉。《素问・痿论》说："阴阳总宗筋之会，会于气街，而阳明为之长，皆属于带脉。" 即说明阴阳经都连属于带脉。同时，阴维、阳维、阴跻、阳跻、冲、任、督脉从下向上纵行，亦连属于带脉。由于带脉的总束作用，则诸经脉不致气陷而下垂弛纵。故沈金鳌指出："一身上下，机关全在于带脉，带脉不能自持其气，其症皆陷下而不上。"(《杂病源流犀烛》)

2. 系胞固胎

张子和说："带脉起少腹侧季胁之端，乃章门穴是也。环身一周，无上下之源，络胞而过，如束带之于身。"(《儒门事亲》) 说明带脉络于胞宫。傅青主亦说："带脉者，所以约束胞胎之系也。带脉无力，则难以提系，必然胎胞不固，故曰带弱则胎易坠，带伤则胎不牢。”（《傅青主女科》）指明带脉有系胞固胎的功能。任督二脉属于胞宫，总领阴阳，带脉之系胞必得此二脉阴阳之助以共司其职。故傅氏又说：“夫带脉束于任督之间，任脉前而督脉后，二脉有力，则带脉坚牢，二脉无力，则带脉崩坠。”（《傅青主女科》）从而失其提系固胞之职。

3. 带脉与肝、脾、肾的生理联系

带脉发于足厥阴肝经之章门穴，与足少阳胆经之带脉、五枢、维道三穴交会，故带脉与肝胆经气相通。甲乙木气主少阳之升发，又主气之疏泄，带脉得木气升发而有助于提胞系胎，得木气疏泄而经气流行，不致抑遏为患。带脉环腰连属于肾。《灵枢·经别》说：“足少阴之正，至腘中，别走太阳而合，上至肾，当十四椎，出属带脉。”即论足少阴肾之正经于十四椎旁之肾俞穴交会带脉。傅青主说：“带脉通于肾。”（《傅青主女科》）故带脉得先天肾气以温煦。带脉前以贯脐，居身之中停，为脾之位，况章门又为脾之募穴，带脉发于此，故得后天脾元之气充实者实多。带脉得此三脉之助，乃司其调柔约束之职，而无太过不及之弊。

第二节　奇经八脉证候及病机

一、阴维脉病证及病机

1. 实证

阴维脉与阴经相交。若邪犯阴维，或阴寒，或实热，阻滞脉气循行，其病涉及任脉少阴者，则胸中痛，心痛，腰痛；其病涉及厥阴者，则心痛并胁下支满，阴中痛痒；其病涉及太阴者，则心痛并见脐腹痛。

若阴维失调，脉气逆乱，痰浊内生，扰乱脏阴，神明失职，则发为癫痫之疾。阴维交任脉于廉泉，痰邪阻闭，则失声。

2. 虚证

阳维主卫，阴维主营，营行脉中，卫行脉外，若二维脉气不足，营卫相维失调，则肌肤失养，或为淫痒；或为血痹；或汗出恶风；或怅然失志，溶溶不能自持。甚者阴维无贮，营血无以养心而致心痛。

二、阳维脉病证及病机

1. 实证

阳维维系诸阳经，主卫主表，若暴感六淫之邪，卫气与邪相争，则发生寒热证候。李时珍说："阳维为病亦苦寒热，盖卫气昼行于阳，夜行于阴。阴虚则内热，阳虚则外寒。邪气在经，内与阴争而恶寒，外与阳争而发热。"（《奇经八脉考》）因阳维始终与太阳、少阳相连附，故若邪犯阳维而兼太阳者，则恶寒发热并见太阳之脉浮、头项强痛、身疼腰痛、喘息等表证。若邪犯阳维而兼少阳，则证见往来寒热并目眩等。

邪犯阳维而影响太阳经气不利，足太阳行腰背，故腰痛；邪气与气血搏结不行，则腰痛而肿。

阳维脉起于外踝，上行阳分上头抵本神，若阳维失调，阳气逆乱，痰浊上扰，神明失司，清窍闭塞，则发癫痫。

2. 虚证

《黄帝内经》说："卫气者，所以温分肉，适寒温，肥腠理，司开阖者也。"阳维脉维系卫气，表系三阳，若因久病内损阴血，阴维失养，阴不恋阳，则营气失其与卫气之维系，亦可变生恶寒发热之症。故久病劳损，每有寒热内生，是病及阳维。

阳维脉虚，卫气不固，则汗出而寒。若卫气周行失常，或风寒湿邪乘虚侵袭，则肌肤或痹，或痒，或为不仁。

三、阴跻脉病证及病机

1. 实证

阴跻主司卫气行阴而目瞑。人若肠腑过于肥大则阴道迂远，卫气行于阴分的时间则较长，因而卫气入行于阳的时间较迟；同时皮肤涩滞，分肉之间不滑利，卫气入循阳分则迟缓。由此，卫气久留于阴跻，则阳气不精，故目瞑而发生嗜睡的证候。

阴跻得手太阴肺气之助而卫气流行，精神捷健。若邪气滞留上焦而闭塞，气机不通畅；加之饱食饮水，亦可使卫气滞留于阴分的时间较长，失去正常的运行，会发生突然嗜睡多卧的证候。

阴跻上行至目内眦，若邪客阴跻，脉络壅阻，可导致目赤疼痛。

阴跻乃足少阴别脉，腰者肾之府，肾司水液，阴跻病涉少阴，气化失司，可致癃闭，小便不利，或腰痛、阴疝、漏下等症。

阴跻脉行足胫内侧，与阳跻共司运动，若阴跻受邪，可致足内侧筋脉拘急，而足外侧筋脉弛缓，形成足内翻，所谓阳缓而阴急，从而导致跛足不能健行。

阴跻之络受邪，卫气痹阻，故生痹痛、寒热之症。

2. 虚证

卫气通过阴跻夜行于阴分，阴跻上至睛明，内连脏府。若阴跻虚损，失其矫健之职，脉气紊乱，影响脑府元神功能，则于夜间发生癫痫。故张洁古有癫痫“夜发灸阴跻”之说。

阴跻乃足少阴别脉，上行于胸，若阴跻不足，脉络失荣，则腰痛，痛引胸膺。阴跻脉络空乏，少阴液涸，虚风内动，则背反折，舌卷不能言。故经言治取“太阴后，上踝二寸所”，即少阴之交信穴，亦为阴跻之郄穴也。

四、阳跻脉病证及病机

1. 实证

阳跻主司卫气行阳而目寤，若脏腑为邪所客，则卫气不入于阴，而阳跻脉满，导致失眠。

阳跻脉上行交于目内眦之睛明。若邪客阳跻，脉络壅阻，导致目疾。倪维德说："阳跻受邪者，内眦即赤，生脉如缕，缕根生于瘀肉，瘀肉生黄赤脂，脂横浸黑睛，渐生神水，此阳跻为病之次第也。"(《原机启微》) 其论乃据《黄帝内经》而来，但更详细地说明了阳跻病目的症状和演变过程。

阳跻脉行足外侧，主司运动，若阳跻受邪，可致足外侧筋脉拘急，而足内侧筋脉弛缓，形成足外翻之病态，所谓阴缓而阳急，以致跛足不能健行。

阳跻乃足太阳别脉，太阳行腰背，邪犯阳跻，经气不利，可在足太阳经脉反应而苦腰背疼痛。

阳跻之络受邪，卫气痹阻，则皮肤痛，或麻木，或汗出恶寒。

2. 虚证

阳跻主卫气行阳而目寤，若肾水不足，阴不涵阳，则虚阳不能入阴，阳跻脉满，可致失眠，此阳跻不寐之虚证也。

阳跻主司卫气昼行于阳，阳跻上至睛明内连脑府，若阳跻虚损，失其矫健之职，脉气紊乱，影响元神功能，则于昼间发生癫痫，僵仆羊鸣瘛疭。故张洁古有"癫痫昼发灸阳跻"之说。

阳跻主司卫气，若阳跻脉虚，卫气行迟，则肌肤失煦，甚者气血失荣，故有偏枯、麻痹之证候。

五、冲脉病证及病机

1. 实证

冲脉以藏阴血为本体，以冲动之阳气为用。内溉五脏六腑，外渗十二经脉，以气易动为特点，而以平谧为恒常。老子说："冲气以为和也。"然必阴血渗灌濡润，则冲气温煦平和。经说："血海有余，则常想其身大，怫然不知其所病。"因冲脉后行背里，前行胸腹，上至颃颡，下抵足趾，经脉分布广泛；若为邪所客，则自觉身体庞然重大，怫郁而不能明指其病所。冲为十二经之海，十二经皆禀其血气以养周身，邪在冲脉，周身失其滋养，故身体沉重疼痛。若邪气瘀结于下肢局部，冲脉不能流通下注，跗上动脉搏动消失，则足趾失煦，阳气不充而厥冷不温。冲脉起于胞中，夹脐上行，至胸中而散，若寒邪客于冲脉，血脉气血壅塞，按腹部冲脉循行之所搏动应手急大坚实，放手则自觉热气循阴股之脉而下流。

冲脉失调，逆气时动时平，脉气上逆，腹部拘急疼痛，或气从少腹上冲咽喉，发作欲死，移时气平而止。若因误汗，冲气因之上逆，病兼五脏。其气上逆于肺，肺失肃降，则咳喘、鼻衄、吐水；上干于心，则心悸、面赤、心烦；上干于脾胃，升降失司，则呕吐、腹胀、腹泻；上干于肝，则疏泄失职，胁肋支满，甚则肝阳动风，眩厥筋挛；下干于肾，寒水随之上逆，则发奔豚。冲气逆则诸气皆逆。因脏腑之血皆归冲脉，故脏腑病亦能影响冲脉，从而并病之。

2. 虚证

冲脉血海不足，则十二经皆失其渗灌濡养，自觉身似狭小，亦不能明其病所。冲脉与阳明会于气街，二脉一阴一阳总会于宗筋。《素问·痿论》说："宗筋主束骨而利机关。"此宗筋指关节肌腱，若冲脉与阳明之血气无以主润之，则关节肌膜失养，而发痿躄。冲脉又主阴器生殖功能，若冲脉损伤，男子精血失荣，唇不生须，为天阉，病遗精、失尿、阴痿不育；女子冲任不资，则病月经不调、崩漏、宫寒不能摄精成孕。

六、任脉病证及病机

1. 实证

任脉总任诸阴，起于胞中，下行阴中；其经行腹中，别络上散于腹。若外感六淫之邪，或因七情内伤，导致任脉失调，气机郁结于内，则致腹皮痛，或病疝痛。高士宗说：“气病为疝，血病为积。”（《黄帝内经素问直解》）考《黄帝内经》疝病，有冲疝、疝瘕、㿗疝、卒疝、㿉疝及狐风疝、肺风疝、脾风疝、心风疝、肾风疝、肝风疝等等。疝病在气，若由气及血，或由气及水，则各病形不同，因而各以名命处。七疝者，言其多也。故张隐庵说：“七疝者，其病各异，其名不同。”（《黄帝内经素问集注》）后世不察，总在数字上做文章，如《诸病源候论》有七疝之名，谓为厥疝、盘疝、寒疝、癥疝、咐疝、狼疝、气疝。虞庶承其说，以释《黄帝内经》之文，殊为不妥。而后张子和又有筋疝、水疝、狐疝、㿗疝、气疝、血疝、寒疝之分，并以辛香流气之药治疗，其治在肝，有其特点（见《儒门事亲》）。然而，能得《黄帝内经》任脉为病致疝之旨者，唯张仲景宗之于前，叶天士发扬于后。如疝绕脐痛汗出，手足厥冷，脉沉紧用大乌头煎；或又兼身疼痛，用抵当乌头桂枝汤（《金匮要略》），即为任脉受寒之疝痛证治。故《脉经》说：“动苦少腹绕脐，下引横骨阴中切痛。”此为疝痛，直指为任脉病。乃寒气盘结于任脉，阳气不行所致。

任脉上行至胸，若脉气失和，经气上逆则腹中气上抢心，腹皮拘急，不得俯仰；甚至上干神明，以致眩冒昏厥。

若妇人感受风冷，或为热中，或情志郁结，导致任脉失调，气血瘀阻，病如瘕聚、阴痛、少腹恶寒、月经不调、经闭、不孕、崩漏、带下等等。《诸病源候论》说：“带下之病，由任脉虚损，任脉为经络之海，产后血气劳损未平复，为风冷所乘，伤于任脉，冷热相交，冷多则白多，热多则赤多也，相兼为带下也。”张仲景说：“胞门寒伤，经络凝坚。”又说：“或结热中，痛在关元。”（《金匮要略》）即说明或寒或热导致任脉气血凝滞，故在关元穴反映出明显的疼痛证候。

2. 虚证

任脉主阴主血，总任诸阴经，司理精血津液，体阴而用阳，任脉通，冲脉盛，月经按月而下，为孕育胎儿的必要条件。若任脉阴血不足，腹部肌肤失濡，虚风内生，则腹皮瘙痒。或任脉精血无贮，脉气衰微，胞脉闭阻，地道不通，则月经后期，甚者闭经，不孕。其在男子，则影响精室生化精液之功能，而有冷精、精少、不育等病。

七、督脉病证及病机

1. 实证

督脉在背循脊入脑，其别络夹膂上项。若受六淫之邪侵袭，正邪相搏，则为实证。督脉阳气郁阻，变生风病，发为头痛，项强，脊背痉急，角弓反张；甚者阳气不布，四肢厥冷。

喻嘉言说：“督脉与足太阳合行于脊里，太阳邪盛，督脉亦显其盛。缘督脉行身之背，故其脉见，则直上直下。《脉经》谓直上下行者，督脉也，见之则大人癫，小人痫是也。”（《医门法律》）此乃外邪犯及太阳督脉所致脊强厥逆实证。

若体内脏腑气血失调，变生痰邪，痰气流窜，侵犯督脉，上扰脑府，神明被干，可发为癫痫。其症突然昏仆，角弓反张，四肢抽搐，口吐涎沫，或作叫声，移时苏醒，则如常人。唯精神困顿，头昏肢软，乃督脉气伤，脑髓元神未复原之状。

督脉绕篡后，别绕臀，与足太阳经脉相交合，行抵腰背。若外受风寒湿邪侵袭，损伤督脉阳气，则发腰膂背脊疼痛，或腰膝酸冷而痛，甚者脊骨伛偻。

2. 虚证

督脉支络前从小腹直上，贯脐中央，上贯心，入喉咙。督主升阳之气，其气升。观鹿角生于头顶，因精血之充而生发为茸，因阳气之充养而升伸为角。血为阴，气为阳，故茸柔而角刚。复观气功家练小周天功，必使内气沿督脉从尾闾循脊上升过顶至额鼻，再经任脉循胸腹而下行至篡，如斯循环。可知督脉经气之行以升为顺，任脉则以降为顺。督脉阳气得阴血以涵养，则升而有度。若精血亏损，阴虚不能纳阳，则督阳之气必升发太过，甚者夹冲气上逆，故有气从少腹上冲心而痛。浊气不降，二便为之不通。若夹痰气循络脉上壅，则哮鸣有声，上气喘息塞喉。

督脉阳气通于命门，导精行于胞宫精室，阴阳和，故有子。若督脉阳虚，阳气阴精不能下达，则女子不孕，男子不育。

督脉与足太阳并行于背，在下交于会阳穴，在上交于风门与大椎穴，两者关系密切。督为阳脉之海，太阳为诸阳主气。若督阳虚，太阳之气亦虚。膀胱为太阳之腑而藏津液，得阳气蒸化乃能正常排泄尿液。若阳虚不能化气则为癃闭；或阳虚不能摄津，则发生遗溺。

督之络脉行身前而入喉，若精血不足上潮，虚阳反而上浮，则发生嗌干之候。

督脉循会阴至尾闾，若脉气郁滞于肛周，则发为痔疮。

督脉精血不足，阳气不充，失于升举，必脑府失养，发生头重；经脉失于主持，则掉摇震颤，乃虚风之候。

八、带脉病证及病机

1. 实证

带脉环腰贯脐，若寒湿之邪滞于带脉，带脉经气不利，则前及脾腹而胀满，后及腰部宽缓不能收持，如坐漾水中之状。或寒邪阻滞带脉，气不宣通，则绕脐腰腹痛，下引腰股。或六淫之邪浸淫带脉以致带下黄秽。

2. 虚证

阳明统率诸经，连属带脉，带脉发于脾之募穴，得脾元之气以充实。若内热伤津，阳明脉虚，则宗筋失养，带脉失充而不能收引，故筋脉弛纵，发为足痿。亦有因七情内伤，房劳放纵，斫伤带脉，致带脉失约，气机下陷，发生内脏下垂诸证；或男子狐疝、白浊；女子带下绵绵、阴挺、阴吹、崩中、漏胞等病。

第三节 奇经八脉治疗用药特点

奇经八脉有络脉之称。如阳跻为足太阳经之别络，阴跻为足少阴经之别络。《灵枢》论跻脉，谓男子以阴跻为络，女子以阳跻为络。《难经》说："阳络者，阳跻之络也；阴络者，阴跻之络也。"因此，奇经具有络脉的特点。就奇经本体而观之，其发于肾下胞中，远离脏腑经脉，脉道迂回深远，形同络脉而细小。故治疗奇经疾病常以流通之药投之，使能通行于深远处。或搜逐其邪，或通补其虚。以补为体，以通为用，始符奇经八脉生理特点。

奇经八脉实证用药当分风、寒、湿、热、气滞、血瘀、痰阻等等。

祛风如麻黄、桂枝、柴胡、防风等药；入络搜风如乌蛇、全蝎、僵蚕、蜈蚣等药；散寒如羌活、独活、细辛、藁本、苍耳子、川乌、吴茱萸、生姜、川椒、小茴香、肉桂、附片等药；祛湿如艾叶、苍术、茯苓、薏苡仁、车前子、泽泻、防己、土茯苓、鹿衔草、威灵仙等药；清热如栀子、黄芩、大黄、川楝子、石膏、鱼腥草、败酱草、赤芍、牡丹皮、水牛角、地龙、天花粉等药；调气如香附、乌药、木香、青皮、橘皮、降香、延胡索、厚朴、枳壳、紫石英、代赭石等药；行血如当归、川芎、泽兰、郁金、红花、丹参、益母草、桃仁、苏木、没药、牛膝、琥珀、五灵脂、蒲黄、三棱、莪术、土鳖虫、虻虫、鳖甲、穿山甲等药；祛痰如半夏、远志、南星、杏仁、海藻、昆布等药。凡此之类，或辛香流动，或走窜入络，能深入奇经八脉祛除病邪。故叶天士说："治奇脉之结实者，古人必用苦辛和芳香以通脉络。"

奇经八脉虚证，治宜补养，要以通补为法。切忌敛涩呆补，否则难以通达迂远之病所。叶天士说："今以络脉失养，是用补方中，宣通八脉为正。"即强调宣畅通补。

奇经八脉之虚，有气血阴阳之别。如黄芪、人参等能补其气，熟地黄、当归能养其血。而病至奇经八脉虚损，每多见阴阳虚衰证候，是以通补奇经八脉，首分阴虚阳虚。奇经八脉皆赖阴血涵养，若奇经八脉阳虚，补阳须顾其阴，应避免温热刚燥之品，恐再损其阴。叶天士说："阳药若桂附刚猛，风药若灵仙、狗脊之走窜，总皆劫夺耗散，用柔阳辛润通补方妥。"（《叶氏医案存真·卷一》）柔阳辛润药如鹿茸、鹿角胶、鹿角霜、苁蓉、枸杞子、沙苑子、补骨脂、杜仲、菟丝子、胡桃、巴戟天、怀牛膝之类。至若奇经八脉阴虚，用滋阴药，若无滑脱之症，则应舍酸收如萸肉、五味等品；用凉润药应避免苦寒如知母、黄柏等。叶天士指出："夫精血皆有形，以草木无情之药为补益，声气必不相应。桂附刚愎，气质雄烈；精血主脏，脏体属阴，刚则愈劫脂矣。至于丹溪虎潜法，潜阳坚阴，用知柏苦寒沉著，未通奇脉。"若"不晓八脉之理，但指其虚。刚如桂附，柔如地味，皆非奇经治法"。大凡养阴柔润清补药有如猪脊髓、羊脊髓、牛脊髓、鱼鳔胶、阿胶、淡菜、海参、鲍鱼、龟板、鳖甲、生牡蛎、紫河车、生地黄、熟地黄、石斛、女贞子、旱莲草、白芍、桑椹子、天冬、秋石等等。唯八脉失摄，如冲任紊乱，带脉失约，精血不固者，乃视情而用收引固涩法，药如乌贼骨、茜草炭、血余炭、贯众炭、芡实、金樱子、莲肉、莲须、椿根白皮、桑螵蛸、煅龙骨、煅牡蛎、萸肉、五味子、禹余粮、赤石脂等等。

奇经八脉为病，以不足虚损者居多，实证较少，其中虚实夹杂者又恒见之。在辨证的基础上，确立治法，或以通补为主，或以逐邪为主，或补泻兼施。而所用药物原则，则不越上述内容。其临证施方择药，又在医者善于权衡以行之。

第二章
奇经八脉病证治选案

第一节　阴维脉病证治选案

一、阴维脉病胸痹案

案 1

汪某，男，70 岁。1988 年 4 月 13 日初诊。素有胸闷怔忡之疾，近因家事烦劳而发胸痛，其症胸前偏左肋内牵扯作疼，终日不减，伴胸闷，心内烧热感，口苦咽干喜冷饮，手足心濈然汗出，纳食可，夜尿 3 次，大便日行 1 次，舌下瘀点多，舌质红，苔薄白，脉数大。查心电图：窦性心律，正常心电图。查血常规：正常范围值。此少阴阴虚，阴维无贮，痰气痹塞上焦所致，状类胸痹。拟养阴以溉阴维，佐以祛痰通痹。处方：龟板 12g，麦冬 10g，柏子仁 10g，丹参 10g，远志 10g，全瓜蒌 10g，薤白 10g，枳实 10g，生龙骨 10g，炙甘草 5g。4 剂。

1988 年 4 月 17 日二诊：胸已不疼，胸中闷热、口苦亦减；唯昨起头昏头重，如坐舟中，舌如前，脉缓右弦，转拟育阴平肝法，药如龟板、白芍、菊花、牛膝、川楝子、茯苓、远志、龙骨、代赭石、甘草等，服 4 剂，诸症悉愈。

按：《难经》说：“阴维为病苦心痛。”《脉经》说：“阴维为营，营为血，血者主心，故心痛也。”阴维脉隶足少阴，肾阴不足，阴维无贮，无以导精上奉，手少阴心失养，故心中痛而烧热；手足心乃少阴经所循，营阴不内守，故该处汗出；痰气痹阻上焦故胸闷；喜饮冷水以救阴也。方以龟板、麦冬滋少阴益阴维，柏子仁、远志、丹参、生龙骨养心安神，全瓜蒌、薤白、枳实滑痰行气，甘草调和诸药。阴维得养，气和痰开，故胸痛诸症随释。接方育阴平肝虽为头昏而设，但亦有助于阴维脉气之康复。

案2

卫某，男，68岁，退休干部。1998年3月18日初诊。患冠心病数年，或胸痛或胸闷，吃药缓解维持。近来胸闷气短，少纳腹胀，大便秘结。医以大黄剂泻之，下少许粪液而复结如故，然腹胀反重，并气逆而呃，心跳心慌。精神疲倦，指末冷。舌质淡胖，脉结代细弦。查心电图：S-T段倒置，频发室性早搏。此系太阴脾阳虚衰，运化无力，并阳气无以上煦阴维所致。处方：红参10g，黄芪15g，肉桂5g，附片10g，白术10g，干姜10g，炙甘草10g，2剂，水煎服。服完第1剂大便通行，腹胀随减；服完第2剂，呃不再作，心跳平缓；续进3剂指温脉调。后以此方加三七蜜丸善后，身体数年平和。

按：《奇经证治条辨》说："阴维脉病，心胸疼痛……兼太阴者，理中汤主之。"阴维主营，统于太阴。太阴行气布血于阴维。脾阳虚衰，运化无力，浊气不降而反上逆，故大便不通，腹胀而呃气；气血无以上煦阴维，加重胸痹胸闷心慌症状。方取桂附理中汤加黄芪补中州而益阴维，诸症得以痊释。经云：大实有羸状。必明奇经与六经之密切生理病理关系，治疗始能中肯。

二、阴维阳跻脉病心痛头昏不寐案

叶某，女，53岁，家庭主妇。2001年3月13日初诊。家境不顺，情怀抑郁。时值春阳发动，雷雨交作，突发心胸疼痛，头昏，夜不能寐，纳少口苦。舌苔薄白，脉细数。此病心痛不寐，乃阴维阳跻失养，厥阴肝阳上逆所致。治宜养血平肝，以益跻维。处方：当归10g，生白芍10g，川芎10g，白术10g，茯神10g，酸枣仁30g，知母10g，钩藤12g，牡丹皮10g，炙甘草10g。5剂，每日水煎服1剂。服药逐日病退而痊。

按：《奇经证治条辨》说："阴维脉病，心胸疼痛……兼厥阴者，当归四逆汤主之。"又说："虚劳虚烦不得眠者，酸枣仁汤主之。"患者抑郁在先，阴血暗耗，肝气久滞；适当春阳发动，人气应之，厥阴肝阳上逆横乘；阴维失养，阳跻失纳，包宫震动，卫气不入于阴，魂不安藏。故发心胸疼痛，头昏，目不得瞑诸症。方取逍遥散去柴胡合酸枣仁汤加钩藤、牡丹皮，养血益阴，平肝和阳。去柴胡者，虑其有升阳之弊。俾阴维阳跻二脉得安而愈。

三、阴维脉病真心痛案

杨某，男，85岁。胸膺憋闷反复十余年，经医检查诊为冠心病，长期服药治疗，时缓时重。后又增加胸膺疼痛。再经心电图检查报告：心肌缺血、心绞痛。近一两年每日必发胸痛，痛及左侧胁背，必服异山梨酯片两三次，渐渐缓解。从未服过中药。孙子搀扶来诊。刻诊：形体矮小，深度近视，听力尚可，背微驼。胸痛每日发如上述，饮食一般，大便间日一行，夜尿两三次，不昏不咳，舌红暗，舌下瘀筋，苔薄白微黄，脉缓小。此病真心痛，乃气阴不足，心肌失荣，痰瘀伏邪痹阻阴维脉络，气滞不通所致。予阴维心痛饮：党参15g，生地黄10g，瓜蒌皮15g，半夏10g，枳实10g，降香10g，三七10g，丹参15g，川芎10g，赤芍10g，茯苓10g，细辛6g。6剂，每日1剂，水煎3次温服。

复诊：服药两天后，胸背已不发痛，6剂服完，异山梨酯片亦不再服，喜形于色。上方去细辛加杏仁6g，再6剂善后。一年半后以他病来诊，询其心痛一直未发，自叹中药神奇。

按：《难经》说："阴维为病苦心痛。"此老真心痛多年，因不相信中药，长期依赖西药缓解症状。刻诊为年高气阴两虚，心肌失荣，痰瘀伏邪痹阻阴维脉络，气滞不通所致。拟方用党参、生地黄益气养阴，荣心肌以治其本。瓜蒌皮、半夏、茯苓、枳实祛痰散结，宽胸理气，合降香、丹参、川芎、赤芍活血消瘀，以通阴维脉络治其标。三七，《本草汇言》说“味甘微苦，性平”，《本草纲目》说“散血定痛”，余临床观察，其有明显缓解心绞痛作用。细辛其气香窜，乃植物之灵，具有行滞散结止痛之功，经络脏腑无处不到，故胸腹诸痛亦用之。如孙思邈“治胸痹达背痛，短气，细辛方”，即以细辛与瓜蒌实、地黄、茯苓、枳实等同用（《备急千金要方》），本方用其与三七相伍，祛瘀祛痛之力增强。此方标本兼治，心肌得养，阴维脉通，虽日久屡发胸背疼痛，但仍可顺利而痊，且远期疗效亦颇理想。

第二节　阳维脉病证治选案

一、阳维脉病低热案

王某，女，43岁。1991年10月15日初诊。主诉低热20余日，经查血、尿、胸透等均无异常发现。已用解热、抗生素诸药及静脉滴注复方氨基酸等，皆乏效。刻诊：面色萎黄，体质瘦弱，低热以入暮较高（37.8℃），并畏寒，口干不欲饮水，少纳乏味，舌淡、中后呈白黄腻苔，月经如常，脉缓小。此乃阳明气虚，阳维脉失调所致。处方：黄芪15g，党参12g，白术10g，升麻6g，柴胡6g，当归10g，陈皮6g，炙甘草10g，白薇6g，5剂。

1991年10月21日二诊：低热略减，而日暮仍恶寒，苔已化薄，予黄芪建中汤：黄芪15g，桂枝10g，白芍15g，炙甘草10g，生姜10g，大枣5枚，煎成加白糖30g。服1周后，寒热均不再发作。

按：《难经·二十九难》说：“阳维为病苦寒热。”阳维主卫主表，阴维主营主里。今患者中州阳明气虚，无以充煦阳维，故二维失谐而病低热畏寒；日暮脾土主时，土气不足，其时病益甚。首方补中益气益脾升阳以充煦阳维，加白薇以化解蕴热；接方建立中气，充虚起衰，使阳维脉实，其病乃瘥。

二、阳维脉病伤风案

案1

尹某，女，54岁。1990年12月10日初诊。自诉“感冒”近1个月，已服多种感冒药不能痊。刻诊：畏风，头痛，流涕，胸闷板滞，心神不知所以，纳谷乏味，舌红苔白，脉细。此病伤于风，而阳维失于固外，阴维失于维内所致。治宜调和营卫，维系二维。处方：桂枝10g，白芍10g，炙甘草10g，当归10g，川芎10g，防风10g，瓜蒌皮10g，生姜3片，大枣6枚。每日煎服1剂，连服3日而痊。

按：《难经》说：“阳维为病苦寒热，阴维为病苦心痛。”又说：“阳维维于阳，阴维维于阴，阴阳不能自相维，则怅然失志，溶溶不能自收持。”本例畏风头痛流涕，是阳维失于固外；而胸闷板滞，是阴维失于维内；其心不知所以为适者，乃二维不相维系，怅然失志之状。方用桂枝汤加防风和营卫以解阳维之外；当归、川芎、瓜蒌皮养血开胸，是调阴维之里。二维得调，故病可瘳。

案2

邱某，男，43岁，住邱家咀。1991年2月7日初诊。自诉“感冒”十余天，已服速效感冒丸、银翘解毒片、康泰克及中药煎剂不效。刻诊：头隐痛、头昏，鼻塞流涕，低热，无汗，周身酸软无力，纳食乏味，少咳无痰，胸闭，不渴。舌红苔白，左侧略厚，脉弱。体温37.5℃。此病伤风，阳维脉衰，卫气不足，无力抗邪所致。处方：黄芪15g，桂枝10g，白芍15g，炙甘草10g，生姜10g，大枣5枚，半夏10g，葱白4根。无饴糖，煎成嘱加白砂糖一大匙化服。连服3日愈。

按：《奇经证治条辨·阳维脉》说：“阳维主表主卫，为机体之藩篱。阳维脉衰，则卫外失固，风邪易于乘袭致病。故人有屡易感冒，旋愈旋发者，用药祛风，必去者自去，来者自来，邪气留连，终无解期。治此等证，可投以黄芪建中汤，建立中气，充虚塞空，使阳维实，则藩篱固，邪不易侵。”本案治疗，即依此法。

三、阳维脉衰冲气上逆案

汪某，男，54岁，退休工人。因家庭不睦，抑郁不乐。人渐消瘦，寐不安，精神疲倦。继起背心恶寒，随之发低热，半日许，热自退，但不出汗，不渴，如是已1周。近3日又添气自腹上逆冲咽，干咳一阵，移时平缓。脉虚大，舌淡暗，少白苔。此病烦劳抑郁，致伤阳气。气血亏虚，维脉失和，以阳维主卫，阴维主营也；加之冲气上逆，乃奇脉失调所致。背虽属太阳，而非外邪侵袭；热解无汗又非少阳证。仲景说：“脉大为劳，极虚亦为劳。”此虚劳寒热。治以益气温阳平冲，调和营卫。处方：黄芪10g，鹿角10g，当归10g，柏子仁10g，桂枝12g，白芍10g，炙甘草10g，生姜3片，大枣4枚。每日1剂，水煎服，连服5日而平。

按：本证因阳维脉衰而有寒热之变，复夹冲脉气逆，干咽咳嗽。故用黄芪建中汤加鹿角建立中气，以实阳维；当归、柏子仁合桂枝辛润，养血平冲。如是调理奇脉，诸症乃平。

第三节　阴跻脉病证治选案

一、两跻脉病呵欠案

何某，女，32岁。1993年8月8日初诊。自诉病呵欠已2~3年。每发作则精神困倦，呵欠频作，涕泪自出，精神几不能支，肢软无力殊甚。如是日发1~2次或3~5次，每次数分钟，殊以为苦。经多方中西医治疗皆无效果。诊其脉舌尚平，权以人参定志丸合百合汤3剂予服，不中。窃思,《灵枢》尝诊阴阳气相引故数欠，欲寤不能，欲寐不得，病责卫气循行失常。两跻脉司卫气而主寤寐，主目之开阖，其气通肝胆，乃借用柴胡龙骨牡蛎汤调阴阳以治之。处方：柴胡10g，桂枝10g，半夏15g，茯苓10g，黄芩10g，党参10g，大黄6g，生龙骨15g，生牡蛎15g，生姜10g，大枣5枚。3剂，日服1剂。月余其夫因他病来诊，喜告其妻病竟未再发。

按： 据《灵枢》所论，卫气行阳为阳跻所主而目睁，行阴为阴跻所主而目闭，目为肝窍，其欠发而泪出，显然与两跻脉气失调并与木气失恒相关。徐灵胎尝论柴胡龙骨牡蛎汤“能治肝胆之惊疾，以之治癫痫甚效”，足见其调神镇静之功。盖此方用党参、桂枝、生姜、大枣等能振奋阳跻之阳气；龙骨、牡蛎、半夏、茯苓等能镇静阴跻之阴气，柴胡、黄芩以和解之；大黄通络脉血气，使两跻阴阳气调，两年奇疾，竟然冰释。

二、阴跻脉病嗜睡案

案1

朱某，女，9岁。1996年7月25日初诊。其父代诉：患孩先以发热、呕吐等症经当地医院用西药治疗1周，热渐退，诸症亦渐除。然自前日起却发生睡卧不醒，医疑其“脑炎”，乃转来就诊。刻诊：体温不热，面色黄晦，睡卧不醒已两日有余，呼之数声乃醒，旋即闭目睡去。不饮不食，不咳不吐，2日大便未行，小便亦少。颈项柔和不强，脐腹按之稍满。舌红，苔白秽略厚。查血常规：WBC5.6×10^9/L，N44%，L56%。此乃阴跻脉病也，以湿邪留滞于胃肠，卫气稽留于阴而不出阳，故嗜卧。法宜化湿浊之邪，以助卫气之流行。处方：藿香6g，半夏6g，茯苓10g，白豆蔻3g，郁金6g，菖蒲6g，远志5g，厚朴6g，连翘10g，通草5g。嘱用水煎1剂，频频少喂，明日来诊。

1996年7月26日二诊：昨日自下午至夜间，连续唤醒四次喂药，小便增多。今晨叫醒进稀饭半小碗，精神稍感振作，苔亦化薄。原方续服2剂而痊。

按：阴跻脉主司卫气行于阴分而目瞑。《灵枢·大惑论》说："肠胃大，则卫气留久，皮肤涩则分肉不解，其行迟……留于阴也久，其气不清，则欲瞑，故多卧矣。"本例外感热病，经治热邪退，而湿浊之邪留于胃肠，卫气由阴跻脉入行于胃肠之阴分，与募原之浊气相混，则失其清，不得复出于阳，故阴气盛而目瞑嗜卧。《灵枢·大惑论》说：治阴跻脉病多卧，当"先其脏腑，诛其小过，后调其气，盛者泻之，虚者补之"。故方用藿香、白豆蔻、郁金芳化，半夏、厚朴苦燥，茯苓、通草淡渗，以祛胃肠湿浊之邪；复用菖蒲、远志、连翘通窍醒神，以助卫气由阴出阳。服1剂即能化湿浊而动胃口；服2剂而阴跻脉通，卫气出阳，其病即愈。

案2

陈某，女，14岁，学生，住国际康城。其父代诉：患孩嗜睡已经三四个月，以致不能上学。曾至武汉同济医院神经科治疗，诊断为发作性睡病，服哌甲酯片等西药，精神能振作一下，但服药后胃里不适，恶心欲吐。特转请中医治疗。刻诊：面色黄晦，发育一般，精神萎靡，全身乏力，每晚8点多钟即欲睡觉，直至次日中午12点仍不醒，勉强唤醒，仍感没有睡够，不欲言语；饮食一般偏少，大便2日一行，不渴；舌淡少白苔，脉缓弱。此嗜睡，醒来神倦，乃阴跻阳跻脉气俱不足，先予人参益气汤（黄芪、党参、肉桂、五味子、生地黄、白芍、防风、升麻、炙甘草），补益振奋二跻脉气，7剂。

二诊：服药诸症如前。转思胆为清净之府，东垣曰：胆气春升，余脏从之。此必痰邪痹阻，胆失清净春升之职，影响阴跻主司卫气不能由阴出阳，故多寐而少寤。乃拟祛痰法，以助卫气之流行。处方：半夏10g，茯苓10g，陈皮10g，枳壳10g，竹茹

15g，党参 10g，远志 6g，石菖蒲 15g，五味子 10g，炙甘草 6g，14 剂。日服 1 剂。并予礞石滚痰丸，早晚各吞服 5g。

三诊：睡眠时间缩短，可于上午 11 时唤醒，醒后仍困倦。饮食可，大便日一行，不结。停服礞石滚痰丸。守二诊方加黄芪 10g，或加肉桂 3g，增删月余以进。渐能于晚上 9 时入睡，早 7 时起床。一般精神尚可，愈而入学。

按：发作性睡病乃西医神经系统之疑难疾病，服用西药不良反应较大。中医学认为阴跻脉病则多卧。《奇经证治条辨》指出，阴跻主司卫气通贯五脏而入脑，阴跻主司卫气之出入而与元神脑府共同维持人的正常睡眠。卫气入阴则目合而眠；由阴出阳，交于目锐眦，阳气盛则睁目而寤。《中藏经》又有"胆热则多卧，胆冷则无眠"之说，故脏腑病变，影响阴跻脉气之循行，亦可导致寤寐失衡。本案因痰邪痹阻胆府，胆失清净春升之职，进而影响阴跻脉气循行，致使卫气久留于阴，不能上行交于目，故多寐而少寤。方用温胆汤祛痰，加党参、远志、石菖蒲、五味子以益气开窍醒神，使胆府清净而升清，阴跻脉通，卫气按时行交于目而愈也。

三、阴跻脉病癫痫案

吴某，女，80 岁，退休教授，住武昌东湖。患脑梗死已 2 年多，现遗留左手不便，无力握物，可缓慢行路，上楼梯吃力，偶尔头昏，语言尚清，饮食一般。最困苦者伴癫痫小发作，发时手抖动，或脚挛急，一日数发，每发上十秒钟之谱。经服西药卡马西平等效不显，另服脑心通胶囊等。刻诊：神清，症如上述。舌淡暗，少白苔，脉弦细。此病中风后髓海血脉不畅，伏邪引起神气失调，阴跻紊乱所致。乃疏《乾坤秘韫》痫疾方加味：胎盘 100g，羌活、防风各 25g，天麻 30g，白僵蚕、白附子各 50g，制南星 100g，制川乌 30g，三七 30g，全蝎 50g，为末。每服 5g，1 日 2 ~ 3 次吞服，温水送下。服完一料，月余来电，癫痫发作次数减少，发作时间缩短。再服一料，2个月后电告，每日基本不发，或偶发亦甚轻微，精力较前大为好转。

按:《脉经·手检图》说："后部左右弹者，阴跻也，动苦癫痫。"中风后，髓海络脉不通，伏邪导致脑气失调，影响脑府元神功能，则神气失司，进而病及阴跻脉气紊乱，失其矫健之职，发为癫痫。方用《乾坤秘韫》之痫疾方加三七，补益元气，充养元神，调节脑府气机；活血止痉，恢复跻脉矫健之职，而达息风定痫之功效。

第四节　阳跻脉病证治选案

一、阳跻脉病失眠案

案1

朱某，女，36岁，作家。情志怫郁，劳神过度，渐至失眠，夜寐梦频，健忘脑涨，头重头昏，殊不清醒，苔白，脉小。此髓海元神失调，痰湿阴霾潜伏，以致阳跻脉病也。法宜化湿醒神，以通阳跻之络。单用生南星30g，以水600mL，煎取300mL，每服100mL，日3服。取3剂，连服3天，如释重负，睡寐安然，精神亦健。

按:《本草汇言》曰："南星半夏，皆治痰药也。"南星安神，功同半夏。以半夏治不寐，首创于《灵枢·邪客》，有半夏秫米汤。半夏生啖，则麻舌，若水煮熟饮之，则平和而无激喉之弊。南星与半夏同科，用法亦然。余尝各取单味40g煮取饮之，无不适；唯口舌稍干而已，故敢为直言也。王肯堂以半夏补心，沈金鳌用南星补肾，二药有调节阴阳气机之妙。半夏不单治失眠，亦能治多寐；能治泄泻，亦能治便秘。古人将半夏、南星列入补剂，实以半夏、南星具双向调整功能之功。本案痰阻阳跻之络，故用生南星化其痰湿，则阳跻脉通而取宏效。若失眠日久，有血瘀证者，加丹参、郁金；若气阴不足者，加党参、麦冬。

案 2

谢某，男，51 岁。事务烦冗劳神，一二十年来，颇难入睡，或早醒，每夜必取艾司唑仑片两片服之，始能入眠，然睡亦不熟，夜梦纷纭。刻诊：前证依然，并头昏，脑涨，怠惰，精神疲倦，萎靡不振。舌苔白，脉缓细。此病失眠。治宜养肝藏魂，以纳跻阳。乃取酸枣仁 30g，茯神 15g，知母 10g，川芎 10g，炙甘草 10g，生半夏、生南星各 30g，连服 5 剂，日 1 剂水煎，分 2 次温服。入眠颇熟，续取 5 剂，不用艾司唑仑片亦可入睡，且精神较往为佳。

按：劳神思虑太过，以致肝血暗耗，魂不归藏，阳不入阴，阳跻脉满，神魂外驰而不安宅，发为失眠梦频，头昏脑涨诸症。方用酸枣仁、川芎、知母、茯神、炙甘草乃酸枣仁汤，养肝血安神魂以纳跻阳。半夏、南星调节阴阳以安神，阳入于阴则寐也。

二、阳跻脉病长期失眠案

马某，女，47 岁，农民。2003 年 7 月 12 日初诊。失眠已经数年之久，服镇静安眠等多种中西医药物，即使寐亦梦境纷纭，终不能愈，特来就治。诊其脉细涩而欠流利，舌暗极少白苔，舌底瘀筋明显。服用安眠药次日则头昏，精神稍差，无其他不适。月经如期。按症推求，似有瘀血阻络，致卫行于阳，不入于阴，阳跻脉满，故夜不寐，此有伏邪也。王清任尝谓“夜睡梦多是瘀血”，乃拟血府逐瘀汤：当归、生地黄、桃仁、川牛膝、枳壳、赤芍各 10g，红花、川芎、柴胡、甘草各 6g，桔梗 3g，水煎服。

2003 年 7 月 20 日二诊：服 7 剂后，夜眠转好。继用 7 剂，遂能夜寐五六个小时。

按：《灵枢 · 邪客》谓卫气循阴阳二跻之脉，昼行于阳则寤，夜行于阴则寐。若厥气客于脏腑，阻碍卫气独行于阳，不入于阴，则阳跻脉满，以致失眠。治当“补其不足，泻其有余，调其虚实，以通其道，而祛其邪”。其用半夏汤祛痰湿之邪，通行阳跻之道，其卧立至。本例据证用逐瘀理血之方，以通阳跻之道，则卫气无所滞碍，夜入于阴，其卧亦立至。虽然王清任谓此方能治“不眠”“夜不安”，但理未发出。观此案可见阳跻络脉瘀阻，亦致失眠，故用消瘀通络方取效。

三、阳跻脉病重症失眠案

谢某，男，45岁。1995年9月20日初诊。患失眠反复发作已1年，经西医诊断为脑神经衰弱，初服神衰果素片有效，数日后便无效，彻夜不寐。又服谷维素、艾司唑仑等药，可以强制入睡，然不服则不能入睡，服之次日头脑昏沉，身软乏力。近两周来，更发严重，非但整晚不能合眼，简直怕入床席。白日头昏脑涨，恶心，纳食乏味，右部胁肋作胀，询其素有肝炎病史，体质清瘦。诊其脉缓大，舌质暗红、苔薄白。证属肝气失调，阳跻脉旺，卫不入阴所致。治宜调肝气，养阴以纳跻阳，处方：炒酸枣仁30g，丹参15g，柏子仁10g，朱茯神10g，知母10g，香附10g，川芎10g，夜交藤20g，甘草6g。3剂。

1995年9月25日二诊：患者谓服药殊效，入睡已香，唯觉口稍干，胁肋仍有胀感，脉大稍减，舌如前，仍用原方改知母15g，5剂，嘱可间日服1剂，以资巩固。10日后来言，睡寐正常，精神亦佳。数月后因事操劳过度，曾有小发，服取原方仍效。

按： 卫气行于阳跻而魂寓于目则寤。经说：肝藏魂，魂归于肝则卧。然能入寐者，必卫气由阳跻而入于阴脏。今患者素有肝病，阴血不涵，阳不入阴，则阳跻脉满，魂不得归藏，故彻夜失眠。肝气失调故右胁肋作胀。方用仲景酸枣仁汤加味。酸枣仁合甘草酸甘化阴养血，敛浮散之卫气使从阳跻入归阴脏。知母坚阴除烦，川芎顺气行血，以通阳跻之道。香附调肝气，其与茯神合用原为《瑞竹堂经验方》之交感丹，治中年精耗神衰，上下痞隔等症，而有交通精神之功。复加丹参、柏子仁、夜交藤和血安神，茯神引诸药从阳跻入于至阴使魂能安宅，故而取效。

四、太阳阳跻脉病头痛案

徐某，女，27岁。1994年6月10日初诊。头两侧痛2年多，屡治不愈。近日持续双侧耳上及颞部胀痛、掣痛，夜发痛甚不能入眠。营养饮食可，月经如期。舌红苔白，脉缓。病为头痛，乃风邪入客太阳、阳跻脉络，经气不利所致。治宜祛风和营，搜风潜镇，通利阳跻之络。处方：桂枝10g，赤芍10g，红花5g，地龙10g，僵蚕15g，柏子仁10g，茯神10g，生龙骨、生牡蛎各15g，甘草6g。

1994年6月14日二诊：上药服3剂，头痛大见减轻，夜能入睡。续服原方3剂，头痛除。唯夜梦频，予酸枣仁汤加夜交藤3剂善后。

按:《灵枢·经脉》说："膀胱足太阳之脉起于目内眦，上额交巅，其支者从巅至耳上角。"《奇经八脉考》则说："阳跻者，足太阳之别脉……从晴明上行入发际，下耳后，入风池而终。"本案风邪入客太阳脉久，则血络不畅，经气不利，故发为耳上至头颞疼痛如掣。阳跻为太阳别脉，主司卫气行阳而目寤。今邪客太阳，影响阳跻脉气运行，卫气不得入于阴，故夜痛而不寐。方用桂枝入太阳祛风邪；僵蚕因风而僵，协同祛风；赤芍、红花、地龙入络和营，调畅血气流通；茯神、柏子仁、龙骨、牡蛎入阳跻镇纳卫气入阴而安神；且僵蚕、地龙等虫类药入阳跻之络而搜风；甘草伍赤芍以缓急，并调和诸药，共奏祛风通络止痛之效。末用酸枣仁汤，为治阴虚阳浮，阳跻脉满，寐不安神之方。

五、维跻不纳经断前后诸症案

王某，女，52岁，医生。2007年3月8日初诊。自去岁月经紊乱，下半年不再行经。今春以来时时发躁，汗出，夜难入寐，睡则夜梦纷纭，口苦，口干不甚饮，尿微黄，纳食欠佳。脉细数，舌红黯，苔白薄黄。此病经断前后诸症（更年期综合征），乃肝肾阴虚，阴不纳阳所致。法宜滋肾养肝，以纳跻阳。处方：大生地黄 15g，山茱萸 10g，山药 10g，酸枣仁 20g，白芍 15g，朱茯神 15g，知母 10g，地骨皮 10g，白薇 6g，炙甘草 10g，夜交藤 30g，3 剂，日煎服 1 剂。

2007 年 3 月 12 日二诊：服上方躁热未作，寐亦觉安，续服 3 剂而痊。

按：奇经八脉隶于肝肾，此妇年过七七，肝肾精血虚衰，则冲任无贮而月经不行；且阳维主卫，司玄府之开阖，阳跻司卫气入阴则寐，今肝肾阴虚失涵，则阳维失固而躁热汗出，阳跻独亢，故夜寐不安。故曰肝肾阴虚，阴不纳阳所致。其方取生地黄、山茱萸、山药以滋肾阴，此六味地黄之半也。加白芍、白薇养肝清热，合酸枣仁、朱茯神、知母、炙甘草，此酸枣仁汤养肝阴纳跻阳，复加夜交藤，使阴阳交合，于是阴充纳阳，使阴平阳秘而病释。

六、阳跻脉病筋痹案

谈某，女，39 岁。1993 年 2 月 14 日初诊。患者自诉先发左侧臀内酸痛，渐沿左大腿后下至腘窝，再下至小腿肚筋皆痛，已 2 个多月。经局部注射当归、麝香等注射液 1 周，以及服药等法治疗，痛终不松减。刻诊：左腿酸疼胀痛如前，并疼及小腿外侧、外踝下及足背外侧，左腿发冷如冰，夜痛尤重。近周右侧臀部及右腿外侧筋亦酸疼，坐卧皆疼，行动后痛稍减，蹲下维艰。苔白罩薄黄，脉沉弱。左侧直腿高举征（±），右侧直腿高举征（－）。证属寒湿之邪着于阳跻，致经络痹阻，发为筋痹。治宜温通阳跻，祛除寒湿痹着之邪。拟川乌龙马丸加味主之。处方：制川乌 30g，细辛 30g，当归 30g，乳香 30g，没药 30g，地龙30g，千年健30g，伸筋草30g，威灵仙30g，川牛膝30g，制马钱子60g。共研末，晚蚕沙50g煎汤泛丸，每日晚睡前服3g，渐增至6g，温开水送服。此药连服1个月而愈。

按：阳跻脉发于足太阳经之申脉穴，经外踝上循腓骨后缘，沿股外侧循胁上肩，与足少阳经合于风池。阳跻与三阳经相关，而与太阳经尤为密切。必太阳气血充盛，满溢于阳跻，则络脉和畅。若阳跻脉病，常涉及太阳经脉。本例筋疼自臀部而下，反映在足太阳经与足少阳经循行部位，先病左腿而后及右腿。此乃阳跻为寒湿之邪搏结，经气不通而失矫健之职所致。《奇经证治条辨·阳跻脉》说："足腿外侧筋疼，从腰以下筋缩牵强，不堪动作者，川乌龙马丸主之。"乃取其方加味，用川乌、细辛从太阳而入阳跻，温散寒邪而祛痛；当归养血脉；地龙、伸筋草入络舒筋；晚蚕沙、威灵仙祛湿通脉；千年健、牛膝强筋；乳香、没药和血定痛；马钱子善搜入于骨骱经络深远处之风寒邪气。合而为方，能深入奇经，祛寒湿之邪而复阳跻之职。

第五节　冲脉病证治选案

一、冲脉病阳痿案

刘某，男，35岁。1991年3月21日初诊。病因工作纠纷，精神过度紧张而起，阴器痿弱不起已旬余，不遗精，睡眠安，纳食乏味，舌红无苔，脉细。此乃惊惧伤元，阳明不足，无以渗灌冲脉，宗筋气血失充，故痿弱不能勃起。宜补阳明益气血，渗灌冲脉，佐以强阳温养为法。处方：黄芪15g，党参10g，当归10g，枸杞子10g，山药10g，杜仲10g，菟丝子10g，巴戟天10g，怀牛膝10g，远志6g，茯苓10g。服6剂，效果殊佳，功能恢复。原方去菟丝子、远志，易知母10g，服3剂以善后。

按：《素问·痿论》说："冲脉者，经脉之海也，主渗灌溪谷，与阳明会于宗筋。”前阴乃宗筋之聚所，冲脉得阳明之血而气能充旺，故男子前阴勃起而有生育能力。若冲脉无以充肤热肉，则阴器必衰痿不用。故用黄芪、党参、山药、当归补益阳明气血以渗灌冲脉而润宗筋；枸杞子、杜仲、菟丝子、巴戟天、牛膝益阴强阳；远志舒神；茯苓引诸药入于下焦至阴。合而用之，能补冲壮阳起痿。

二、冲脉病怔忡案

陶某，女，64岁。1987年6月27日初诊。自诉阵发心慌10天。观所服西药普萘洛尔、谷维素等，中药益气养心安神等药皆乏效。询之大生小产计9胎，平素并无心慌之恙。刻诊：每发时自觉膻中之地发生热气，向左右弥散，旋即心慌、胸闷，10分钟后热平心静慌止，如此1日数次不得安宁。若行动心慌较甚，近日饮食减少，舌红苔薄白润，脉沉稍滑。查心电图：心率83次/分，P-R期0.16秒，电轴-500。证属怔忡，乃冲气夹痰热上干心神所致，拟平冲清热除痰法。处方：龟板15g，代赭石15g，生龙骨15g，党参10g，瓜蒌皮10g，法半夏10g，黄连5g，栀子5g，茯苓10g。2剂。

1987年7月30日二诊：服药后热未再起，心亦不慌，胸闷开泰，脉沉小，舌红、苔白稍厚，心电图复查电轴正常。原方去栀子，易酸枣仁10g，3剂善后。后未再发。

按：《素问·骨空论》说：“冲脉者，起于气街，并少阴之经，夹脐上行，至胸中而散。”又说：“冲脉为病，逆气里急。”冲脉以阴为体，以阳为用。其气宜潜固，忌震动上逆。患者生产频多，至老年肾衰，奇脉失溉，冲气失涵，逆而发动，循经上干心神，故发是症。方以龟板滋肾以涵冲阳；龙骨、代赭石重镇平冲安神；党参益阳明以安冲脉，因冲脉隶于阳明也；小陷胸汤加栀子除痰降热；茯苓引诸药入于至阴奇脉。于是冲气得安，怔忡亦平。

三、冲脉病咳嗽案

张某，男，11岁。1996年5月12日初诊。其病咳嗽2年，经中西医多种药物治疗乏效。胸部拍片无异常发现，查血常规亦属正常范围值。刻诊：其咳每于夜间一二时发作，自觉气从脘腹上涌即发咳，咳声连连，咳少白痰，并皮燥汗出。白天少咳，饮食一般，不渴。因夜咳影响睡眠，次日精神欠佳。苔白，脉小数。诊为肺中伏热致咳，初用泻白散加味煎服1周，不效。继用九仙散10日亦不效。窃思仲景治咳嗽有气从小腹上冲咽喉，予苓桂味甘汤，治其冲气之法。乃取和解敛冲法。处方：柴胡15g，黄芩10g，半夏10g，党参10g，五味子6g，乌梅10g，制牙皂6g，炙甘草10g。7剂，每日煎服1剂。

1996年5月25日二诊：夜咳大减，近2日夜间已不咳，唯喉间似觉有痰，咳一声即止，予柴芍六君汤善后。

按：咳嗽之疾，用治肺止咳诸方药，理固宜然。然本例患者迁延2年不愈，理当深究。其咳每于子夜一二时发作，此乃少阳主气之时。冲脉隶于肝，肝胆相表里，其时阳气发动，冲气不宁，随经脉上行，上干于肺，故发咳痰汗出之症。乃用仲景小柴胡汤加减，入少阳以和解气机平冲止咳。仲景用小柴胡汤治咳，必去党参、生姜、大枣，加五味子、干姜。今以其久咳伤肺，故保留党参，复加五味子、乌梅酸收以敛冲气上逆；不用辛温之姜而用辛咸之牙皂，盖制牙皂不但祛胶固之痰其力甚强，且有下气平逆之功。药符病机，顽疾乃愈。

四、冲脉病带下案

谈某，女，33岁，营业员。1996年1月18日初诊。月经不定期已数月，左侧少腹时痛，已上环。末次行经量如崩，7日净，继起黄白带下已1周。此冲脉虚陷，湿气下流所致带下。方以补中升陷，祛湿清热为法。处方：白术30g，苍术10g，甘草

6g，柴胡 6g，荆芥 6g，车前仁 15g，薏苡仁 15g，黄柏 10g，土茯苓 15g，败酱草 15g。3 剂，每日煎服 1 剂。

1996 年 3 月 18 日复诊：谓上次服药后带即净。近因劳累复又带下，但较上次量少，复予原方 3 剂而愈。

按：冲脉大盛，经行如崩，冲脉隶于阳明，崩后脉细虚陷，津化为湿而下流，加之素有少腹痛，又热瘀于下，气滞不畅，湿热相合，故黄白带下如注。方以二术补中，实阳明以益冲脉，少佐荆芥、柴胡等风药升阳而举陷。二仁祛湿，黄柏、土茯苓、败酱草清瘀热，甘草补中调和诸药。方证相合，故速愈之。

五、冲脉病排卵期出血案

易某，女，46 岁，机关干部，住城关古城南路。2014 年 8 月 15 日初诊。每月月经超前两三天而至，色鲜红量稍多，六七天干净。近 3 个月来，每于月经干净后十余天又有阴血，必淋沥 5~7 天才干净。至妇幼医院诊为排卵期出血，治疗未效。本次 2014 年 8 月 3 日行经已净，今又阴血 3 天，腹部不痛，腰部酸软，饮食二便如常。舌红苔薄白带黄，脉弦细。此证阴虚血热，冲脉妄行所致。治宜滋阴清热安冲。拟滋阴清经汤加减：生地黄 15g，阿胶 15g，生白芍 10g，生山药 10g，黄柏 10g，地骨皮 10g，海螵蛸 15g，茜草 10g，仙鹤草 15g，茯苓 10g。3 剂，每日 1 剂，水煎分 3 次温服。服完血净。嘱其下个月月经干净后第 7 天，再取原方 3 剂，服后不再出血而安。

按：月经周期中间阴道出血者，是为排卵期出血，中医妇科属于下焦肾阴虚，血热潜伏冲脉，迫血妄行所致。方用生地黄、山药、阿胶、地骨皮滋肾之阴；生白芍、黄柏酸苦泄热平冲；海螵蛸味咸入下焦冲脉以涩血；茜草苦寒，凉血止血；仙鹤草味苦涩平，清热止血；茯苓能引诸药入下焦冲脉，共奏滋阴清热安冲之效。下个月提前预服，以阻断病源，起先期防治之作用。

六、冲任损伤漏下案

夏某，女，24岁。2009年6月17日初诊。月经于2009年5月底来潮，至2009年6月2日净，不二日经血又见，先少后多，至今淋沥不净，色红。西医妇科检查：左侧卵巢有5cm×4cm包块，子宫中有环一枚。经用抗炎、止血剂滴注，治疗3日不效；又服宫血宁片6日不效；又予黄体酮片服，谓不效再行刮宫术，患者已服3日，血流未止。刻诊：面微潮红，腰腹不痛不胀，阴血仍鲜红，食可，便行。脉细，舌红，苔少白黄。此病漏下，乃湿热下流，损伤冲任阴络所致（功能失调性子宫出血）。治宜养阴清热燥湿止漏。处方：生地黄15g，白芍10g，黄芩10g，阿胶15g，海螵蛸12g，茜草10g，黄柏10g，炒地榆15g，侧柏炭30g，赤石脂30g，3剂，每日煎服1剂，空腹服。服完血净，下个月行经正常。

按：《素问·上古天真论》云："任脉通，太冲脉盛，月事以时下。"今因湿热下流，阴络损伤，冲任不摄，故经血不已。治以生地黄、白芍、阿胶养阴以调冲任；黄芩、黄柏清热燥湿以祛下焦之邪；海螵蛸、茜草、炒地榆、侧柏炭宁络止血；赤石脂固涩冲任之漏。合而为方，有养阴清热、宁络止血之效。

七、冲脉病月经净后口舌生疮案

周某，女，42岁。每于月经净后，随发口舌生疮，数日方愈，如是已数月。刻诊：月经如期，适经净2日，舌边数点隐隐刺痛，观之痛处红色，渐有溃破生疮之势，苔少白，脉虚弦。此病口疮，乃阳明脉虚，冲脉阴火夹毒上乘所致。治宜通补阳明，养阴泄热，佐以引火归原。处方：金银花10g，知母10g，玄参10g，太子参12g，黄芩6g，茯苓10g，千层纸10g，川椒3g，细辛3g，甘草6g，每日煎服1剂，药服2剂而愈。后不再发。

按：此妇口舌生疮，每发于月经净后，《素问·上古天真论》

说："任脉通，太冲脉盛，月事以时下。"八脉隶于肝肾，唯冲脉隶于阳明，故月经按时而行，必须阳明脉盛，乃能满溢冲脉，而后经潮。《素问·阴阳应象大论》说："年四十而阴气自半也，起居衰矣。"《素问·上古天真论》又说："女子……五七阳明脉衰，面始焦，发始堕。"此妇年过四旬，行经后气血大亏，冲脉耗损，阳明元气必虚。脾胃相表里，脾主统血，亦必然营血不足。《灵枢·经脉》说："脾足太阴之脉属脾络胃，连舌本，散舌下。"脾胃元气不足，则阴火偏盛，李东垣尝谓："火与元气不两立，一胜则一负。"（《脾胃论·脾胃胜衰论》）于是下焦冲脉阴火夹潜伏之邪毒循经上损舌络，故舌痛而生疮。方用太子参、茯苓、甘草通补阳明，此叶天士常用之法也（《临证指南医案·卷四·痰饮·施》），阳明盛则能通贯冲脉。玄参、知母、黄芩、金银花养阴降火解毒。千层纸微苦甘凉，善清火而愈疮。《素问·至真要大论》说："微者逆之，甚者从之……适事为故。"故又少用细辛、川椒之辛温以为反佐，引火下行，二药又有止痛之功。合而为方，益气养阴，清热解毒，引火下行。调理冲脉与阳明，药能中鹄，收效如鼓应桴。

八、冲脉病妊娠腹痛恶阻案

梁某，女，28岁。1996年6月20日初诊。自诉：怀孕3个月，肌肉不充，小腹疼痛，时重时轻，痛重时即欲大便，解后痛减，夜间痛发，则影响睡眠，晨起胸闷，恶心呕吐，食纳少差，头晕，肢软无力，面色乏华，苔薄白，脉滑数，左关弦。此乃妊娠聚血养胎，血气不足，冲气上逆所致。法宜养血健脾安冲。处方：当归10g，川芎10g，白芍15g，白术10g，茯苓10g，泽泻6g，半夏10g。服3剂，腹痛止；续服3剂，恶阻释。足月顺产一男。

按：《素问·骨空论》说："冲脉为病，逆气里急。"肌肉不充，素体脾虚。妊娠聚血养胎，血气不足，胎气内动；冲脉隶于阳明，冲气上逆犯胃，经说“大肠、小肠皆属于胃”，胃失和降，故发腹痛呕恶诸症。方取当归芍药散为汤剂，养血健脾，并加半夏降逆，则冲脉宁谧，顺利以痊。

九、冲脉病不孕案

案1

王某，女，36岁。26岁结婚后育一子已经8岁，近年欲生二胎。已经一年未避孕，但未怀孕。月经如期而行，行经时左侧少腹稍胀，余无所苦。上个月经造影检查提示：卵泡发育尚好；左侧输卵管不通，右侧输卵管通而不畅。刻诊：发育偏瘦，饮食一般，二便调，月经未潮，无明显不适，平素少白带。舌红苔薄白，脉缓小。此乃冲脉阻滞不通，故不能摄精成孕。宜温经养血，行瘀通闭理冲。自拟温经甲通汤：吴茱萸10g，生姜10g，当归10g，赤芍10g，川芎10g，牡丹皮10g，半夏10g，桂枝10g，麦冬12g，党参10g，甘草6g，阿胶10g，穿山甲5g，路路通15g。连服1个月，第2次经净后4日，妇科通液检查示双侧输卵管通畅。遂停药，4个月后有妊。

按：《难经·二十八难》说：“冲脉者，起于气冲。”滑伯仁说：“冲脉起于气冲穴，为阴脉之海。”李聪甫说：“从这方面看出，冲脉可能包括卵巢和输卵管的部分。卵巢和输卵管分置小腹两旁，适当骨盆壁侧，正符合气冲在鼠蹊上一寸，为冲脉的起点。”（《中医生理学之研究》）余以为此论卵巢和输卵管与朱丹溪论胞宫说胎孕“所藏之处，名曰子宫。一系在下，上有两歧，一达于左，一达于右”（《格致余论》）颇相吻合。此按中医辨证，其因冲脉虚寒，血气瘀滞，致输卵管阻塞而不能摄精受孕。本方乃温经汤加穿山甲、路路通而成。方用吴茱萸、桂枝、生姜温经散寒；赤芍、当归、川芎养血；党参、甘草补气；阿胶、麦冬润燥；半夏化瘀散结，牡丹皮活血消瘀；穿山甲、路路通入冲络以通地道，地道通自能摄精成孕。

案2

龙某，女，34岁。2008年5月4日初诊。婚后5年不孕，经中西医治疗无效。刻诊：身体略胖，素常少腹隐痛，带下色白黏稠；月经后期，行经量少色暗，夹有血块，少腹疼痛拒按，畏寒喜温；常发头昏胸闷，乏味纳差，舌质淡苔白腻，脉弦小滑。输卵管碘油造影报告：输卵管粘连、积水不通畅。病为不孕，乃寒湿痰浊瘀阻冲脉，不能摄精成孕。治拟温经散寒，活血化瘀，理气化痰，通络为法。处方：麻黄6g，桂枝10g，白芷6g，炮干姜6g，鹿角霜10g，赤芍10g，当归10g，川芎10g，苍术10g，厚朴10g，陈皮10g，半夏10g，茯苓10g，枳壳10g，桔梗10g，王不留行10g，炙甘草6g，姜3片，葱白3根。每月经来潮，即取服上方7剂，治疗3个月后，输卵管通液报告：双侧输卵管通畅。半年后怀孕，足月顺产一女。

按：患者身体偏胖，平素白带稠多，月经后期，痛经，量少色暗，乃痰湿之体，肾阳失煦，脾虚湿聚生痰，痰湿阻滞冲脉，地道不畅，胞宫不能摄精成孕。方用五积散加鹿角霜、王不留行，温阳祛寒，行气活血，祛湿化痰，使冲络通畅，故能摄精成孕。

十、冲任失调乳疬案

任某，男，16岁，学生。左侧乳房增大已年余，如十六七岁女孩丰满，皮色如常，按之柔软，重按乳头旁则有硬核触手，钝痛，余无所苦。舌红苔白，脉稍弦滑。某医院建议其手术治疗，家长拒绝，而求治于中医。刻诊：脉证如上，此病乳疬，乃冲任失调，阴虚痰滞所致。予滋阴散结法，拟补肾散结汤：生地黄15g，山萸肉10g，山药10g，牡丹皮10g，泽泻10g，茯苓10g，鹿角霜10g，青皮6g，荔核6g，川楝子10g，用等量免煎剂，日1剂，水冲120mL，分3次服。30剂。

服完上药，左侧乳房硬核已消，乳房缩小一半，按之柔软。

取首方去川楝子，加半夏、陈皮、白芥子各10g，续服1个月即平如常。

按：乳疬病最早见于《疮疡经验全书·乳病门主论》，谓“男子乳房忽然壅肿如妇人状，扪之疼痛欲死”，似指此病。《黄帝内经》说：“足阳明胃经，行贯乳中；足厥阴肝经上膈，布胸胁，绕乳头而行；足少阴肾经，上贯肝膈，而与乳联；冲任起于胞中，任脉循关元，上至胸中，冲脉夹脐上行，至胸中而散。”故后世医家认为，女子乳头属肝，乳房属胃；男子乳头属肝，乳房属肾。若肾气亏虚，冲任失调，精血不足，肝失濡养，易致气郁痰凝，发为乳疬。本方用六味地黄丸补肾阴，合鹿角霜补肾阳，通冲脉任脉之气；补水可以涵木，温阳可以散结。复用青皮、荔核、川楝子疏肝气、化郁结。于是肝肾得养，冲任得调，气行血畅，乳核乃消。

十一、冲任不足产后缺乳案

王某，女，26岁，住黄石市。足月妊娠，新产后1周，无乳，乳房不胀痛，饮食一般，体质偏瘦，二便尚调。舌红苔白，脉缓小。此病冲任气血不足，无以化生乳汁所致。治宜补气血以灌冲任。处方：党参30g，黄芪30g，当归50g，麦冬15g，木通4g，桔梗5g，猪蹄2只。取2剂，每剂加水，小火慢煨，饮汤。2日后，乳渐通畅如泉。

按：冲任起于胞中，任脉循关元，上至胸中，冲脉夹脐上行，至胸中而散。冲任导气血下为经血，上为乳汁。女子新产，气血大虚，无以灌注冲任而化生乳汁。方取傅青主通乳丹原方，大剂量党参、黄芪、当归、麦冬补气血；木通通乳路，桔梗载药上行；猪蹄为血肉有情之品，《名医别录》谓：“煮汁服，下乳汁。”《外台秘要》治疗缺乳，用母猪蹄一具，或加通草六分煮水饮。合方治疗冲任不足产后缺乳疗效殊佳。

第六节　任脉病证治选案

一、任脉病葡萄胎案

李某，女，23岁。1990年8月20日初诊。自诉：怀孕3个月，腹大倍常，动红腹痛，继下葡萄胎形，到当地医院做刮宫术。半个月连施手术2次，经血渐净。后半月复查尿绒毛膜促性腺激素（HCG）阳性，谓葡萄胎未净，嘱其再行刮宫术。患者系新婚后第1胎，颇有顾虑，不同意再做手术，乃至余处求治。时已月余，查尿HCG仍阳性，腹部平平，纳食稍差，余无不适。余思中医妇科似无此病治法，夜晚翻阅文献，见《叶氏医案存真·卷三》有一案：漏下如卵形，谓任脉为病，治以血中宣气，乃仿其法。处方：南山楂10g，茺蔚子10g，青葱10g，茜草6g，香附10g，薏苡仁30g，3剂。服药后反应殊大，头昏肢软，颇感不支。坚持服完3剂，5日后复查尿HCG已阴性。月后再查尿HCG仍为阴性。嘱其暂时避孕。2年后竟获一子。

按：葡萄胎为非正常胎孕，乃任脉血损，水气互结，腹聚成形。治以血中宣气，祛其结聚，以恢复任脉功能。方用山楂、茺蔚子、茜草活血调任，香附、青葱调气散结，薏苡仁祛湿行水，以祛其瘕聚之余波，而复任脉之职。

二、任脉病宫颈粘连闭经案

赵某，女，25岁。1995年9月30日初诊。今年5月怀孕月余，做刮宫术，人流后小腹稍有不适，3~5天后未治渐如平。至次月底月经不潮，但小腹痛，至8月底，仍然小腹痛1~2天，月经仍不行，其余精神饮食无明显不适。至妇产科再诊，谓宫颈粘连，需再行刮宫术。患者不愿手术而来咨询。余告其下个月腹痛时前来服药，不用手术即可行经。至10月底果然小腹痛，诊其脉缓小，舌正。此乃冲脉盛而任脉不通，故虽腹痛而月经不行。治以温通任脉法。处方：小茴香5g，桂枝10g，赤芍10g，蒲黄10g，当归尾10g，川芎10g，五灵脂10g，炮干姜3g，延胡索12g，红花10g，没药10g，2剂。下个月因他事来告说：上药仅服1剂，月经即通行，4天后经净而愈。

按：《素问·上古天真论》说："女子……二七而天癸至，任脉通，太冲脉盛，月事以时下。"本例施行刮宫术后，月经闭止，西医妇科谓宫颈粘连，实乃任脉有所伤。其腹按月而痛者，冲脉盛，经欲行；然因任脉不通，血不能行，故月经不下。乃用少腹逐瘀汤温通任脉而获效。

三、任脉病狐疝案

盛某，男，72岁。1967年7月18日初诊。其人身体魁梧，数年前因劳力过度而发生疝气疼痛，其发作时自觉左侧少腹有物下坠至阴囊，胀痛不可忍，必以手托揉，继用热毛巾外敷揉按，半小时至1小时之谱，疝亦还纳，疼痛渐松。先是半年一发，后两三月一发，现每月必发。年高畏惧手术，要求保守治疗。今以疝发疼痛如前，痛楚异常，汗出涔涔，手足冷，苔白，脉弦长。诊为任脉发病，为疝痛，乃予成药十香止痛丸（木香、沉香、香附、乌药、陈皮、丁香、小茴香、煨荔枝核、泽泻、皂角），每丸重6g，每日服3次，每次1丸，温开水送下。连服3日，外助以热毛巾敷之。即日症除，连服3日，自后不再复发。至82岁以他病终。

按：《素问·骨空论》说："任脉为病，男子内结七疝。"《难经·二十九难》亦说："任之为病，其内苦结，男子为七疝。"《脉经·平奇经八脉病》则说："脉来紧细实长至关者，任脉也。动苦少腹绕脐下引横骨阴中切痛，取脐下三寸。"本例少腹痛引横骨以下阴囊，乃任脉寒凝，阳气不行，肠坠气滞所致，为任脉疝病无疑。仲景治寒疝有大乌头煎法。今以景岳辛香流气，温暖散寒之十香丸治之，使任脉温暖，气顺肠收而获效，免除手术之苦。至于后不再发，实属意外，而其机理值得深究。

四、任脉病带下案

曾某，女，37岁。1994年8月20日初诊。上个月行经1日，饮冰水一大杯，次日月经即停，未觉特殊不适。经40日月经竟不复潮，近周白带殊多，腰痛，酸软乏力。舌淡苔白，脉沉。此乃寒伤督阳，任脉不通，阴液失摄，故经不行而白带下。治宜温阳通任，和血调经止带。处方：淫羊藿10g，仙茅6g，巴戟天10g，小茴香3g，菟丝子10g，熟地黄15g，当归10g，川芎10g，川牛膝10g，泽兰15g，茯苓10g。3剂。

1994年8月23日二诊：服方腰痛及白带大减，续服3剂而经行。

按：饮食不慎，大寒伤阳，致使任脉不通，月经不行。血不利则为水，故变生白带下流。其治以淫羊藿、仙茅、巴戟天、小茴香、菟丝子温督阳祛寒邪以通任脉，熟地黄、当归、川芎、牛膝、泽兰补任脉和血通经，茯苓引药入于奇经。于是血和经行，白带亦止。

五、任脉癥病月经延长案

朱某，女，43岁，某银行职员。2011年3月12日初诊。月经错后一两天，每次量稍多。唯近年行经延长，每次需上十天干净。本月经行先两三日量少，后四五日增多，然至今已经二十余天不净，量亦不多，色偏暗，腹部不痛。食量少，常年大便秘结。体瘦弱，面黄乏华，舌淡苔薄白，脉细弱。初诊为脾虚任脉不固所致，予归脾汤加阿胶、艾叶炭、地榆炭等，服3日，血似减少而仍不净。乃做子宫B超检查，报告：子宫肌瘤4个，大者1.2cm×0.8cm；宫颈小囊肿。此月经延长乃任脉瘀阻，血不归经所致。转拟消瘀和血止血。处方：当归10g，芍药10g，川芎10g，肉桂3g，桃仁10g，炮姜5g，牡丹皮6g，党参10g，麦冬10g，茯苓10g。取3剂，每日煎服1剂。谓服完1剂血即干净，续服完而安。嘱继服1个月，子宫B超复查，无异常发现，月经正常。

按：本案月经延长近1个月不止，初予益气摄血法乏效。后做子宫B超检查，报告：子宫肌瘤。此属《金匮要略》所云“癥痼害”。经云“任主胞胎”，乃诊为任脉瘀阻，血不归经。方取桂枝茯苓丸合温经汤化裁。桂枝茯苓丸祛瘀化癥；加温经汤中之当归、川芎养血和血祛瘀，炮姜合肉桂温经暖宫止血；党参、麦冬补益气阴。使祛邪而正不伤，疗效颇好。

六、任脉病绝经期崩漏案

郭某，女，50岁。1997年2月28日初诊。患者阴中出血，淋沥不断数月，经西医妇科诊断为更年期出血。应用黄体酮、丙酸睾酮等药物治疗，血仍不止。刻诊：阴血淋沥如往，少腹冷痛，喜热敷，头晕，夜寐不安，手足心热，舌干不欲饮，腰膝酸软，纳食乏味，舌淡红黯，苔薄白，脉细弱涩。此病崩漏，乃任脉虚寒，瘀血内阻胞宫所致。治宜温经和血，方取温经汤：吴茱萸10g，当归10g，芍药10g，川芎10g，党参10g，桂枝10g，阿胶10g（烊化），牡丹皮10g，生姜10g，甘草10g，半夏6g，麦冬10g。7剂，每日煎服1剂。前3日血量多，夹瘀块；后4日渐渐见少而净。然夜寐梦频，乃予酸枣仁汤加当归、白芍，3剂而愈。

按：《金匮要略》说：“胞门寒伤，经络凝坚。”又说：“或结热中，痛在关元。”任脉起于中极之下，上关元，说明或寒或热皆可导致任脉气血凝滞，病发胞中。故仲景又说：“妇人年五十所，病下利数十日不止。暮即发热，少腹里急，腹满，手掌烦热，唇口干燥，何也？师说：此病属带下，何以故？曾经半产，瘀血在少腹不去。何以知之？其证唇口干燥，故知之，当以温经汤主之。亦主妇人少腹寒，久不受胎；兼取崩中去血，或月水来过多，及至期不来。”本案崩漏，即虚寒瘀血在少腹胞宫不去所致，故取温经汤调任暖宫，疗效确切。

七、任脉病不孕案

游某，女，31岁。2007年3月31日初诊。婚后6年未孕。16岁月经初潮，2~3个月经行一次，或3~5个月不行，血色红黯，小腹痛，脐下腹冷，行经6~8日净，舌淡极薄白苔，脉弦细。B超诊断：子宫发育不良。此病不孕，乃先天不足，任脉虚寒，胞宫失养所致。治宜温通任脉，暖胞调经。予温经汤加减主之：吴茱萸10g，当归10g，芍药10g，川芎10g，红参6g，桂枝10g，阿胶10g（烊化），牡丹皮10g，生姜10g，炙甘草10g，半夏6g，小茴香5g，紫石英15g。月服14剂，每日煎服1剂。下个月经潮腹痛减轻；再服一期，月经正常。停药至半年而怀孕。

按：经云：任主胞胎。任脉通调是维持女子月经、孕育功能正常的重要因素。本例不孕检查发现子宫发育不良，其证候是月经不调、痛经，故不能摄精成孕。方用温经汤去麦冬之甘寒，改生甘草为炙甘草，加小茴香、紫石英调任暖宫，促进胞宫发育，使月经周期正常，故能摄精成孕。

第七节　督脉病证治选案

一、督脉病高血压风眩案

唐某，男，53岁。1987年2月21日初诊。患者以头晕、动则加重、夜寐不安、胸闷等症住院，血压200/110mmHg，经服复方降压片及中药平肝祛痰方数剂，头晕似有所减轻，血压仍波动在（150~120）/（110~80）mmHg之间。刻诊：头晕头重夜难入寐，寐则梦频，心烦，夜尿2~3次，舌体大、质红偏绛、汪白润，脉弦长不劲。此乃督任不交，水火不济，脑府元神失调所致之风眩。法宜滋水降火，交通督任以安元神。处方：阿胶10g（烊化），白芍15g，鲜石斛15g，黄连3g，麦冬10g，酸枣仁10g，茯神10g，煅磁石18g，鸡子黄1枚（搅冲）。2剂。停服降压片。

1987年2月23日二诊：服上药夜寐转安，头晕头重大减，血压120/80mmHg，脉舌如前，续原方连服5剂。血压稳定，诸症痊愈出院。月后询访，情况良好，血压正常。

按：风眩乃临床常见病、多发病，因其治疗不易且发展预后差，每致卒中，故为医药学者所重视。风眩，最早见于南北朝时南齐名医徐嗣伯。徐嗣伯曰："自谓风眩多途，诸家未能必验。至于此术，鄙意偏所究也。少来用之，百无遗策。"说明他对此病的医疗效果是颇佳的。关于此病病机，徐嗣伯曰："夫风眩之病，起于心气不足，胸上蓄实，故有高风面热之所为也。痰热相感而动风，风心相乱则闷瞀，故谓之风眩。"（《备急千金要方·卷十四·风眩》）他认为风眩病所见头目昏眩、面热、心胸烦闷等证候，乃心火肝风相乱，痰热内生，上扰高巅所致。此病与西医之高血压相吻合，可结合西医学仪器进行检测（包括检测血压、血液流变学、血脂参数等），以观察医疗效果。此病一旦形成，根治较难，故必须坚持治疗。徐嗣伯亦尝曰："头目眩者，防风汤主之。此汤大都宜长将服，但药中，小小消息之，随冷暖耳。"意谓服药过程中，应随症状变化而调整用药，然而"宜长将服"，达到较好的远期疗效。否则，若风眩未能有效控制，将有发展成为中风之虑。而此风非外来风邪，乃脏腑功能失调所生之内风，亦即内伤伏气致病。风眩之于中风，是为先期伏气病也。

《灵枢·经脉》说："督脉虚则头重，高摇之，夹脊之有过者。"督脉循脊入脑，主阳主气，以阳为体，以阴为用。其与主阴血之任脉相对应，一行身之前，一行身之后。督脉导肾水上升，任脉导心火下降，是为心肾相交，水火既济。本例患者督脉不能导阴以上济，任脉不能导阳以下潜，衍成督任不交，水火不济，脑府元神失调，故病头晕而重，心烦难寐，血压升高等症。古称风眩病也。《素问·骨空论》说："督脉生病，治督脉，治在骨上，甚者在脐下营。"乃谓督脉病一般取脊上督脉穴以调其阳；若病甚者，则取脐下任脉穴以治其阴。故方取黄连阿胶汤加减，以阿胶、白芍、石斛滋肾，则督脉导之以养脑髓至阴；用黄连、麦冬清火，则任脉导之以下降；磁石镇脑宁神；酸枣仁、茯神养脑安神；鸡子黄血肉有情，混元一气，滋养任督两脉；茯神能引诸药入于至阴奇脉。如斯则督任交，水火济，阴阳调，诸症乃痊，先期治疗而免其卒中之患。

二、督脉病眩晕案

陈某，女，51岁。1991年8月13日初诊。头昏，行动如酒醉状已近1年，当地治疗乏效，至省医院诊断为神经功能紊乱，梅尼埃病，服多种中西药仍未好转，近月加重。刻诊：头昏头重，自觉摇晃不稳，稍不注意即跌倒，跌倒后心慌、胸闷，睡眠饮食可，月经1~2个月一行，舌质黯，苔白厚，脉沉。脑血流图大致正常，血压94/62mmHg。证属髓海失充，痰瘀阻络，督脉失总督之权。治宜益精充髓，和络祛痰，通补督脉为法。处方：鹿角霜10g，菟丝子12g，党参10g，龟板15g，半夏15g，茯苓10g，远志10g，陈皮10g，丹参15g。每日1剂，水煎服。连服15剂而愈。

按：督脉上至风府，入属于脑。脑髓精血不充，督脉阳气失主持之权，故头昏头重高摇。督脉其支络从小腹上贯心，痰瘀阻络，脉气不畅，故其跌倒则心慌、胸闷。方以龟板滋养脑髓精血以荣督；党参、菟丝子补督脉之阳气；鹿角霜善通督脉之气；半夏、远志、茯苓、陈皮祛痰；丹参和血络。虚实兼调，药中肯綮，故守方而愈。

三、督脉阳虚畏风案

唐某，女，35岁，工人。1998年5月2日初诊。头顶畏风，每于春天则发，此次复发2周，经治未效。刻诊：颠顶畏冷，无风亦觉冷风袭入，颈项强，背亦畏冷，两小腿肚不时发痛，行路板硬不舒。平素颇易伤风出汗。舌红苔薄白润，脉濡，左寸独滑。此病督脉阳虚，太阳失煦，卫气不充所致。治宜益气充督，然时值春阳发动之时，而身体阳气不升，故应助其升阳，佐以舒筋。处方：黄芪15g，桂枝10g，白芍10g，鹿衔草15g，藁本10g，苍耳10g，伸筋草10g，茯苓10g，炙甘草6g。3剂，每日煎服1剂。

1998年5月7日二诊：小腿未痛，头顶畏风稍减，背脊仍冷。上方去藁本、苍耳、伸筋草，加鹿角霜10g，附片6g，连服6剂而愈。

按：督脉循脊上至巅，总督诸阳，为卫气之根本。若督阳不充，太阳失煦，卫气不固，则发为头巅背脊畏风冷。足太阳循腨而上行，太阳经气不利，故小腿时痛。首方用黄芪、桂枝、白芍、鹿衔草、炙甘草补气充督；时值春阳发动之时，而身体阳气不升，故用藁本、苍耳助其升阳，佐以伸筋草利太阳经气；茯苓引诸药入督脉。服后太阳经气初通，腨痛未发，而督阳仍不温暖，故巅脊仍冷。接方去藁本、苍耳、伸筋草，加鹿角霜以通督脉之气，附片以温督脉之阳，则阳充气足，故续服而愈之。

四、督脉阳虚头冷腹冷痛案

邵某，女，53岁，教师。2000年10月13日初诊。头巅畏冷，入秋尤重，病已数年，今秋有加重之势。刻诊：头巅畏冷，并发腰脊冷，左侧少腹冷痛，口干无津，经水已于前年断绝。舌暗红苔薄白，脉沉小。血压160/90mmHg。证属督脉阳虚，经脉失煦，气不化津所致。治宜补命温督，益气生津。处方：淫羊藿10g，鹿衔草15g，附片6g，菟丝子15g，鹿角霜10g，黄芪15g，党参12g，当归10g，玄参10g，茯苓10g。4剂，日服1剂。

2000年10月20日二诊：腹已不疼，诸冷减轻，口中有津润泽。舌红苔薄黄，脉沉小。仍守原方4剂而痊。

按：督脉主阳气通于命门，其以阳气为本，阴精为用。50岁以后，地道不通，命火督阳渐衰，精气不充，入秋阴冷渐加，旧恙复发必然加重。方用淫羊藿、鹿衔草、附片补命门之火；鹿角霜、菟丝子通督脉之气；党参、黄芪补气；当归、玄参养血；茯苓引诸药入于奇经。使火充气足津生而诸症得平。

五、督跻脉病痫证案

金某，女，32岁，工人，住鼓楼。2006年3月13日初诊。流产已3个月，月经不调。近因情志不畅，一时突然歪倒，人事不知，口流涎沫，移时渐渐复原。西医诊为痫证，予抗癫痫药，已服月余，而仍时时发病。恐智力减退，要求服用中药治疗。观其形体微胖，面白乏华，饮食二便调，脉微弦，舌淡红，苔薄白。发病前略有所知，如肢软或头昏，即必发。神识不知短暂，或手掣动不已。此痫证小发作也。乃情志抑郁影响督脉二跻脉气失衡所致。为拟柴胡加龙骨牡蛎汤增减，治理督跻奇经。处方：半夏10g，制南星10g，桂枝10g，党参10g，茯苓10g，生龙骨15g，生牡蛎15g，大黄5g，柴胡15g，黄芩10g，蜈蚣2条，全蝎5g，生姜6g，大枣3枚。取14剂，每日煎服1剂，日3服。停服西药。

2006年3月30日二诊：发作较前减少，1周发2次，症较轻。仍守原方，再取14剂。

2006年4月16日三诊：服药第1周未发，本周又发1次。续取原方7剂，煎服如前。另取原方10倍量，焙干研末，蜂蜜为丸，日服药3次，每服9g。自后数月，可以不发，精神亦可。

按： 痫证乃脑府及督跻病变，奇经为病，不系阴阳十二经。王叔和倡论于前，李东垣述于后，余已于痫证证治论及。本案痫证，方用仲景柴胡加龙骨牡蛎汤增减治疗，盖徐灵胎尝谓该方“能下肝胆之惊痰，以之治癫痫必效”(《伤寒论类方》)。说明本方以功能治疗惊痰为特点。李克绍指出，柴胡加龙骨牡蛎汤“通治柴胡证而有烦惊、谵语、身重，均为神经精神证，其病颇剧。仲景常用龙牡治烦惊”(《伤寒论识义》)。原方去铅丹畏其毒也。原方含小柴胡汤具有和解阴阳之功；桂枝、茯苓通阳祛湿；大黄泄热；复加南星善走奇络而祛风痰，南星善治精神神经疾病，既能平抑其亢进，又能振奋其虚衰。半夏、南星皆具有燮理脉络阴阳，双向调节之作用。又增蜈蚣、全蝎搜风止痉，合龙骨、牡蛎重镇安神，以增强平息惊痫之功。然其和解阴阳者，即调和督脉及阴阳二跻之脉气；祛风痰者，祛入脑之痰；其通阳祛湿者，即祛脑府之痰湿；其泄热者，泄脑府之伏热；其党参养心气者，即养脑气；其安神志者，实安脑神；其镇静息风者，实镇定脑气妄行、奇经经气妄动之风也。合而为方，则收祛痰泄热，镇静搜风，益气安神止痫之效。

六、督脉病带下案

汪某，女，32岁，农民。1995年9月13日初诊。平素常发腰骶痛，小腹痛，有痛经史。近半年月经如期而量偏多，已上环。数周来劳务过重，带下清稀如水，并头昏，怠惰嗜卧，腰酸，足膝酸软，饮食尚可，面黄乏华，舌质红少白苔，脉沉细小。查血常规：Hb104g/L，RBC3.5×10^{12}/L，WBC4.0×10^{9}/L，N58%，L42%。证属肾督阳虚，津液失固，故致带下清稀，治宜温阳补督固津止带。处方：补骨脂10g，胡桃10g，沙苑子10g，桑螵蛸10g，海螵蛸10g，茯苓10g，金樱子15g，芡实15g，山药15g，茜草6g，煅龙骨、煅牡蛎各15g。3剂。

1995年9月18日二诊：带转稠白，间断而下，余症大减，苔极薄黄。守上方去胡桃、补骨脂，加菟丝子15g，鹿角霜10g，3剂而愈。

按：素有妇科盆腔疾患，加之劳力伤阳，肾督阳虚，津液失摄，故发带下清稀。督脉上通于脑，下通命门，督阳虚精气不足，故头昏、腰膝酸软。方以青娥丸温肾命火以益督阳，加沙苑子、桑螵蛸以助之；配水陆二仙丹、乌贼芦茹以涩津固气；佐以山药，煅龙骨、煅牡蛎以助之。茯苓祛湿并引诸药入于下焦奇脉。二诊苔少见黄，乃去青娥之温守，而易菟丝子、鹿角霜温升督脉之气，乃收全功。

七、督脉病鼻衄案

朱某，8岁。患鼻衄，经医院注射止血药、消炎药，并服药，局部压迫等治疗，皆不能止血，已2日，势甚急，建议其转省院治疗。惶恐之际，于下午驱车前来问余。告急以大蒜捣烂，敷于涌泉穴，2小时揭去。明晨来诉，当夜衄血即止。唯恐再出，多敷了2小时，足心皆已起泡。嘱涂以紫药水而愈。

按：李时珍说鼻为命门之窍。命门通于督脉，若相火沿督脉上炎至鼻，窍络被伤灼而血溢于外，则发鼻窍出血。命门下通于肾，乃取肾之井穴，敷以蒜泥，一则上病下取，二则蒜善引热下行。敷后命火得以由督脉归原而血即止。前贤虽有此治法，但理未发出。今以此理而贯通于实践中也。

八、督脉病痔疮便血案

江某，男，65岁。1984年3月11日初诊。患者病大便带血已多年，俗谓“粪后红”，肛肠医诊为内痔。因便带血量甚少，或月一发，或数月一发，颇不介意。近周因饮酒食肥甘过多，致旧恙复发。大便头秘结，解出后即夹杂鲜血殊多。且因大便努责不爽，肛肠略见脱出。察其舌红，苔白罩黄略厚（嗜烟，系烟熏所致），脉缓稍大。病为痔血并脱肛。治宜升阳胜湿，和血止血。予藁本升麻槐米汤：藁本 6g，升麻 6g，枳壳 6g，厚朴 3g，槐花米 10g，黄连 3g，当归 10g，火麻仁 10g，甘草 3g，每日煎服 1 剂，饭前温服。连服 3 日，并嘱戒烟酒，诸恙随之平复。后数月未再发。

按： 此方余师祖本邑外科名医马春云先生所传。督脉循长强、会阴交任脉，气至魄门，故《素问·骨空论》有“督脉为病……痔”之说。《黄帝内经》云：“大肠小肠皆属于胃。”若饮食不节伤脾胃，致脾运不健，湿气下流，湿热壅滞肛肠、魄门，督脉气失升举，则脉壅血郁成痔。若大便努责，络损则血溢，血随大便而出，其色鲜红，即为痔血。藁本性味辛温，王好古云其“主督脉为病”，李时珍谓其“通督脉”，《本草求真》谓其“兼入奇督”，善升阳祛风胜湿。升麻性味甘辛平，入胃升清祛湿。枳壳、厚朴宽肠理滞以助督脉行气。黄连清热燥湿。当归、火麻仁和血润肠通便，合上药以消痔肿。槐花米即槐花干燥之花蕾，性味苦平，清热凉血止血，为治肠风痔血之要药。甘草调和诸药。故本方有升阳胜湿，行气和血，消壅止血之功，用治痔血，每收佳效。若因劳力伤气而发者，加党参；若因饮酒过多而发者，加葛花、枳椇子；若因肛痒虫动而发者，加鹤虱、乌梅；若痔血远射如线者，加阿胶、地榆。

第八节 带脉病证治选案

一、带脉病白浊案

王某，男，46 岁。1988 年 12 月 8 日初诊。原因跌伤腰脊，频繁腰痛，经治时轻时重。近 2 个月来渐见尿有白浊，近周加重。刻诊：形体消瘦，尿混浊或如米泔，或黄浊，饮食减少，不能吃荤腥食物，食之则尿浊更甚，腰胀甚，俯仰利，口不干渴，时便秘，舌红极少白苔，脉数。查尿常规：蛋白（++++），红细胞（++）。前列腺B超检查形态正常。腰椎拍片第3~5腰椎骨质增生，第1~2腰椎压缩性骨折。证属脾肾两虚，带脉失荣，湿热下注所致。拟滋肾补脾荣带，祛湿清热为法；腰椎损伤，另寻治法。处方：生地黄、熟地黄各10g，女贞子10g，旱莲草10g，白术10g，炙甘草6g，茯苓10g，猪苓10g，滑石10g，炒地榆10g，琥珀3g（冲）。3剂，每日煎服1剂。

1988年12月12日二诊：尿稍转清，查尿常规：蛋白（+），红细胞（±）。拟双益脾肾、通补带脉，兼化瘀化食。处方：龟板15g，石斛12g，山药15g，茯苓10g，猪苓10g，杜仲10g，鹿角霜10g，山楂肉10g，鸡内金10g。后守上方去猪苓或加萆薢、桑螵蛸，或续断、枸杞子等增减，服药20余剂，尿清，尿常规复查正常，能食荤腥而无所苦。

按：带脉围腰，总领六合。《素问·痿论》说："阴阳总宗筋之会，会于气街，而阳明为之长，皆属于带脉，而络于督脉。"若"思想无穷，所愿不得，意淫于外，入房太甚，示筋弛纵，发为筋痿，及为白淫"。带脉一元之气通于先后二天，包涵阴阳二气化合而天成。若至虚至损，则见阴阳衰败之象，必从阴阳着手调治。首方双补脾肾，祛其湿热，以复带脉之用。二诊用龟板、石斛、山药、杜仲、鹿角霜等通补阴阳以益带脉，山楂、鸡内金消食化滞以增化源，二苓以利水道，守方增减使带脉复其约束收固之权，病乃可痊。

二、带脉病肾盂积水腰胀案

齐某，女，36岁。1995年8月11日初诊。患者腰胀隐痛已数月，伴小便有时频急，经B超检查提示右侧肾盂轻度积水，尿常规化验阴性。经用西药抗感染治疗乏效，复用中药效亦不显。近日右侧腰囊作胀且痛，局部有轻度叩击痛，小便清，有时稍频，无涩痛感，食可，大便日行一次，身体偏瘦，继往有轻度胃下垂病史，现脘无不适。舌淡中少白苔，脉极弱。检阅病历，前所服方药温阳行水如苓桂术甘汤、补肾强腰如独活寄生汤、滋肾化气行水如济生肾气丸等等，服药2个多月，皆不能缓解其胀痛。窃思腰为肾之府，然亦为带脉所行，所用治肾方不中，当求之于带脉，其人有胃下垂病史，当系中气不足所致。若中虚湿气下流，着于带，可致是症。乃用东垣补中益气汤加减，以观进退。处方：黄芪15g，党参12g，白术10g，升麻6g，柴胡6g，陈皮6g，当归10g，炙甘草6g，茯苓15g，生姜3片，大枣4枚。服5剂症大减，续服5剂而愈。

按：肾盂积水致腰胀而痛，求治于肾，理所当然。然治之罔效者，说明本不在肾。夫带脉环腰，后通于肾，而前贯于脐，乃脾所主。带脉发于章门，乃脾之募穴。故带脉得后天脾元之气充实者实多。脾主土而治湿，与胃相表里，其人瘦而有胃下垂病史，显系脾元不充所致。今虽无下垂之症，但湿气下流于肾，影响带脉脉气之循环，故生腰胀痛。乃用补中益气汤升阳举陷，复加茯苓祛湿，药中病机，获良好之效。

三、带脉病带下案

案1

朱某，女，41岁，职员。1997年10月28日初诊。黄白带下，并夹杂豆腐渣样，成块成串，入水漂浮，阴痒，夜眠不安。妇检阴外无癣疮，化验检查带有白色念珠菌。脉沉小，舌暗红，苔薄白。有甲状腺切除病史。此湿热毒邪浸淫带脉，正邪搏结所致带下，法宜清热燥湿解毒止带。处方：苍术15g，黄柏10g，薏苡仁15g，乌梅15g，白鲜皮15g，荆芥6g，败酱草10g，鱼腥草30g，甘草6g。连服6剂而愈。外以地肤子30g，蛇床子30g，苦参30g，3剂，煎水洗阴部。

按：湿热毒邪外侵，客于带脉，正邪相搏，带下如腐渣，邪毒浸淫于外则阴痒。方以二妙散清热燥湿，薏苡仁、乌梅、白鲜皮清湿热而败毒杀菌，败酱草、鱼腥草腥味入下焦以祛湿热，甘草解毒调和诸药。外洗方有助于解毒杀菌止痒，内外合治，收效殊显。

案2

胡某，女，34岁，工人。2010年5月23日初诊。黄白带下，腥臭，阴痒年余，屡治未愈。刻诊：如往，带下白浊，阴内外皆痒，尤以月经前后为甚；并腰肌酸软，乏味，饮食不佳，苔薄白，脉缓小。妇科检查：宫颈糜烂。化验检查：阴道分泌物滴虫感染。此病带下，乃脾虚湿热下流，外感虫毒，浸淫带脉阴道所致。治宜健脾燥湿，清热杀虫。处方：山药30g，芡实30g，黄柏6g，车前子10g，白果15g，苍术10g，椿白皮15g。7剂，每日水煎服1剂。外用方：蛇床子30g，川椒15g，百部20g，煎水，明矾10g（化）。5剂，入暮熏洗阴部。带净痒止，下次经潮阴部亦不痒，乃愈。

按：滴虫性阴道炎所致带下，往往阴痒难忍，在中医妇科属于湿热虫毒生疮，浸淫带脉所致。带脉隶属于太阴，故张洁古说："带脉为病，太阴主之。"（《奇经八脉考》）方取傅青主易黄汤加苍术、椿白皮而成。山药补脾，加苍术健脾燥湿，车前子利湿；黄柏清热；芡实补脾固精；椿白皮入带脉以清热燥湿杀虫，治带下、阴疮。全方共奏健脾燥湿，清热杀虫止带之效。而外洗方燥湿杀虫止痒，尤为便捷，亦奏殊功。

四、带脉病漏胎案

胡某，女，36岁。2011年8月14日初诊。怀孕2个月即动红流血，经医用黄体酮等药物治疗，血稍减而始终不净。今已3个月，阴血时下，腰酸，小腹时有隐痛，饮食差。舌嫩红苔薄黄白，脉滑小数。查巨细胞病毒IgM，抗CMV-IgM阳性。此胎漏病，血不止将有流产之虞。症属热毒潜伏带脉，奇经失调，阴络损伤所致。治宜滋肾健脾，清热解毒，固带安胎。为拟养血安胎饮：阿胶15g，白芍10g，桑寄生10g，白术10g，黄芩10g，蛇床子10g，甘草6g，加杜仲、续断各10g。用法：每2日1剂，水煎温饮，每服80~100mL，日2服。

服3剂6日而血止，然黄水不净。继服5剂10日而净。1周后，阴中又有极少鲜血，复取原方去杜仲、续断，加旱莲草、菟丝子各10g，再服5剂10日而血未再见，遂停药。复查抗CMV-IgM阴性。足月顺产。

按：本案诊为热毒潜伏带脉，奇经失调，阴络损伤所致。治以滋肾健脾，清热解毒，固带安胎。方用阿胶、白芍滋阴血养冲任，且能宁络止血；白术、黄芩健脾清热以强带脉而安胎；桑寄生、蛇床子补肾固带以系胞脉；甘草调和诸药。方中蛇床子《神农本草经》谓其“苦平”,《本草正》言其“味微苦气辛，性温”。古人取其温子脏，祛风冷。《日华子本草》论其“暖丈夫阳气，助女人阴气”。古训胎前宜凉，其虽为补命门肾阳之药，然有白芍酸寒以监制之，则不嫌其温。今人发现胎漏有因巨细胞病毒感染所致者，而蛇床子有良好的抗巨细胞病毒作用；黄芩清热解毒，故配合而用之，增强祛邪效果。或加杜仲、续断、菟丝子、旱莲草等，合诸药有扶正抗邪，调理冲任，固带止漏安胎之效。

五、带脉病肾着案

朱某，女，61岁，住城关。2013年10月18日来电话，谓满腹胀气，连腰部亦胀，甚至不能俯腰，已经2天。询其饮食尚可，二便如常。乃嘱购木香顺气丸，每服3g，吞一日观察。次日来诊，腹部胀气要松一些，而两侧腰部颇胀，无寒热；叩两侧腰囊部反跳痛非常明显，臆断有肾结石肾盂积水，为疏温肾行气利尿药2剂，若无改善则做肾B超检查协助诊断。2013年10月21日持照片及报告单复来，肾及输尿管均无异常发现。饮食二便如故，腰胀比脐腹部厉害，不能俯，必端坐，两侧腰囊部叩痛如前；诊脉左寸稍滑，关尺细，右脉缓弱；舌淡少白苔。即思仲景有肾着病，转疏甘姜苓术汤：甘草6g，白术6g，干姜12g，茯苓12g，3剂，日1剂，服3次。2013年10月24日来电，脐腹部已不胀气，腰胀亦大减，嘱原方加徐长卿10g，服2剂即愈。

按：《素问·脉要精微论》云："腰者肾之府。"此病两侧腰囊及脐腹胀甚，乃寒湿之邪着于带脉所致，在肾之外府也。初诊怀疑肾结石肾盂积水，为疏温肾行气利尿药而不中，因忽略其尿无淋涩不利之症，其病不在脏腑。《金匮要略》论肾着之病，其人身体重，小便自利，饮食如故，腹重如带五千钱。尤在泾注："然其病不在肾之中脏，而在肾之外府。故其治法，不在温肾以散寒，而在燠土以胜水。甘、姜、苓、术辛温甘淡，本非肾药，名肾着者，原其病也。"(《金匮要略心典》) 盖带脉环腰而前贯脐腹，居身之中停，属脾所主。此病源在肾外之带脉，故治疗必从脾着手，温脾胜湿乃愈。

卷下

内伤伏气学术与临证

湖北武昌（今鄂州市）与黄州一江之隔，黄州地区中医历代明贤辈出，古武昌亦多名医，清末朱庆甲先生乃其杰出者。朱庆甲先生于清代咸丰年间，在武昌长岭镇创办大生堂药局，其疗效卓著，名播城乡及周边邑镇。著《中医入门》《伤寒辩论》。其学术历传六世，并逐渐形成朱氏内伤伏气致病学术流派。

第一章 内伤伏气致病学术研究

第一节 内伤伏气致病学术源流述略

一、朱氏中医世家伏气致病学术源流简介

《素问·生气通天论》所谓“冬伤于寒，春必温病”，此论外邪入客人体过时发病，乃伏气致病之先声。张仲景秉承经义而明确提出伏气病名，谓“今日之内，必有伏气”（《伤寒论·伤寒例》），至宋元明清逐渐发展形成外感伏气温病学说。

朱氏一世庆甲先生（1831—1895）认为,《素问·生气通天论》曰：“冬伤于寒，春必温病。”首开伏气温病先河。伏气温病较之时行温病危害重笃，尤需详察，以免误治。其又指出，经谓“春伤于风，夏为飧泄；夏伤于暑，秋为痎疟；秋伤于湿，冬必咳嗽”，此论飧泄、痎疟、咳嗽则为外感伏气所致杂病，后学更不可轻忽。他重视伏气导致杂病的观点对于家学传人有深远影响。

二世彝亭（1852—1922）认为不独风寒暑湿外感可为伏气，若脏腑功能失调所产生之气血痰食壅结者，其未发生病症前皆可视为伏气。治疗或汗之，或泄之，邪去则正安，具有祛邪务尽的

学术思路。

三世瀛洲（1881—1950）运用外感伏气致病观点治疗伏暑、温病发痉、黄疸等急性病得心应手。伏气亦即伏邪。有一人病发热呕吐，先生察其脉浮，右关独盛。曰："予疏方，热可退，呕可止，然恐发黄。"服药热退呕止，3日后果目黄。曰："阳黄也。"经治疗而瘥。问其何以知热退反会发黄？答说："发热而呕，胃热颇盛，热而不渴，湿伏于中，脾湿胃热熏蒸，其必发黄。"可见其对于伏邪有敏锐的观察能力。

四世英航（1917—2007）赞同潜伏于人体之风寒痰瘀等皆为伏邪，力主祛之的学术观点。其将伏邪致病的观点，应用于杂病、妇科病，先期防治，疗效显著。20世纪50年代发明用生绿豆浆防治农药中毒，具有未病先防的深刻含义。

五世祥麟继承家学，又详考典籍，并结合数十年临床经验，倡言内伤伏气致病说，从而丰富中医学术内容。（详参《朱氏中医世家学验秘传》）

二、经典文献中蕴含内伤伏气理论

1. 经典文献中有关伏气疾病的论述

《素问·奇病论》说癫痫："病名为胎病，此得之在母腹中时，其母有所大惊，气上而不下，精气并居，故令子发为癫疾也。"

按：此论痫证，为先天母胎因子遗传致病，同西医学所说的原发性癫痫与遗传有关颇相契合。此是《黄帝内经》内伤伏气遗传致病之先声。

《灵枢·贼风》说："岐伯曰：此皆尝有所伤于湿气，藏于血脉之中，分肉之间，久留而不去；若有所堕坠，恶血在内而不去；卒然喜怒不节；饮食不适；寒温不时，腠理闭而不通。其开而遇风寒，则血气凝结，与故邪相袭，则为寒痹。其有热则汗出，汗出则受风，虽不遇贼风邪气，必有因加而发焉。黄帝曰：今夫子之所言者，皆病人之所自知也。其毋所遇邪气，又毋怵惕之所志，卒然而病者，其故何也？唯有因鬼神之事乎？岐伯曰：此亦有故邪留而未发，因而志有所恶，及有所慕，血气内乱，两气相抟。其所从来者微，视之不见，听而不闻，故似鬼神。”

按：《灵枢·贼风》在论述人有“卒然病者”时，两次提出“故邪”的概念。认为“故邪”藏伏体内，是疾病形成的内在因素。此文论：①若环境恶劣，感受阴冷潮湿之“湿气”，藏伏血脉之中，分肉之间，久留而不去，便是发生寒痹之“故邪”。②凡堕坠外伤之后，都能在体内留下不同程度的气血瘀滞，恶血潜藏，虽然没有显性的后遗症或者相关症状,，但能成为致痹的隐匿因素，亦是“故邪”。③若情志不遂，气郁不舒，会形成气滞血瘀之“故邪”藏匿。又逢风寒外袭，新故之邪叠加而产生痹病。而甚至情志所伤，病情加重蔓延扩散，使内脏受到累及而演变成“五脏痹”。④若“饮食不适”，食不化精反变浊，藏匿于肠腑，亦为“故邪”。再逢外风邪相袭，导致“血气凝结”，发为寒痹。若邪“客于六腑”而致六腑痹证。⑤若气候恶劣，人体难以适应“寒温不时”的变化，人体气血先期紊乱，也是发病的潜在原因。故《素问·痹论》曰：“痹者，各以其时重感于风寒湿之气也。”临床流行病学发现，但凡气候寒冷潮湿环境，发生痹病的概率明显高于其他地区，而且病情也相对较重。

《灵枢·贼风》上论诸种因素，使人体内久留形成所谓“湿气”“恶血”“血气凝结”，或使人“血气内乱”，将其统称为“故邪”。“故邪”为致痹的潜在因素，一旦与新感邪气相遇叠加，便会发生痹病。余认为此故邪者，原先已存在体内之邪气也，实为久伏之邪，可以称之为伏气。其藏伏体内而受之者初无自觉症状；若遇情志失调，或外因乘客，或劳逸不当，或饮食失节等因素，不独会发生痹病，亦可以促使其发生诸种疾病。

《金匮要略》说：“鼻头色微黑者，有水气……色鲜明者有留饮。”

又说：“夫心下有留饮，其人背寒冷如掌大。”

又说："胸中有留饮，其人短气而渴，四肢历节痛。脉沉者有留饮。"

又说："膈上病痰，满喘咳吐，发则寒热，背痛腰疼，目泣自出，其人振振身瞤剧，必有伏饮。"

按：其所谓伏饮，乃概括痰饮、悬饮、溢饮、支饮而言；仲景对诸饮称作伏饮及水气、留饮等皆为脾肺功能失调所产生留滞不去的伏邪。通过望诊、闻诊、切脉知之。"其人背寒冷如掌大"，是问诊所得。

《金匮要略》说："脉紧如转索为无常者，有宿食也。"

又说："脉紧头痛，风寒，腹中有宿食不化也。"

又说："宿食在上脘，当吐之，宜瓜蒂散。"

又说："人病有宿食，何以别之？师曰：寸口脉浮而大，按之反涩，尺中亦微而涩，故知有宿食，下之愈。"

又说："下利，不欲食者，有宿食，当下之，宜大承气汤。"

又说："脉数而滑者，实也，此有宿食，当下之，宜大承气汤。"

按：仲景说："谷饪之邪，从口入者，宿食也。"此所谓宿食，明指为邪，乃食入不化者，蛰伏于胃肠之中，水谷不化为精，反变为浊，即变为伏邪致病。仲景通过问诊或切脉而预知之。取法攻邪，用瓜蒂散、大承气汤，吐法或下法治之。

《金匮要略》说："妇人之病，因虚、积冷、结气，为诸经水断绝。至有历年，血寒积结胞门，寒伤经络。"

又说："病者如热状，烦满，口干燥而渴，其脉反无热，此为阴伏，是瘀血也，当下之。"

又说："妇人宿有癥病，经断未及三月，而得漏下不止，胎动在脐上者，此为癥痼害……当下其癥，桂枝茯苓丸主之。"

又说："问曰：妇人年五十所，病下利数十日不止，暮即发热，少腹里急，腹满，手掌烦热，唇口干燥，何也？师曰：此病属带下，何以故？曾经半产，瘀血在少腹不去。何以知之？其证唇口干燥，故知之。当以温经汤主之。”

又说：“五劳虚极羸瘦，腹满不能饮食，食伤，忧伤，饮伤，房事伤，饥伤，劳伤，经络荣卫气伤，内有干血，肌肤甲错，两目黯黑，缓中补虚，大黄䗪虫丸主之。”

按：以上仲景明确指出：妇人之病，因虚、积冷、结气，潜伏至有历年，血寒积结胞门，寒伤经络所致。“阴伏，是瘀血”所致。又有干血所致虚劳，癥痼害所致漏胎，瘀血结在少腹不去所致暮即发热、唇口干燥等等，乃“食伤、忧伤、饮伤、房事伤”等内伤所致使脏腑功能失调产生瘀血、寒气等等，成为继发致病之伏邪。并举桂枝茯苓丸、温经汤、大黄䗪虫丸等具体方药积极防治。仲景所论妇人疾病观点为内伤伏气致病奠定了坚实的理论基础。

2. 经典文献中有关伏邪疾病先期防治的论述

《周易·系辞下》说：“君子见几而作，不俟终日。”

《礼记·中庸》说：“凡事豫则立，不豫则废。”

按：从事物几微的变化中预见先兆，随时采取应对措施，防微杜渐。此乃忧患意识，为中华文化之精髓。传统文化的凡处事计划在前的思想是中医预防学术观点的源头。

《素问·四气调神大论》说：“圣人不治已病治未病，不治已乱治未乱……夫病已成而后药之，乱已成而后治之，譬犹渴而穿井，斗而铸锥，不亦晚乎。”

《素问·四气调神大论》说：“春夏养阳，秋冬养阴，以从其根。”

《素问·上古天真论》说：“上古之人，其知道者，法于阴阳，和于术数，食饮有节，起居有常，不妄作劳，故能形与神俱，而尽终其天年，度百岁乃去。今时之人不然也，以酒为浆，以妄为常，醉以入房，以欲竭其精，以耗散其真，不知持满，不时御神，务快其心，逆于生乐，起居无节，故半百而衰也。”

按：以上《黄帝内经》从养生的正反两方面强调未病先防的

重要性。亦是内伤伏气疾病先期防治思想之渊薮。

《素问·八正神明论》说：“上工救其萌芽，必先见三部九候之气，尽调不败而救之，故曰上工。”

《素问·刺热》说：“肝热病者，左颊先赤；心热病者，颜先赤；脾热病者，鼻先赤；肺热病者，右颊先赤；肾热病者，颐先赤。病虽未发，见赤色者刺之，名曰治未病。”

按：治未病包括治疗早期萌芽状态之疾病。《黄帝内经太素·知官能》注：“邪气初客，未病之病，名曰萌芽。”所谓“未生者”或“未病之病”，即是潜伏于机体内的伏邪尚处于早期萌芽状态。故治疗早期未生者，方为上工，可阻止病情发生。《黄帝内经》治未病的针刺方法，为后世先期防治垂范。

《灵枢·逆顺》说：“上工刺其未生者也，其次刺其未盛者也，其次刺其已衰者也……方其盛也，勿敢毁伤，刺其已衰，事必大昌。故曰：上工治未病，不治已病，此之谓也。”

按：治未病必须辨明虚实，避免邪实猖獗之势，选择适当时机而进行针刺。

《素问·至真要大论》说：“审察病机，无失气宜……故大要曰：谨守病机，各司其属，有者求之，无者求之，盛者责之，虚者责之，必先五胜，疏其血气，令其调达，而致和平，此之谓也。”

《难经·七十五难》说：“经言：东方实，西方虚，泻南方，补北方。”

《金匮要略》说：“夫治未病者，见肝之病，知肝传脾，当先实脾。四季脾旺不受邪，即勿补之。中工不晓其传，见肝之病，不解实脾，唯治肝也。”

又说：“百合病，一月不解，变成渴者，百合洗方主之。”“百合病，渴不差者，用后方主之。”“百合病变发热者，百合滑石散主之。”

又说妇人病：“久则羸瘦，脉虚多寒，三十六病，千变万端，审脉阴阳，虚实紧弦，行其针药，治危得安，其虽同病，脉各异源，子当辨记，勿谓不然。”

又说：“五脏病各有得者愈；五脏病各有所恶，各随所不喜者为病。”

按： 此所谓“必先五胜”，即必须根据五行生克乘侮理论实施论治。故《难经》有泻南补北之防治方法，是为上工。张仲景特举肝病实脾，说明在疾病的防治过程中要从整体观念出发，一脏有病，易传于所克之脏，必须做到既病防变。百合病本无口渴、发热症，因失治而“变成渴”及“变发热”等，必须积极随症截断治疗，以免传变。妇人邪气潜伏日久之病，当审脉阴阳，行其针药，方转危得安。又强调五脏病适其所喜避其所恶，选用适当的饮食、居住环境、护理与适当的药物，则有利于预防疾病发生或有助于已病痊愈。这些都为伏气致病的先期防治思想提供理论支撑。

《金匮要略》说：“妇人妊娠，宜常服当归散主之。”

又说：“妊娠养胎，白术散主之。”

按： 仲景此论妊娠宜常服之方及养胎方，可以防治妊娠漏胎流产及妇人其他疾病，是先期治疗方药，是对《黄帝内经》《难经》上工治未病救其萌芽的具体示范，亦为伏气先期防治提供范例。

第二节　倡言内伤伏气致病说

综上所述，本流派认为典籍之痾证、故邪、伏饮、留饮、宿食、阴伏、干血、癥痼害、瘀血等，即内伤产生之致病邪气，此论为内伤伏气致病观点奠定了坚实的理论基础。为此祥麟特倡言内伤伏气致病说，并将这一观点应用于临床各科。因内伤伏气致病有其独特的学术理论和临床特色，2014 年湖北省鄂州市中医医院被国家中医药管理局审定为“全国首批 64 家中医学术流派传承工作室”建设单位。

一、内伤伏气致病概念

根据形式逻辑理论要求，任何倡说的成立必须概念明确。伏气致病理论认为：伏气亦即伏邪，指潜伏于机体之内的各种致病因素。其由外感淫邪侵入人体，潜藏于机体之内，过时而引发相关疾病，是为外感伏气致病，是其内涵。若由此推论之，则凡脏腑功能失调所产生之留滞于人体内的诸如滞气、瘀血、痰饮、积食、虫积、结石、内寒、内热、内毒等继发致病因素；以及今西医所称之高血尿酸、高血脂、高血糖、高血黏症及胃内幽门螺杆菌增高等等，乃至潜伏之肿瘤基因，皆可称之为内伤伏邪，是为伏气致病之外延。为此，倡言内伤伏气致病说，强调消除伏气于萌芽，注重先期防治。

二、内伤伏气疾病诊断方法

内伤伏气学术认为，其未发现明显临床症状前已经潜伏或滋生于机体内之伏邪，必须运用传统中医理论诊断之。如内伤伏气所致杂病，张仲景通过望闻问切四诊，运用意象思维，所谓“伏气之病，以意候之”，采用藏象经络学说，进而确定伏邪病性、病位。亦可借助现今血液、尿液等化验或影像检查、超声波检测等方法，将中医宏观辨证与西医微观辨证相结合，早期发现，从而确定诊断。

三、内伤伏气疾病治疗方法

内伤伏气致病说秉承《灵枢》“上工刺其未生者也，其次刺其未盛者也，其次刺其已衰者也……故曰上工治未病”之观点，强调消除伏气于萌芽，注重先期防治。伏气致病，有表现为阴阳气血之不足者，有表现为寒热痰瘀毒邪等有余者，以及正虚邪实或邪少虚多等等，可参照患者体质，确立治则；运用八法，采用方药等多种中医传统治疗手段，适时调治，相机而行，使阴阳归于平秘，消除疾病。此处必须指出，在运用方药的过程中，首先必须是整体辨证的观点立法用药，其次亦可结合微观靶点对症择药。如治疗痛风病，先期无症状，唯有血尿酸增高，在辨证组方的基础上，酌情选用秦皮、光慈菇（百合科）、萆薢等，据研究，此类药有降低血尿酸作用，可早期消除过高的血尿酸，以提高预防症状发生的效果。又如巨细胞病毒易导致流产，中药蛇床子有对抗此种病毒作用，因此，在治疗漏胎患者时，可以检测其是否感染此种病毒，若有感染，方中适当加入蛇床子，可以提高防治效果。再《素问》“必先五胜，疏其血气”，亦为内伤伏气疾病之治疗纲领。如《难经》之泻南补北；张仲景之治疗肝虚，当先实脾，是已病防变。在先期防治方面，必须遵循藏象学说，早期治疗，减轻病情，防止病变，提早康复。

四、内伤伏气学术运用范畴

伏邪的气性不同，每与机体的不同组织器官有亲和性。人体之肌肤、孔窍、腠理、筋膜、脏腑、气道、液道、津道、水道、血脉、经络皆可为其藏匿之所。其邪久久潜伏于人体之内各种不同组织脏器而导致疾病。如水痘乃因水痘邪毒潜伏于血液而后发；火带疮毒邪伏藏于经络而后发；疟疾系子孢子随蚊虫唾液注入人体，迅速侵入肝细胞进行潜隐性裂体增殖而后逐渐演变为疟原虫而发病；伤寒、副伤寒之湿热邪毒必先由饮食而入伏于小肠；泄泻必先由饮食邪毒而入伏于大肠；咳嗽乃因邪毒入伏于气道；淋证因湿热毒邪伏于肾与膀胱水道而后反复发作；慢脾风发痉因邪毒入客于奇恒脑府等等。随人体内环境阴阳属性的差异，伏气致病表现亦有阴阳之别。伏气致病不单为温热病，还包括诸多内科、儿科、皮肤科等杂病，都是伏气致病学说的内容。内伤伏气学术可广泛运用于多学科、多病种。如内科之痹证、痛风、风亸曳、风痱、中风、巅眩、痫证，以及咳嗽、泄泻、胆石症、石淋、真心痛、胃脘痛、黄疸、水肿、癃闭、消渴、紫癜、肿瘤等等；某些妇科疾病如乳癖、痛经、漏胎、肌瘤、囊肿等，都有先期防治的实施机会。

五、内伤伏气学术前景

职业要求:《黄帝内经》将医生分为三等，所谓上工、中工、下工，是取决于医生的辨证论治水平。辨证论治水平之高低与医生的中医理论功底、临床经验、思维感悟和文化素养等诸方面因素相关。能“因象识变，见微知著”，治萌芽、防传变，是谓上工。

时代要求：时代进步，全民健康，预防为主，消除疾病，积极防治，是时代的要求。内伤伏气学术要求医生具有较高医疗水平，先期防治能力，不断创新的精神。故在学术研究与医疗服务等方面具有很大发展空间。其对继承和弘扬中医药学，推动中医学向前发展，在获取社会效益与经济效益上都具有光明的前景。

第二章
内科杂病

第一节　鼻病治疗经验

鼻为五官之一，是天人之气交换的出入之所。大凡六淫邪毒随风气入客鼻窍，潜伏日久，与气血搏结，致生鼻病。鼻病则窍塞不通而流涕，症不同形。如伤于风者其涕清，伤于寒者其涕浊，伤于热者其涕黄浊，伤于湿者其涕稠，伤于燥者其鼻干，伤于火者则鼻衄，毒气重者其涕腻而臭秽也。然则鼻为肺窍，《灵枢·邪气脏腑病形》说："其宗气上出于鼻而为臭。"《素问·阴阳应象大论》说："九窍为水注之气。"是以气与津液皆上注而充养于鼻，而具有抗拒外邪的能力。再鼻居面中而有中土之象，胃足阳明经交鼻颏中。自山根以上则连太阳督脉，李时珍说："鼻为命门之窍。"(《本草纲目》·卷三十六·辛夷）可见，凡后天脾土之气，先天元阴元阳之气皆与鼻气相关联。诸如将息失宜，脾肺气虚，易感风邪。或饮食不节，醇酒厚味，湿热内生，胃火上炎；或胆移热于脑，可致鼻渊。或先天不足，房劳伤肾，阴虚龙火上腾，致发鼻衄。若此数经之病，亦能影响病鼻。

张介宾曾说："鼻病无他，非风寒外感，则内火上炎耳。外感治宜辛散，内热治宜清凉。知斯二者，治鼻大纲尽乎是矣。"(《景岳全书·卷二十七·鼻证》）其实不尽然，治疗鼻病亦应根据脏腑气血阴阳之盛衰，邪气寒热之属性，辨证立法。兹将余治疗有关鼻病经验简介如下。

一、鼻渊（鼻窦炎）

鼻渊症见鼻塞，嗅觉减退，鼻涕黄稠腥臭，鼻内干，甚者鼻颏酸胀痛连巅，舌红暗，苔白黄，脉或缓或滑数或濡。诊为鼻渊（鼻窦炎）。治以祛风清热通窍，养阴和血消痰。自拟辛芷鼻渊汤。处方：辛夷 10g，白芷 6g，苍耳 10g，茅根 30g，玄参 10g，贝母 10g，木蝴蝶 10g，栀子 10g，黄芩 10g，赤芍 15g，甘草 6g。水煎服，每日 1 剂，饭后温服。若病程日久者，亦可以上方研末，水泛为丸服。

按：风寒毒邪入客鼻窦，潜伏日久，郁而化热，灼津成痰；风热与气血搏结，而成脓浊涕，阻塞气道则不通。气滞络阻，故鼻根酸胀痛及额连巅。治以辛芷鼻渊汤祛风清热通窍，养阴和血消痰。方用辛夷、白芷、苍耳祛风通窍；栀子、黄芩清热解毒；贝母、木蝴蝶入肺经祛痰而祛浊涕,《滇南本草》谓木蝴蝶“消痰”,《岭南采药录》谓木蝴蝶“消痰火”。热毒久客，必伤阴津，用玄参养阴以清浮游之火毒；茅根生津，清泄肺胃，赤芍凉血和血，有助于鼻腔肌膜血气通畅而祛病。甘草清热解毒，调和诸药。若血热甚者，加牡丹皮；大便秘结者，加大黄。

临证治验

例一：余某，男，60 岁。前额鼻梁酸胀而痛及额，鼻气不通，多黄浊涕，难以擤出，病已数年。其子在某省医院为教授，前往住治。诊断为鼻窦炎，用多种西药治疗，症情缓解不大。前来余处求服中药。症如上，鼻根酸胀痛近日加重。鼻腔内壁暗红，有脓液痂，舌红，苔白黄浊，脉弦。乃疏以上方 7 剂。服后颇适。浊涕及鼻酸胀额痛大减。仍守原方连服 1 个月，数年疾患若失。

例二：张某，男，25 岁。劳累后洗凉水澡而发热头痛，经治热退。但鼻塞已近 1 个月，流涕稠，语音颇重浊，晨起鼻根部痛。求服中药。乃予上方去玄参、茅根，加细辛，服 5 剂而安。

二、鼻鼽

鼻鼽症见鼻痒，喷嚏频作，流清鼻涕，每因风冷或环境变异则发，经年数月不愈。《素问·五脏生成》说："人有大谷十二分，小溪三百五十四名，少十二俞。此皆卫气之所留止，邪气之所客也。针石缘而去之。"《灵枢·本脏》说："卫气者，所以温分肉，充皮肤，肥腠理，司开阖者也。"鼻鼽病（过敏性鼻炎）即外邪潜伏鼻窍，卫气虚无力逐邪所致。《素问·八正神明论》说："上工救其萌芽，必先见三部九候之气，尽调不败而救之，故云上工。"故余治疗此病，首重先期防治，救其萌芽。病在未发之前，即补充卫气以御邪，特拟保元御风散。处方：党参 15g，桂枝 10g，五味子 6g，黄芪 10g，防风 10g，白术 15g。5 倍为末，每服 3~5g，日 3 服。此方乃保元汤合玉屏风散化裁而来。鼻为肺窍，肺主气属卫，而卫气来源于脾，故重用党参、白术补脾，脾气足则肺气充；合黄芪补气固表；防风祛其潜伏之风邪；五味子收敛浮越之气；桂枝合党参、黄芪则卫温而力足，充肤塞窍，邪不能侵矣！此方不独用以预防鼻鼽复发，其于屡易感冒、过敏性哮喘、过敏性瘾疹及乳蛾反复发作者，亦有防控效果。

若值鼻鼽病发，则宜益气祛风，摄津抗敏。余拟益气祛风摄津汤。处方：黄芪 15g，甘草 10g，当归 6g，防风 10g，蝉蜕 10g，苍耳 10g，柴胡 15g，细辛 6g，半夏 10g，乌梅 10g。每日 1 剂，水煎服 3 次，饭后温服。《素问·阴阳应象大论》说："九窍为水注之气。"乃言水与气皆输注于九窍以滋润之。鼻为肺窍，若肺卫不足，风邪乘虚客于外窍，致风起波涌，气不摄津，则发鼻痒、喷嚏、流涕。方以黄芪、甘草益气充卫；当归养血；防风、苍耳、蝉蜕、柴胡、细辛诸风药祛风除痒抗邪；半夏和胃；乌梅敛津。且黄芪、甘草、乌梅及诸风药皆有抗过敏作用，苍耳、细辛辛香善领诸药走鼻窍。合而用之，有益气祛风，摄津抗敏之效。若体弱多汗少纳者，加白术；夹热者加栀子；若遇寒则发，加麻黄、附片；反复难愈者，加乌梢蛇、徐长卿，增强搜风抗敏效力。

或反复发作者，当责其脾土中气不足，法宜建中，益气固卫祛邪。可用补中益气汤合辛夷、苍耳，或小建中汤合辛夷、苍耳。

鼻为肺窍，李时珍又谓“鼻为命门之窍”，则鼻为肺与命门二脏之窍。若鼻鼽因命门阳气不足，风寒外邪客于鼻窍所致者，亦可从命门求治。补肾命之阳气以祛邪，方如麻黄附子细辛汤加味主之。

临证治验

例一：朱某，女，31 岁，银行职员，住城关凤凰路。1994 年 9 月 9 日初诊。每晨起出户，遇冷气即发上症。先以为感冒，初服伤风感冒胶囊有效，后不效。经西医诊为过敏性鼻炎，服诸药，效不显。近来频发喷嚏流涕，并口干少饮，恶心，舌红，少白苔，脉细。乃用益气祛风摄津汤，服 7 剂，症大减。续守原方服 10 剂，后未再发。

例二：吴某，男，58 岁，教师。谓平时颇易感冒，每发必静脉输液数日，并服感冒药缓解。月发一两次，殊以为苦。本次刚好不到 1 周，昨日感风，旧恙复作。其症前额胀痛，鼻塞，喷嚏连连，流涕不已，诊其脉浮弦，舌淡苔薄白。余告其此非感冒，实为鼻鼽。乃予益气祛风摄津汤，去蝉蜕、乌梅，加白术、辛夷，服 5 剂，告愈。又疏保元御风散一料，服后，一直未发此疾。

例三：王某，女，56 岁。头痛隐隐，喷嚏连连，流涕，已半个月，并肢软无力，乏味少纳，体质瘦弱，脉弱苔白。曾服感冒药不效，诊为鼻鼽。乃予黄芪、当归、防风、乌梅、苍耳子，合建中汤（桂枝、白芍、炙甘草、生姜、大枣、饴糖），5

剂乃痊。

例四：刘某，女，42岁，护士。患鼻鼽，经中西医诸药治疗，8年未愈。其症鼻痒，清涕涟涟，喷嚏频频而作，打喷嚏时牵及腰痛大腿筋痛，心胸发凉，得热则舒，畏风，无汗，神倦，有时咽痛，舌尖散在瘀点，质淡，苔黄薄滑，无乳蛾，脉沉弱。诊为命门火虚，肺卫不足，风邪客于鼻窍所致。拟温阳益气，祛风摄津法。方用麻黄、附子、细辛、黄芪、防风、白术、金樱子、芡实、秦皮，服数剂诸症悉除。

按：命门上通心肺，开窍于鼻，若命火不足，则肺卫阳气亦虚，鼻窍易为风邪所客，风扰波动，故症见鼻痒流涕；阳虚失煦，则心胸发冷，腰腿皆疼。乃借麻黄附子细辛汤，既温命门之火，复散外窍风寒。佐以玉屏风散益气固卫祛风。水陆二仙能涩下焦精液，则亦能涩上焦津液，以命门通肾，肾主五液也。且与黄芪、附子合用，则温阳益气摄津相得益彰。秦皮性能止水液，李时珍谓其“涩而补”(《本草纲目》· 卷三十五 · 秦皮)，则合诸药能温命火，益卫气，祛风寒，摄津液。开阖动静，并行不悖。方证合拍，虽数载顽疾亦能收功。

三、鼻槁

鼻槁（萎缩性鼻炎）症见鼻内干燥，嗅觉减退，鼻内肌膜萎缩，鼻内痂皮多，涕浊黄绿而臭；每于行经或房事后可加重症状，舌红嫩苔白薄，脉细。治以滋阴润燥，荣枯祛臭。余拟泽枯祛臭汤。处方：生地黄10g，玄参10g，牡丹皮3g，百合15g，麦冬15g。每日1剂，水煎服3次，饭后温服。

李时珍说：“鼻为命门之窍。”故鼻为肺与命门之外窍。李时珍又说：“命门藏精血而恶燥。”“命门气与肾通。”“命门既通，则三焦利。”(《本草纲目》· 卷三十 · 胡桃）如此则心肺得养。若发鼻槁，每因命门精血不足，虚火上浮，烤灼鼻窍内膜而致。鼻窍因失润而干燥，久之内膜枯萎，鼻窍不灵，嗅觉减退。浊气不走下阴，反出上窍，故涕黄浊而气臭。其在妇女，经期命门精血聚而下行，则上窍更失阴濡而症情加重。方用生地黄、玄参滋补肾命精血，百合、麦冬清金润肺，少用牡丹皮以凉血降火。于斯命门与肺之阴血充沛，内膜得荣，而诸症可释。若初起兼鼻根痛，鼻塞者，加薄荷、辛夷，其味辛致津液而通气也；若日久未愈，鼻内肌膜萎缩较重者，可加重牡丹皮用量，并加赤芍、桃仁、红花等活血之品；若流涕液如水而臭者，更少加附片以振奋命门阳气。

临证治验

例一：何某，女，45岁。患鼻臭数年，曾点薄荷甘油及服西药，未效，症如上。每于清晨鼻内干而灼痛，必擤出浊涕，挖出痂皮乃轻松。予上方服20日而基本好转。又以上方6倍量加蜜为丸，每服10g，日服3次而痊。

例二：中医硕士吴某之亲，患萎缩性鼻炎数年，曾用中西药治疗，罔效。适在余诊室实习，询问此病如何治疗？余告以上方治之。2年后在京开会相晤，告知其亲服上方而病愈。

例三：陈某，女，35岁。流涕鼻塞，已两三周，近来自觉鼻内干有臭气。舌红苔白，观其鼻内少痂，肌膜尚无明显变化。乃予生地黄、玄参、百合、麦冬各15g，辛夷10g，鹅不食草6g，服7剂而愈。

四、鼻衄

鼻衄症见鼻内出血，色深红，或一侧出，或两侧出，或晒太阳则发，或夜发不止者，舌红苔黄，脉数。治以养阴清热，凉血止血。自拟茅根止衄汤。处方：白茅根30g，沙参15g，栀子6g，槐花6g，生茜草6g，地榆15g，侧柏15g，甘草6g。其用法为：鼻衄时，先以棉球止压鼻内，速取药服之，每日1剂，日服3次，连服3日，每可除根。

鼻虽为肺窍，然鼻居面中，有阳明中土之象。况足阳明经起于鼻之交頞，交手阳明经于鼻翼两侧之迎香，故胃气冲和，则鼻气平和而无病。若嗜食辛辣，致胃肠实热蕴积，循经上逆，热伤鼻窍阳络则血溢于外，而为鼻衄。方用白茅根为主药，《神农本草经》谓“主劳伤虚羸，补中益气”，因其擅入胃经甘寒养阴除热，以复胃气也。《太平圣惠方》治鼻衄不止，用茅根为末，米泔送服二钱，即以之养胃清热而止血。佐以沙参、栀子养阴清火，兼治肺胃。胃火上逆者，肝火亦易上逆，故佐槐花、茜草凉肝血而止血。辅以地榆、侧柏加强止血之功，急则治标，以缓其势。甘草缓中清热，调和诸药。合方养阴清胃，凉血止血。若胃热炽甚者，加生石膏、知母；若大便秘结者，加大黄；若属肾虚火炎者，加生地黄、牛膝。

其又有鼻衄屡发，咽干舌淡，乃肾命虚火上炎所致者，可用六味地黄汤加少许肉桂即止。若出势量多危急者，速取大蒜瓣二枚，捣烂敷于涌泉，左鼻出敷左侧，右鼻出敷右侧，足底有灼热感即时去之。时间稍久则起泡，可搽龙胆紫药水即愈。此皆引火归原之法。

临证治验

例一：卫某，男，5 岁，晨起鼻孔左侧出血，已发数次，热天晒太阳尤易发。舌红苔白薄黄，脉缓。服上方 3 剂后，鼻血止，未再发。

例二：吴某，男，44 岁，住城关。鼻出血，鼻内干痛，有烟酒嗜好，舌暗红，苔干白，脉稍弦。予上方去栀子，加玄参、麦冬、百合各 15g 以养阴清肺，怀牛膝 6g 以引火下行。服药 4 剂即痊。

五、鼻息肉

鼻息肉症见鼻内生息肉如赘，渐大妨碍呼吸，甚者溃流液臭。用枯矾加少许硇砂为末，吹鼻内，数次可消。或用乌梅炒炭，加僵蚕等份为末，每服1g，日3服，亦效。

第二节 肺系疾病临证一得

咳嗽、喘气、咯血、悬饮乃肺脏常见疾病，多因外邪侵袭或脏腑气血失调累及肺脏所引起，临床需根据寒热虚实辨证施治。其治疗方药见于方书者甚夥。然因肺脏功能特殊或病变特异，为使治疗丝丝入扣，仍有需要引起重视的环节。兹将临证一得，分述于下。

一、外感寒热咳嗽，宣肺须佐敛肺

肺为清肃之脏而主气。“气管总统于肺而上通于鼻，以主呼吸。”（《中西汇通医经精义·上卷》）“肺为呼吸之橐籥。”（《临证指南医案·肺痹》）说明肺司呼吸之职，清气吸入，浊气呼出，犹如橐籥，盈虚张缩，开阖相因，有机配合，是肺脏功能的特点。其脏清虚娇嫩，居五脏之上。《灵枢·决气》说：“上焦开发，宣五谷味，熏肤，充身，泽毛，若雾露之溉，是谓气。”说卫气通过肺的宣发而敷布全身。杨上善则说：“谷入胃已，精浊下流，清精注肺，肺得其气，流溢五脏，布散六腑也。”（《黄帝内经太素·营卫气》）怀远又说：“右者，肺也，肺主气。性沉，喜清肃而下降。”（《医彻·胁痛》）此论肺中吸入之清气与水谷精气由肺的肃降作用而下行滋养其他脏腑，水津通过肃降而达中下焦。由此可见，宣发与肃降两者升降相因，有机配合，也是肺脏功能的显著特点。

若外邪侵袭，肺气郁闭，影响开阖宣肃的正常功能，肺气不畅则生咳嗽。古人治外感咳嗽，多强调宣肺治咳。如程国彭之止嗽散，乃临证治咳常用方。然其所注重的是开和宣的一面，而忽视了阖与降的另一面，因此未可称为完善。余遇风寒咳嗽，用程氏之方，每加敛肺之药，以调节肺的开阖功能，而收迅速止嗽之效。如症见感伤风寒，鼻塞声重，喉痒咳嗽，或干咳无痰，或咳白痰，进食生冷咳嗽尤重，或兼恶寒发热头痛，其脉浮而缓，舌苔薄白。治宜祛风散寒，化痰止咳。自拟防梅止嗽汤。处方：防风 10g，乌梅 10g，百部 10g，白前 10g，紫菀 10g，桔梗 6g，陈皮 6g，炙甘草 6g，荆芥 10g。用法：每日 1 剂，水煎分 3 次服，饭后温服。

方解：肺主皮毛，气通于喉。大凡风寒之邪从皮毛鼻窍而入，则毛窍束闭，腠理不通，影响肺气的开阖宣肃，肺气上逆，冲喉作声，故生咳嗽。喉气通于天，鼻为肺窍，肺气逆，故鼻塞声重，风邪上受，故喉痒。卫气郁闭，经气不通则恶寒发热头痛。方从程国彭止嗽散化出。以防风、荆芥解表散风寒，防风之辛散，善祛风而治喉痒；桔梗宣肺气而祛痰，白前止咳祛痰，百部、紫菀润肺化痰止咳，陈皮理气化湿，炙甘草调和诸药以止咳；其中佐以一味乌梅可敛肺降逆止咳。《素问·脏气法时论》说："肺欲收，急食酸以收之。"荆芥、防风之辛能宣能散，乌梅之酸能收能阖，合用之符合肺泡盈虚张缩开阖之能。或说：用乌梅于表证，独不虑其恋邪乎？试观仲景治咳逆上气常用五味子与干姜（或生姜）、细辛配伍，其一散一收，一升一降，符合肺的开阖宣降功能活动状态，并不忌五味子之酸敛，如小青龙汤治咳嗽即是。然仲景之法辛温刚燥，宜用于寒重痰多者。本法辛甘温润，可用于寒轻痰少者。再乌梅配桔梗，酸苦涌泄，又善祛痰止嗽。近贤叶橘泉尝谓乌梅"为制菌杀菌剂，为清凉解热生津止渴药，治急性热病之发热，口渴，气管炎咳嗽"。并谓："梅村甚太郎《民间药用植物志》说，乌梅黑烧，热汤送服，治感冒、咳嗽、发热及喉痛病。乌梅与紫苏同煎服，治小儿痉挛，有妙效。"（《实用经效单方》）可见用乌梅治咳嗽，原不拘于新久急慢也。

临床运用：咳嗽而恶寒发热无汗者，更加苏叶、生姜、前胡；若寒包热者，可加栀子、黄连；咳而遗尿者，加茯苓、半夏；咳而脘腹满，不食而浮肿者，合平胃散。在外邪袭肺，肺失开阖的病理机制中，失开是矛盾的主要方面，因此，方中以辛散为主，少佐酸收以调其阖，主辅得宜，均得到调理，故能提高疗效。

临证治验

例一：谈某，女，57岁，住城关官柳小区。咳嗽已2周，经用西药滴注抗菌消炎已7天，不效。其喉痒则咳，早晚较密，阵咳，咳少许白痰方止，不久又咳。近3日咳痰带红，胸闷，口干欲饮，舌淡红，苔中后浮黄，脉缓。胸片提示：支气管感染。此寒包热，咳伤血络所致，用防梅止嗽汤去荆芥加茜草10g，栀子6g，赤芍10g，4剂而愈。

例二：李某，男，53岁，住鄂钢。先起恶寒发热咳嗽，经用抗生素、抗病毒药1周，寒热退而咳不止。咳嗽，咳白痰，汗出不已，声音不扬，食冷咳加重，夜咳尤密。舌体大，淡红，苔后黄，上唇起火疱一处，脉缓右小。此风邪袭肺客喉，卫气不固所致。用防梅止嗽汤加五味子10g，栀子6g，4剂，汗止咳停。

二、治疗咳喘实证，治气当需和血

肺手太阴之脏，主气而朝百脉。《难经集注·三十二难》说："肺主气，气为卫，血流据气，气动依血，血气相依而行。"朱惠明说："肺属金，气之宗，血之纲。"（《痘疹传心录·卷四》）朱丹溪说："肺主气，运行血液，周流一身，金也。"（《丹溪心法附余·咳嗽》）可见肺中气与血相偕而行，不可分离。肺乃多气少血之脏。病初入肺，先伤肺气，肺失宣肃乃见咳喘诸症。若久咳不愈渐变为肺胀喘满者，或有哮喘宿疾而屡发者，其病由气及血。久则痰瘀阻于肺络，而见面色晦暗，舌质衬紫，舌下瘀筋显露，甚或杵状指形成等瘀血阻络之征。故治疗咳喘之证，应在治气的同时佐以和血，气血同调乃可提高疗效。朱丹溪又说："肺胀而嗽，或左或右，不得眠，此痰夹瘀血，碍气而病，宜养血以流动乎气，降火疏肝以清痰，四物汤加桃仁、诃子、青皮、竹沥、姜汁之类。”（《丹溪心法·咳嗽》）可见丹溪治疗肺胀咳喘，主张气血同治，颇合病理。

《摄生众妙方》有定喘汤，为治肺寒膈热咳喘常用方。然其重在宣肃肺气，而不及治血，未免有失其偏。余在该方基础上加入和血之药，化裁为归芎定喘汤。处方：当归12g，白芍12g，川芎12g，麻黄9g，白果9g，苏子6g，款冬花9g，杏仁6g，桑白皮9g，黄芩6g，半夏9g，甘草3g。水煎服，日1剂，分3次温服。用以治疗微恶风寒，咳嗽痰多，痰稠色黄，心胸满闷，上气喘息，舌质红暗，舌苔白腻或黄白相兼，或舌质衬紫，舌下瘀筋，面色黄晦，或有杵状指，脉滑数者。乃咳嗽日久不愈，痰热内蕴，复感风寒，肺气壅闭，气血失和，宣降失司所致。本方中麻黄辛温宣肺平喘，白果甘涩，敛肺定喘，一开一阖，一散一收，有益肺泡之张缩而助肺气之开阖。杏仁、苏子、款冬花、半夏化痰止咳、降气平喘，桑白皮、黄芩苦寒以泻肺而清伏热，合麻黄则起一宣一降之功。及观仲景治喘咳之小青龙汤用白芍；《太平惠民和剂局方》治痰喘之苏子降气汤，方中用当归；《太平惠民和剂局方》治伤风咳嗽多痰之金沸草散，方中用赤芍，皆用血药。当归《神农本草经》谓其“止咳逆上气”，合白芍、川芎和血消瘀，有益肺气之运行，有益肺络之疏通，则肺泡张缩有力，而复其朝百脉、主宣肃之功能。再麻黄配气药则治气，伍血药则治血，麻黄合当归理肺中气血，加强止咳平喘效果。甘草和中协调诸药。全方共奏宣降肺气，和血通络，止咳平喘，清热祛痰之功。气血相偕相行，本方较之原方治气而不及血者，临证收效益显。若感寒重恶寒痰白清稀而无热象者，去黄芩，加苏叶；若痰黄稠口干内热重者，加贝母、瓜蒌皮；若阵咳连声者，加地龙、僵蚕；若久咳乏味少纳者，加党参、白术、焦三仙。

临证治验

例一：李某，女，53岁。素有咳嗽病恙，今春感寒而咳加重，欲速效，先经西医注射抗生素数日未减，又服7剂中药及蜜炼枇杷膏等数种止咳化痰药，已三四个月，仍咳嗽阵作，入夜咳尤密，咳白黏痰，并口舌干，然不欲多饮，行路气息喘粗胸闷，咳而遗尿，脉沉小滑，舌淡暗，左中后一块黄苔。胸片报告为慢性支气管炎。即疏归芎定喘汤加茯苓，4剂。服后咳嗽大减，喘息已平。

例二：肖某，男，60岁。胸闷咳嗽上气喘呼已数月，咳白稠痰，脉弦，舌体大，质暗红，苔薄黄。胸片提示：支气管炎并双下肺局限性肺气肿，双侧胸膜肥厚。拟归芎定喘汤6剂。1周后二诊，咳嗽咳痰症减，唯前日起夜半发热畏寒。脉数，舌淡红暗，苔白。守上方加柴胡、厚朴、太子参，复6剂而诸症渐平。

例三：余某，男，33岁。有哮喘宿痰已上十年，每于气候温差大时即易发生。时值春夏之交，劳累失护，晨起鼻鸣流涕，咳嗽，咳白黏痰，喘息胸闷，舌质暗红，舌尖有红点，苔白，脉沉小。胸片提示：肺纹理增粗。查血常规：白细胞 11.0×10^9/L，血小板 405×10^9/L。用归芎定喘汤加胎盘（每包3g）冲服，去白果易五味子，5剂。

复诊：自诉服此方较以往吞服百喘朋、阿莫西林等西药取效尤速，气顺心胸开泰，咳痰大减。续取原方24剂，自后数年竟未再发。

三、治疗咳嗽咯血，止血勿忘活血

咯血是指肺或气道络脉损伤，血随咳嗽而出，其血与痰相混，或咯鲜血混有泡沫。西医学认为反复咯血伴有经常咳嗽气喘者，常见于慢性气管炎、肺气肿、支气管扩张、尘肺等病。病因主要为肺热、肺燥、虚火。属实热者，肺络受邪，其势急，脉络损伤轻。属燥邪者，肺络失于滋濡，其势较缓，肺络损伤或轻或较重。属阴虚者，肺络脆弱，其势虽缓，肺损伤重。唐宗海说："须知咳固气病，然使不犯血分，又何缘而失血也哉？故必以兼顾血分为宜。"（《血证论·咳血》）

因新病而咯血者多燥热、郁火，治宜清泻肺气以治本，凉血止血以治标。久病咳喘而咯血者多为阴虚肺燥或阴虚火旺，治宜甘润养阴治本，甘凉止血治标。不论久病新病，凡咯血量多势急者，治以止血为主，兼治本病；咯血量少势缓者，治本为主，兼以止血，乃治疗之基本法则。止血在辨证论治的基础上，常用收涩止血药，如十灰散、白及散。若久病咳喘，长期痰中带血，血色紫暗者，必有瘀血。丹溪尝论此证说："此证多系痰夹瘀血，碍气为病。若无瘀血，何致气道如此阻塞，以致咳逆倚息不得卧哉。四物汤加桃仁、诃子、青皮、竹沥、姜汁治之。"唐宗海评说："丹溪此论，洵中病情……可谓发矇振聩。"（《血证论·咳血》）若瘀血不除，有碍新血循行，渗溢而不归经，咯血必不能愈。其治宜用活血止血，药如三七、花蕊石、蒲黄、藕节之类。非正气大虚或咯血量多有气随血脱之势者，不可轻易用人参、黄芪等温补之品，以防温升动血。

痰中夹血而出者，以火邪为主，故用凉药为多。常用凉血止血兼以活血。余拟宁血丹：茜草、地榆各等份。二味各炒，半生半熟，不使成炭，研末，或装胶囊备用。每服 2g，日服 3 次，温开水送下。主治咳嗽咯血，亦用于其他出血性疾病中。功能：清热泻火，宁络止血。方解：咯血一症，可见于咳嗽、肺痨等病过程中，即今之支气管扩张、肺结核等病中。乃邪入肺金，肺络损伤，血溢于气管，咯之即出。茜草，《诗经》名茹藘，《素问》作藘茹，其性味苦寒，能行血止血。如《神农本草经疏》曰："茜根，行血凉血之要药。"《本草正义》曰："茜根性寒，所主多血热失血之症。《别录》止血，以血热涌泄言之。一以清血中之热，一以通壅积之瘀，斯血循故道而不横逆。"今人用之止血每炒炭用。然观《简要济众方》治吐血，用之生捣罗为散服，并不炒炭，当取其能清热止血之功。若炒之成炭，则寒性不复存在。再本品有祛痰平喘作用，尤以止咳作用较强。地榆性味苦酸寒，有凉血止血，清热解毒之功，古人多用于衄血、血崩及肠风血痢等病。《圣济总录》治血痢不止，用地榆或煮汁饮，或晒干研末吞服，并不炒炭，乃取其苦寒以清热，酸涩以止血。若炒成炭，则寒性全失。热不得清，血亦不宁，徒涩无功也。况咯血之症，每多热灼金伤所致。此二药寒能清热泻火以治本，止血行血不留瘀以治标，故可收清降宁络之妙，乃名曰宁血丹。临床可根据出血疾病之证候，在辨证方药中合用此药。

临证治验

例一：余某，男，38 岁。身体肥胖，精神颇佳，唯咯血反复发作，数年未能根治。每发时喉痒如有物，咯之即为血。打针服药可止，因职业关系，不可避免熬夜饮酒，然触之即发，殊为苦恼。就治于余，西医诊断为支气管扩张。见其并无其他形症，乃用茜草、地榆各等份，炒半生半熟，研末，每日 3 次，每次用温开水吞服 2g。1 周血止，自后数年未复发。

例二：尹某，男，35 岁，住庙岭。咯血反复发作半年。刻诊：咯血鲜红，不咳，咽喉不干，两肋板闷，舌红苔薄黄，脉弦数。胸片提示：支气管扩张。乃用茜草 10g，地榆 15g，茅根 30g，沙参 15g，瓜蒌皮 12g，栀子 10g，郁金、青皮各 6g，山药 10g，甘草 6g。服 4 剂血止。再守原方加减数剂，疗效巩固。

例三：陆某，男，40 岁。素有咯血旧恙，近因跌仆劳累，咳嗽频作，血出盈口，并胸闷，胸膺刺痛，颜面烘热潮红，舌红，苔薄黄，脉弦。此乃虚火上炎，灼伤肺络，阳络受损，血从外溢。治宜清热平冲，活血止血。处方：玄参 10g，栀子 10g，牡丹皮 6g，郁金 6g，茜草 6g，地榆 10g，花蕊石 10g，三七 6g，代赭石 18g，3 剂。

二诊：血止痛减，咳减，五心烦热，转拟养阴清热。处方：生地黄 12g，麦冬 12g，茜草 6g，贝母 6g，地骨皮 10g，白薇 6g，牡丹皮 6g，郁金 6g，山药 10g，5 剂善后。

四、悬饮不独逐水，亦可治从痰热

悬饮一症最早见于《伤寒论》，文说：“太阳中风，下利呕逆，表解者，乃可攻之。其人漐漐汗出，发作有时，头痛，心下痞硬满，引胁下痛，干呕短气，汗出不恶寒者，此表解里未和也，十枣汤主之。”《金匮要略》谓：“脉沉而弦者，悬饮内痛。”又说：“病悬饮者，十枣汤主之。”可见悬饮一病是饮留胸胁间引起胸胁胀满、疼痛，咳嗽，每因咳嗽、喷嚏引胸胁剧痛，甚则呼吸困难不得平卧为主症的疾病。与西医学的结核性胸膜炎等胸腔有积液的疾病相似。悬饮多因感受外界湿热或寒湿之毒邪，蛰伏日久，郁遏肺脾气机，使运化布散水湿津液功能失常，致水津渗溢，离其常道，停积胸胁而成。张仲景主张用十枣汤治疗，开攻逐水饮为治法的先河。后世医家治疗此病各有效方，如陈无择之控涎丹（《三因极一病证方论》），费伯雄之椒目瓜蒌汤（《医醇賸义》）。

余尝见有胸闷胁痛，或咳或不咳，或潮热如疟，脉沉缓，苔白或黄，胸片提示胸腔积液者，诊为时邪外袭，肺气不利则咳；肺失肃降，水津不行，反化为饮，饮停胸胁，肝气不利，故胸闷、胁痛，发潮热如疟，此悬饮也。治宜清热泻肺，调气逐饮。自拟葶苈逐饮汤常取佳效。组成：葶苈子 12g，百部 15g，瓜蒌皮 15g，黄芩 10g，半夏 10g，川芎 10g。送服控涎丹（甘遂去心、大戟去皮、白芥子各等份研末，神曲打糊为丸，为梧子大，或以三味为末，装胶囊中。陈久者无效）。用法：汤剂水煎温服，日 1 剂，分 3 次服。清晨空腹送服控涎丹 3g，必得大便泻水数次。体弱者 2g。若不得大便，体强者可加之，以大便利，日三四次为度。若无控涎丹，可于汤方中加大戟 6g 同煎服。

方解：其方以辛苦寒之葶苈子泻肺逐饮，《开宝本草》谓其能“除胸中痰饮”。用黄芩、百部清肺杀虫止咳。半夏祛痰治饮。瓜蒌皮甘寒可疏肝郁，涤痰结，祛胸胁疼痛。川芎入肝络，行气和血。合陈无择之控涎丹以缓攻其饮，使从大便而去。夫痰饮，阴邪也。以苦寒治阴病，《黄帝内经》所谓求其属以衰之是也。

临床运用：积液较多者，加椒目、桑白皮；包裹积液者，加皂角刺、穿山甲。结核性胸膜炎所致胸腔积液，其液体清亮，用此法有确切疗效。若服之胸腔积液不消，其液体或浑浊，或呈血性者，多为胸肺恶性肿瘤所致，则需另寻治法。

然而此病有表现为寒热往来，热势起伏不定，汗出不解，胸胁胀满疼痛，咳嗽无痰或少痰，咳则胁肋疼痛加重，或口苦，或咽干，或喜呕，苔薄白或薄黄，脉弦滑或数者。乃痰热邪犯胸胁，病及太阴、少阳。虽然胸片提示胸腔积液，但不可用攻逐水饮之法。治宜清热化痰，行气消饮。自拟柴胡陷胸汤治之。组成：柴胡 15g，半夏 10g，黄芩 10g，瓜蒌 15g，黄连 6g，百部 10g，枳壳 10g，桔梗 10g，水煎服。热甚者，加石膏、知母；痛甚者，加郁金、丝瓜络；喘闷者，加葶苈子、桑白皮。此方用柴胡、黄芩、半夏透热化痰，以解胸胁痰热之邪；瓜蒌、黄连、百部、半夏以清胸肺痰热；枳壳、桔梗升降气机，以利肺气流行化饮。合用之有清热化痰，行气消饮之效。

临证治验

例一：焦某，男，22 岁。去岁 8 月因左侧胸胁痛住某医院，经诊为渗出性胸膜炎，用链霉素、异烟肼、PAS 等抗结核药物治疗，并抽胸腔积液数次，住 1 个月症情缓解出院。后一直用抗结核药至今。近胸胁痛又逐日加重，并口唇发麻，前来就诊。刻诊：左胸胁胀痛，左侧腰背亦痛，少咳白稠痰，饮食大便一般，口不干渴。舌红苔白润，脉弱数。血、尿常规正常。胸部 B 超：左侧肩胛下第 8 肋可见进 1.5cm，出 4cm 液平段。胸透：左下肺野外带可见长带状致密影。病为悬饮。嘱咐停用西药。乃用葶苈逐饮汤送服控涎丹，服药5天。每日上午大便拉稀水三四次，下午不拉。胸胁痛已除。左侧腰部少痛，脉浮弱数，舌红欠润，无苔。胸部B超复查未见液平。胸透：胸腔积液消失。以沙参、天冬、百部、瓜蒌皮、黄芩、桔梗、香附、甘草4剂善后而愈。

例二：朱某，女，34岁。诉左胸肋及背胛内痛已上十日，很少咳，胸闷，纳食减少，乏力，大便日一行、量少，不渴，脉缓，少白苔。令其深呼吸则胸痛。面色无华。查血常规：WBC15.6×10^9/L，N78％，L22％。胸透：左胸第7~8肋以下大片模糊阴影。诊断为胸腔积液。此病悬饮。予葶苈逐饮汤送服控涎丹治疗。5日后复诊：前2日服药后腹痛肠鸣，即拉大便三四次，稀水便。后3日，每日只拉一次，稀溏便，肋痛减轻。乃用汤方加穿山甲、皂角刺煎服，每日清晨仍空腹服控涎丹2g，连服3周。其间无任何不适。复查血象正常。胸透：胸腔积液消失，唯左肋膈角稍变钝。面色好转，精神亦佳，停服药。

例三：黄某，男，45岁，工人。2周前病发热、畏寒、干咳、少痰、胸痛，经治未减。刻诊：畏寒低热，起伏不规则，气急喘满，胸胁疼痛，咳则加重，口干欲饮，不欲饮食。体温37.8℃。胸片显示：右侧大量积液。舌苔白腻，脉滑数。此病悬饮，乃痰热蕴阻胸胁所致。治宜清热化痰，行气消饮。予柴胡陷胸汤7剂，每日1剂煎服。

二诊：寒热已尽，胸痛减轻，咳减，脉滑减缓，苔化薄。仍用原方7剂。三诊复查，胸透：胸腔积液明显吸收。诸症大为减轻。效不更方，上方续服3周。四诊复查，胸腔积液消失。唯遗胸膜粘连，隐痛有时，乃以血府逐瘀汤善后。

例四：刘某，男，32岁。发冷、发热起伏3天，干咳，胸闷，右胸胁疼痛，咳则加重，口不干，不欲饮食。舌苔白腻，脉微滑。体温37.6℃。胸片显示：右侧大片模糊阴影。此病悬饮，乃胸阳不足，痰饮蕴阻胸胁所致。治宜通阳化痰，行气消饮。予瓜蒌薤白白酒汤：瓜蒌30g，薤白20g，白酒（50°）50mL，同煎，每日1剂，煎分2次服，7剂。服完诸症释，复查胸腔积液消失。

按：本例悬饮系阳虚饮停所致，故用张仲景温通化饮方取效。

第三节　舌病及舌麻木（脑梗死所致）治疗经验

舌病包括舌疮、舌衄、翣舌、舌肿出口外、舌本麻木等。

余高祖庆甲先生说："舌为心窍。若心火上炎，熏炙于口，则口糜舌疮，用导赤散（生地黄、木通、甘草梢、淡竹叶）治之。若舌上出血，是心火郁也，名为舌衄，用导赤各半汤（黄连、黄芩、犀角、知母、山栀、滑石、麦冬、人参、甘草、茯神、灯心草、姜、枣）。又有舌胀满口者，若肿硬闭塞咽喉，即时气绝，名曰翣舌，至危之症，急宜刺舌下两旁，放出恶血；或以蒲黄研末搽之自愈。又有舌肿出口外，或长数寸者，均是心经热极所致。又书曰：口舌肿胀，是心脾火毒，用泻心汤合泻黄散（黄连、黄芩、大黄、防风、藿香、山栀膏、甘草）。"庆甲先生又说："舌本木强，有风中心脾者；有痰塞心窍者；有风寒壅滞者；又有气虚、血虚、肾虚者……可从可违，是在精于审症者。"（俱引自朱庆甲著《中医入门·亨部·口》）《素问·阴阳应象大论》说："心主舌。"《灵枢·五阅五使》说："舌者，心之官也。"《灵枢·脉度》说："心气通于舌，心和则舌能知五味也。"故舌本木强必求治于心无疑。然则手少阴之别，系舌本；脾足太阴之脉连舌本，散舌下；肾足少阴之脉夹舌本，故舌本木强又可求治于脾与肾。

清·沈月光说："舌者心之窍也……舌之上下又各有一窍以通津液，乃任督所行之地也。任督者，实根于身中相火也，故津液所出之窍，正属舌之窍也。"（《伤寒第一书·卷四》）由此以观之，其更深一层，舌本木强病还涉及奇经。夫督脉上络属于脑下属肾，与任脉下交于会阴，上交于龈交之内。任脉导心火下行，督脉导肾水上升，是为心肾相交，亦即水火相交，精神相交。神者，不独指心神，还包括脑之元神。张锡纯所谓“人之神明，原在心与脑两处”（《医学衷中参西录》)。《素问·本病论》谓：“神游上丹田，在帝太一帝君泥丸宫下。”“头有九宫，上应九天，中间一宫，谓之泥丸……乃元神所住之宫。”（《金丹正理》）神游行出入必有其径，任督是也。今有患脑梗死者，神识清楚，肢体活动如常，语言亦利，舌活动可，唯舌体麻木不已，口不知味，舌质衬紫，脉多弦硬。夫舌乃心之苗，心和则舌能知五味。此因脑病血管梗死，瘀血阻于心脑神气游行出入之络脉，气血荣运阻滞，故舌体麻木不已。然则奇经八脉与十二正经不同，奇脉深远具络脉特点，因此其治宜养阴活血，并用虫类药祛痰搜风通络。自订一方，谓蒲星通络汤。处方：蒲黄 10g，生南星 15g，玄参 10g，丹参 10g，僵蚕 10g，全蝎 5g，穿山甲 6g，蝉蜕 10g，桑寄生 15g，茯苓 10g，甘草 3g。用法：每日 1 剂，水煎分 3 次温服。

方用蒲黄为香蒲花之蕊，其气最清，清轻上达脑顶，活血凉血，乃治舌病要药；配合丹参活血消瘀，通其梗阻。复用全蝎、穿山甲、蝉蜕等增强活血消瘀之力，其虫类药入于奇经搜风通络，亦即通心脑气血流行神气出入之络。生南星配僵蚕，以祛风痰。天南星生用，煮之亦即熟用，并无毒性，无戟喉之弊，不必生疑，此余屡用不爽，故可告诸学者。玄参、桑寄生养阴舒筋，以软化脉体。茯苓祛湿安神。甘草调和诸药。合用之能养阴祛痰搜风，通心脑络脉之阻滞，复舌感之灵敏也。若见舌謇或流涎失语，乃瘀痰阻于心君窍络，廉泉弛缓，与此症病机有间。舌謇者，可加菖蒲、远志；流涎失语，其气虚者，可加黄芪、人参、白术；若伴肢体不遂者，可加豨莶草；若肝阳旺者，可加介石潜镇之品。

临证治验

例一：张某，女，64 岁，住武昌。其形体肥胖，起初舌尖麻木，经治不愈，延及数月，逐渐范围扩大。乃做颅脑 CT 检查：基底节区脑梗死。遂用曲克芦丁片、步长脑心通、复方丹参片、华佗再造丸等多种中西药，已 1 年有余。然舌麻木不减，乃至上颚亦发麻木，舌不知味，但语言如常，咀嚼亦可，饮食并无妨碍。头不昏，四肢活动灵便。血压 150/100mmHg。舌淡红暗，舌底瘀筋明显，脉沉数。乃用上方连服 1 个月，舌体麻木大减。复用上方减生南星，用制南星 10g，取 8 剂，研末，蜜丸，每服 10g，日 3 服，遂愈。

例二：廖某，女，42 岁。2003 年 7 月 2 日初诊。形体一般，舌体发麻木，又不时出血，已经 2 年。近周来几乎每日如此。时觉气短胸闷，不咳嗽，夜或咽干不渴，余无所苦。舌红苔薄黄白相兼，脉涩。此病舌麻、舌衄血，乃阴虚血瘀所致。治宜滋阴活血止血。处方：生地黄 10g，玄参 10g，麦冬 10g，黄连 3g，竹叶 10g，五灵脂 10g，蒲黄炭 10g，丹参 10g，仙鹤草 15g，远志 6g，甘草 6g。7 剂，每日 1 剂，水煎服。

2003 年 7 月 9 日二诊：出血已止，余症如前，舌红苔白，脉细数。转拟补气升阳，化痰清热方。处方：黄芪 10g，党参 10g，升麻 6g，柴胡 6g，桔梗 6g，当归 10g，半夏 10g，制南星 10g，黄连 3g，黄芩 6g，炙甘草 10g。7 剂，服法同前。

2003 年 7 月 16 日三诊：舌体麻木明显减轻，脉舌如前，二诊方不更，7 剂。

2003 年 7 月 23 日四诊：舌体麻木已除，唯仍觉心下短气。二诊方加茯苓，7 剂而愈。

第四节　痫证治疗经验

痫证亦称癫痫，俗名“羊痫风”。其特点是呈间歇性发作性神志失常，发作时突然意识丧失，迅即昏倒，口吐涎沫，两目上视，或喉中痰鸣，或四肢抽搐，或发出吼叫，移时苏醒，醒后外观如常人。

西医学将癫痫分为大发作及癫痫持续状态、小发作、局限性癫痫、精神运动性癫痫。中医学所述的痫证与癫痫大发作的证情相似。而癫痫发作又有原发性、继发性之分。中医学早在《素问・奇病论》就提出：癫痫“病名为胎病，此得之在母腹中时，其母有所大惊，气上而不下，精气并居，故令子发为癫疾也”，同西医学所说的原发性癫痫与遗传有关有相契之处。此是内伤伏气致病之先声。后世医家论述饮食、恼怒、惊恐、外感等因素造成脏气不平，痰火风邪上壅，清窍闭塞而致的痫证，可见于西医学的颅内肿物、脑血管畸形、脑外伤、颅内炎症等疾病所继发者。

病因：一是得自先天，在母腹中禀受病气。二是得自后天，饮食损脾胃，或情志伤肝胆，或大恐伤肾，使脑气不平，气机逆乱，在病理变化过程中产生痰、火、风邪闭塞清窍而发。

病机：痫证大发作的病变部位主要在脑。脑为元神之府，是人身的最高主宰。脑对人体的整体功能起主导作用，且与脏腑密切相连。故痫证大发作时，脑气紊乱，病涉脏腑及奇经八脉，其症神识昏迷，肢体抽搐，六腑无主。中医学认为心奉血于脑而藏神，主宰神明，即人的思维意识活动虽是脑的功能而与心主血密切相关。肾藏精生髓主志，脑为髓海，脑髓盈虚与肾精亦密切相关。故脑髓神明异常的疾病的辨证与治疗，病变部位虽然在脑，但辨证重心主要在心肾。且督脉通于脑肾，二跻主矫健之职，故痫病必涉奇经。痫证发作时表现为痰、火、风邪闭阻心神，发作后则多表现为肾之精气亏虚。

痫证发作间歇时间长短不等，短则一日数发，长则数日或数月，甚则几年一发。发有轻重之分，轻者是小发作，突然出现短暂的意识丧失，呆立不动，手中持物脱落，或语言中止，或突然头向前倾，迅即伸起，经几秒钟至几分钟即可恢复。重者是大发作，突然意识丧失，猝倒直声叫号，口吐涎沫，两目上视，或四肢抽搐，或小便失禁，每发几分钟或十几分钟，醒后一无所知。重者可连续发作，间歇时间短暂，初发未及清醒，第二次发作继之，故使患者常处于昏迷不醒状态，可持续数小时至一两天，需积极抢救以防正气脱竭。发作的轻重与正气的盛衰，痰、火、风邪的微甚有关。而局限性癫痫、精神运动性癫痫多为痰、火、风邪阻塞经络。

痫证发病，先存伏邪于脏器之中，余倡言内伤伏气致病说，强调消除伏气于萌芽，注重先期防治，故此拟痫风宁丸，以为防治之用。又根据发作前后证情临床辨证，分为虚实及虚实夹杂辨治。

一、先期防治

若人突受惊吓，心神不宁；或有痫证发病史；或在痫证发病之时，拟痫风宁丸，皆可作防治服之。处方：当归 200g，胆南星 30g，明天麻 100g，全蝎 80g，僵蚕 80g，炙甘草 80g。研末，水泛丸。预防者，日服 1~2 次；治疗者，日服 2~3 次。每服 3g，温开水送服。亦可与汤剂合用。

方解：《礼记·中庸》说："凡事豫则立，不豫则废。"《素问·八正神明论》说："上工救其萌芽，必先见三部九候之气，尽调不败而救之，故曰上工。"痫证乃血虚正气不足，风痰上扰神明，横窜经络所致。方以当归养血和血，匡扶正气；胆南星除风痰；明天麻息风止搐；全蝎、僵蚕搜风化痰定痫；炙甘草补气缓和急迫。故立先期防治之方，共奏养血搜风定痫之效。

二、督跻风痰阻逆

发作时症见猝然昏倒，不省人事，喉中痰鸣，口吐白沫，肢体抽搐，舌苔白腻，脉弦滑动。乃脑府气机逆乱，督跻奇经已紊，神明失司，聚津成痰，风痰阻窍，风阳妄动，横窜经络，故发是症。治宜祛痰开窍，镇静息风，佐以益气和血，养心安神。

余拟安神定痫丸：生半夏、生南星、丹参、党参、茯苓、生龙骨、生牡蛎各 60g，天麻、川芎、柴胡、远志、石菖蒲、全蝎、甘草各 50g。用法：上药焙干研末，蜂蜜为丸，每服 10g，日服 3 次，温开水送下，空心服。

方解：本方以半夏、南星化痰，合远志、石菖蒲开窍醒神；丹参养心，配川芎、柴胡以和血息风；天麻、全蝎和阳息风，伍龙骨、牡蛎重镇安神以止痉。党参补心气，与茯苓、甘草健脾以杜绝生痰之源。且党参与茯苓、远志、石菖蒲、甘草为人参定志丸中之药，原有益气养神之功。柴胡、茯苓、党参、半夏、龙骨、牡蛎为柴胡加龙骨牡蛎汤中之药，徐灵胎尝谓该方“能下肝胆之惊痰，以之治癫痫必效”（《伤寒论类方》）。然其化痰者，乃化入脑之痰；其开窍者，即开脑府之窍；其养心气者，即养脑气；其安神志者，实安脑神；其镇静息风者，实镇定脑气妄行奇经督跻经气妄动之风也。合而为方，则有祛痰开窍，镇静息风，益气和血，养心安神之效。若火盛者，可加黄连、黄芩、牛黄。

三、督跻虚风

痫证小发作，或每发于夜间；其发较轻，移时苏醒，精神困倦。反复发作，久则神识较常人呆钝。《素问·骨空论》说：“督脉为病，脊强反折。”王叔和说：“尺寸具浮，直上直下，此为督脉，腰脊强，病不得俯仰，大人癫病，小人痫疾。”（《脉经·平奇经八脉病》）《脉经·手检图》又说：“后部左右弹者，阴跻也。动苦癫痫。”其指痫为督脉病、为跻脉病。李东垣说痫证：“此奇邪为病，不系阴阳十二经所拘，当从督冲、二跻四穴中奇邪之法治之。”（《脾胃论》）督脉起于下极之俞，入属于脑，脑为髓之海，奇恒之府，元神所居。脑髓之气其输上在督脉之百会穴，下在风府穴。痰扰脑府，元神病变，必从督跻反映于外，故谓奇邪为病，不系阴阳十二经。此诚千古之谜，王叔和倡论于前，李东垣述于后。非有独识，不能道之。余将此病纳入督脉及二跻脉病中讨论，不与五脏六腑病证相混也。张洁古尝以痫证夜发者，取阴跻穴灸之。故人有每于夜卧时即发痫疾者，则从阴跻主治。卫气夜行阴跻，若阴跻虚损，气行失常，影响神明之司，则夜发痫证。阴跻乃足少阴别脉，故其治疗可取补肾之法。乃制参鹿地黄汤：熟地黄 15g，山萸肉 10g，山药 10g，牡丹皮 6g，茯神（朱砂拌）10g，泽泻 6g，人参 10g，鹿角霜 10g，紫石英 20g，灵磁石 30g，水煎服。

方解：本方用六味地黄汤补少阴之阴使满溢阴跻；《素问·解精微论》说："脑者，阴也。"补肾阴亦即能补脑髓之阴；因督脉上络脑下属肾，肾生髓养脑，复加人参配熟地黄温养肾之精血，亦即补督脉之血；鹿角霜通督脉之气，由督脉导之入脑以充髓涵阳；紫石英镇静阴跻；灵磁石色黑入肾，朱茯神色赤入心，其重镇以安心神肾志，亦即镇静脑府之神志。合而为方，俾脑髓得养，脑气得调，神明清灵，八脉和调，阴跻脉充而复矫健之职，以杜绝痫证复发之苦。若病久血色不华者，可加当归、紫河车；若发作痉厥甚者，可加僵蚕、全蝎。

四、虚实兼证

痫疾时时发作者。《乾坤秘韫》痫疾方：胎盘一具，长流水洗净，仍以水浸，春三夏一，秋五冬七日，焙干为末；羌活、天麻、防风各 25g；白僵蚕、白附子各 50g；南星 100g；川乌 30g；全蝎 21 个，为末，糊丸，梧子大，朱砂为衣。每服 50 丸，好酒下。本方用胎衣大补元气，益气养精，使奉养于脑府，恢复元神之职，而达安神定痫之用。羌活、防风、天麻活血化瘀以息风；白僵蚕、白附子、全蝎搜风息风止痉；南星化痰息风；朱砂镇静安神；川乌温阳，通行十二经络及奇经八脉之阻滞。全方共奏补益元气，充养元神，调节脑府气机，活血止痉，恢复跻脉矫健之职，而达息风定痫之功效。

临证治验

例一：杨某，男，31 岁，某厂工人。自 13 岁病后，发生癫痫，一直坚持治疗，终未断根。已服苯妥英钠片、卡马西平及多种中西药。近因连续加班，病发加频，或 1 个月发，或 2 周发。昏倒抽搐，喉中痰鸣，口吐白沫，眼珠上翻，移时苏醒，一如常人。发育尚可。乃予安神定痫丸，理其督跻奇经。服一料后，1 个月发或间月发，发作时间缩短，症状减轻。后续服二料，至今已数年未发。

例二：杨某，女，68 岁。10 年前因跌倒脑部受伤，颅内出血昏迷，经手术治疗而愈。近来年纪渐老，精力渐差。复因情志怫郁，作息失常，遂发痫证。其症每于休息不好则发。发时突然歪倒，持物失落，呼之不知，移时渐渐复原。西医投抗癫痫诸药，已服年余，而仍时时发病。自觉智力有所减退。观其形体尚丰，面白乏华，饮食二便调，脉细弦，舌淡红，苔白。近发病前略有所知，如肢软或稍昏，即必发。立即靠物或坐下。神志失知数十秒，或手掣动不已。此痫证小发作也。外伤导致督跻奇经经气循行紊乱。乃处以安神定痫丸，每日 3 服，每服 6g。停服西药。服药月余，发作已稀少。但若不午睡，或劳累仍发，症较轻，只数秒钟手抖动，或不自主抓搔肌肤，旁人触之即可止而清醒。仍守原方，只每晚临睡时服药 1 次，每服 9g，可以数月不发，精神亦可。

例三：胡某，男，6 岁。两周前曾发热，经治愈。日暮玩耍回屋，突发呆立，双手抖动。家长立抱去医院治疗，脑电图检查诊断为癫痫，经用药平复。后月余复发如前，发时跌倒数次，但不抽搐。面色萎黄，舌淡苔白，脉弦滑。此病痫证，予养血搜风定痫丸，每日 3 次，每次 3g。另用：小麦 30g，大枣 10 枚，炙甘草 15g，7 剂，每日 1 剂，煎水送服。服药期间小抖 3 次，续进原方，每日丸药服 2 次，1 个月，遂愈。

第五节 心悸（心神经官能症、顽固性室性早搏）治疗经验

心悸是患者自觉心跳疾速，惊惶不宁，难以自持的病证。中医学有惊悸与怔忡之分。惊悸多因精神刺激而发，可突然发作，移时而缓，病情尚轻浅，但可反复发作。怔忡多因久病逐渐形成，可因情志变化、劳逸不当而发，发难速已，病情较深重。《医学正传》谓："夫所谓怔忡者，心中惕惕然动摇而不得安静，无时而作者是也。惊悸者，蓦然而跳跃惊动而有欲厥之状，有时而作者是也。若夫二证之因，亦有清痰积饮，留结于心胞胃口而为之者，又不可固执以为心虚而治。"古人已认识到病变部位在心胞，实际病在心。参考西医学，惊悸多属功能性疾患，如心神经官能症等疾患。怔忡多属久病，多见于器质性病变，如冠状动脉硬化性心脏病、高血压性心脏病、风湿性心脏病等在发展变化过程中都可引起怔忡的证候。他如贫血、神经官能症等某些疾病在发展变化过程中出现以心悸为主要症状时，都可从惊悸、怔忡辨证论治。

一、病因

病因多为素体虚弱，或患有慢性疾病，导致气血亏虚，心神失养；复因情志损伤诱发惊悸。若惊悸不已，反复发作，可发展为怔忡，故李梴说："怔忡因惊悸日久而成。"（《医学入门》）

二、病机

惊悸、怔忡其病在心，其病机则与肝、胆、脾、肾有关。林珮琴说："怔忡伤心神，惊伤胆液，恐伤肾精，三者心胆肝肾病；

恐甚于惊，惊久则为怔忡。”(《类证治裁》) 若素体气血不足，可因猝受惊恐而心惊神摇发为惊悸,《素问·举痛论》谓“惊则心无所倚，神无所归，虑无所定，故气乱矣”即是。亦有久病或劳倦伤脾，气血不足，心神失养而致者。或劳心过度，或房劳伤肾，渐致阴虚火旺，心肾不交，虚火上扰心神而致怔忡。或素有痰浊，复因生活失摄，情志抑郁，郁久则肝胆火旺，而致肝胆火邪夹痰上扰于心而发为心悸怔忡者。亦有心气不足，复为风邪所乘而惊不能安者。

三、证治

1. 心气不足

心悸善惊易恐，夜寐不安，梦频易惊，脉虚数或沉细者，乃心气不足，心神不安所致。宜补心气，安心神。方用桂枝龙牡汤加味。药如桂枝、白芍、生龙骨、生牡蛎、炙甘草、生姜、大枣、党参、茯神、远志、酸枣仁。

2. 心脾血虚

心悸怔忡，气短，面色少华，神倦乏力，夜寐不安，色淡苔白，脉沉细弱者，乃心脾血虚所致。治宜补养心脾，益气养血以安神。方如归脾汤（出自《济生方》，组成：黄芪、党参、白术、当归、远志、茯神、酸枣仁、龙眼肉、红枣、生姜、木香、炙甘草）。

3. 心阴不足

心悸不安，心烦少寐，多梦，五心烦热，咽干，头晕耳鸣，舌红苔薄，脉细数者，乃心肾不交，阴虚火旺所致。治宜滋阴宁神，方如天王补心丹（出自《摄生秘剖》，组成：生地黄、人参、玄参、丹参、茯苓、桔梗、远志、酸枣仁、柏子仁、天冬、麦冬、当归、五味子、朱砂）。

4. 痰热上扰

心悸胸闷，烦躁不安，头晕胀闷，夜寐梦多，口干口苦，舌红苔黄，脉弦滑，乃胆热夹痰，上扰心神所致。治宜清胆化痰宁神，方如温胆汤（出自《三因极一病证方论》，组成：半夏、茯苓、陈皮、枳实、竹茹、甘草）。

5. 阳虚风冷

心悸惕惕不安，胸闷，气短头昏，畏寒汗出，脉结代，心电图提示频发室性早搏者，乃心气不足，风邪乘客所致。夫《诸病源候论·风病诸候》说："风惊悸者，由体虚心气不足，心之府为风邪所乘；或恐惧忧迫令心气虚，亦受于风邪，风邪抟于心，则惊不自安，惊不已，则悸动不定。"此乃心气不足为风邪所乘，致心室血络挛急不舒，故发为心悸惕惕不安而胸闷。上气不足则气短头昏，阳虚失固则畏寒汗出。其病如风性动摇不定，变见于寸口，若夹寒则脉结，夹热则脉促，心气大虚则脉代。其治疗宜益心气，和血络，祛风邪。观孙思邈治"脉虚惊跳不定，乍来乍去"用防风丸，其方有人参、麦冬、茯神、远志等以补心气而安神，有防风、桂心等以祛风邪而宁心。余另立一法，益阳气，和血络，祛风宁神，谓祛风和血宁心汤。组成：麻黄 6g，防风 12g，桂枝 10g，川芎 10g，杏仁 10g，生姜 3 片，附片 5g，党参 12g，柏子仁 10g，茯苓 10g，白芍 10g。用法：每日 1 剂，水煎分 3 次温服。本方用党参、柏子仁、茯苓益心气而宁心神。白芍、川芎、桂枝养营和血。麻黄、防风、桂枝、生姜、川芎祛风。心主脉以藏神，肺主气朝百脉贯心系以行血，故用麻黄、杏仁祛风，宣肃肺气以调血脉；桂枝、白芍合党参、附片，调心营温阳气以复心脉。于是心气充，风邪靖，则血络和而悸动止也。若兼脉促口苦者，加黄芩、麦冬，减麻黄、桂枝、附片；若兼呕恶足跗肿者，加半夏、通草、防己；若气虚面色少华者，或加重党参用量，再加当归。

临证治验

例：瞿某，男，56 岁，干部。数月前下乡劳累而发心悸胸闷，经医院检查心电图，为频发室性早搏，部分导联T波轻度倒置。诊断为心律失常，早期冠心病。经用西药治疗两三个月，症状稍缓。后又服中药、成药，如复脉汤、归脾丸、丹参片等月余，收效不显。刻诊：心悸时缓时重，胸闷心热，时觉燥汗出，肢末畏风冷，夜寐颇不安神，肢怠乏力，舌淡红苔白，脉结代。血压130/85mmHg。心电图复查如前，胸肺摄片：右下肺纹理稍增粗。中医诊断：心悸。乃予祛风和血宁心汤加黄芩10g，白芍15g，服7剂。

二诊：心悸大为减少，汗出已止，寒热亦轻。仍守上方稍事调整，连服2周，证情向愈。

第六节　真心痛（冠心病、心绞痛）治疗经验

真心痛又称厥心痛，由心脏络脉血气运行阻滞引起胸憋，气短，心胸时发绞痛引及胸背肩胛，甚者绞痛剧烈频作，猝然昏迷至死的病证。《素问·脏气法时论》说："心病者，胸中痛，胁支满，胁下痛，膺背肩胛间痛，两臂内痛。"较为详细准确地记载了心痛及其放射的部位。《灵枢·厥病》说："厥心痛，痛如以锥针刺其心……真心痛，手足清至节，心痛甚，旦发夕死，夕发旦死。"描述了心痛的性状如针刺，以及真心痛发作的严重性。历代医家对真心痛有许多重要的论述，并有各种不同的名称，如《金匮要略》载有胸痹、心痛，后世医家又有膈痛、久心痛、心胃痛等称谓，其实胸痹等应是真心痛病的一个证型，颇似西医学的冠状动脉粥样硬化性心脏病表现的心绞痛、心肌梗死等两种不同的症候群。

一、病因

本病主要是由情志失调、饮食不节、劳逸不当及年老体衰等因素所致。

二、病机

1. 情志因素

多为用脑过度，损伤心脾，致气血不足，运行迟缓，进而导致气血郁滞，是为内伤产生伏邪，邪气痹阻心络而发心痛。气血不足为本，气血郁滞为标，此本虚标实的心痛，一般发作较缓。或因情志抑郁，不时恼怒，使肝气失于条达，而致气滞血瘀，一旦阻滞阴维心络可发生心痛；或气郁久则化火，火邪灼液成痰，痰气郁阻，血行不畅而生瘀血，痰瘀阻滞阴维心络产生心痛。此由于气滞变生痰火瘀血阻滞的心痛为邪实，其发生多突然而较剧。

2. 饮食因素

过食肥甘，蕴生湿痰，亦为内伤产生伏邪，痰随气动，久则阻滞络脉渐生瘀血，痰浊瘀血痹阻阴维心络而心痛。尤怡说："湿痰死血，阻滞其气而不得条达，两相搏击则痛甚矣。"（《金匮翼》）今人谓因食物脂肪过多摄入致胆固醇增高而引起动脉粥样硬化所致与此相似。

3. 其他因素

劳逸不当损伤阳气，或年老体衰，肾阳不足，阳虚生寒，血脉丧失温煦和鼓舞，血行迟涩，日久寒凝血瘀；或脾阳虚失运，湿聚成痰，与血搏结，痹阻阴维心络而致心痛。阳虚在发展变化过程中产生寒邪、痰浊、瘀血，皆为内生伏邪。邪气一旦阻滞阴维心络即可造成心痛，此论似与西医学中老年性冠状动脉粥样硬化病机相似。《难经》说："阴维为病苦心痛。"又说："阴维维于阴。"故阴维脉对维系在里的诸阴经气血的流行起蓄溢调节作用。大凡三阴病及阴维，可致心痛。是以心痛病变部位在心，而关及脾、肝、肾诸脏。故《难经》又说"五脏气相干，而发厥心痛"也。

三、证治

1. 瘀阻心络

胸闷气短，胸痛如刺如绞频发，精神抑郁，头昏身倦，面色晦暗，舌质紫暗，或有瘀点，脉沉弦。证属瘀阻心络，心气不通所致。治宜活血化瘀，行气通络。方如血府逐瘀汤合失笑散（当归、生地黄、赤芍、川芎、柴胡、枳壳、牛膝、桃仁、红花、甘草、蒲黄、五灵脂）。

2. 痰瘀痹阻

心痛闷胀如压，左侧肩背臂内侧闷胀麻痛，头昏眼花，恶心欲呕，苔白腻，脉弦缓或弦滑。证属心阳不宣，痰浊痹阻所致。治宜宣痹通阳，涤痰通络。加味瓜蒌薤白汤主之（瓜蒌、薤白、半夏、红花、桃仁、郁金、延胡索、丹参、蒲黄、五灵脂）。

3. 寒痰阻络

心胸痛疼彻背，手足逆冷，甚则神昏汗出，唇色紫暗，舌苔白滑或白腻，脉沉涩或伏或沉迟。乃胸阳不足，寒气客于背俞之脉，痰瘀痹阻阴维，心络不通所致。治宜祛痰开窍，祛寒活络通痹。余继承家传验方菖蒲丸改进为新定菖蒲丸主之。组成：石菖蒲 30g，明矾 30g，牙皂 15g，细辛 15g，川芎 15g，甘遂 10g，冰片 1g。用法：上药分焙，与冰片共研为末，米汤为丸，密贮备用。心绞痛者，每服 3g，日 3 服，温开水送下。若冠心病而胸痛不甚者，可早晚各服 2g。若胸阳不足，痰瘀痹阻，寒气客于背俞之脉，则脉涩；背俞气血与心相通，络脉不通，故胸背相引而痛，痛甚则厥。方用石菖蒲辛温开心窍而通关，水菖蒲无效。明矾酸涩涌泄，消痰定痛，《儒门事亲》用醋煮白矾治心气疼痛。牙皂辛咸温，善涤痰通窍，《本草纲目》用白矾与牙皂配合以治疗痰厥胸闭。细辛性味辛温，乃植物之灵，与川芎相伍，祛风寒活血，行气止痛。甘遂苦寒，破坚积。冰片辛苦微温，入心通窍。诸药峻利，故以米浆为丸以和胃而缓其烈性。本方祛痰开窍，祛寒活络通痹，功力强而取效速。若气虚不足者，可用人参煎汤送下。本方力峻，不可久服。

4. 阴维失养

心胸疼痛，怔忡，健忘，寝汗，发热，舌淡暗苔白，脉小或虚者，乃气血不足，阴维无储，心络失养所致。宜益气养营治之。方如人参养营汤（出自《三因极一病证方论》，组成：人参、白术、黄芪、炙甘草、陈皮、桂心、当归、熟地黄、五味子、茯苓、远志、白芍、生姜、大枣）。阴维主营，统于太阴，隶于少阴。太阴少阴气血不足，阴维失养，病及心络而失荣，故心胸疼痛，并心神不安，怔忡健忘。阴维营气不与阳维卫气相和谐，故寝汗出而发热。治用人参养营汤，补太阴之气，生少阴之血，使满溢阴维而通补络脉，则诸症可释。

5. 络虚络滞

冠心病、心肌缺血、心绞痛，胸膺憋闷疼痛，痛及左侧胁背，或左臑臂内廉，时时复发，痛时服消心痛片（异山梨酯）可以缓解，或口舌干，不甚饮，舌红暗或衬紫，舌下瘀筋，苔薄白微黄，脉缓小或细涩。乃气阴不足，心肌失荣，痰瘀痹阻阴维脉络，气滞不通所致。治宜益气阴，荣心肌，化痰瘀，通阴维。自拟阴维心痛饮：党参 15g，生地黄 10g，瓜蒌皮 15g，半夏 10g，枳实 10g，降香 10g，三七 10g，丹参 15g，川芎 10g，赤芍 10g，茯苓 10g，细辛 6g。每日 1 剂，水煎 3 次温服。

临证治验

例一：朱某，女，48 岁。体质清瘦，素抑郁。陡发心痛欲绝，以手抓胸，心背相引而痛，四肢厥冷，昏不欲言，脉沉涩，舌淡苔白。此真心痛也。立即予新定菖蒲丸 3g，温水吞服，半时许，其痛渐减。日服 3 次，痛遂止。后以养心汤调理，数年未见复发。

例二：韩某，女，45 岁，教师。昨晚露天看电影感风冷即感不适，至晨发心痛彻背，呼痛欲绝。并头身汗出如油，四末冰冷。六脉沉迟，舌淡暗，苔白滑，唇色乌暗。乃予新定菖蒲丸 3g 顿服，一次轻，二次减，三次痛释矣。

第七节　口眼㖞斜（颜面神经麻痹）治疗经验

口眼㖞斜，其以口歪，闭口鼓腮漏风，一侧眼睑不能闭合等为主要临床表现。最早载于《灵枢·经筋》，说："足阳明之筋……其病……卒口僻，急者目不合，热则筋纵，目不开。颊筋有寒，则急引颊移口；有热则筋弛纵缓不胜收，故僻。治之以马膏，膏其急者；以白酒和桂以涂其缓者，以桑钩钩之，即以生桑灰置之坎中，高下以坐等。以膏熨急颊，且饮美酒，啖美炙肉，不饮酒者自强也，为之三拊而已。治在燔针劫刺，以知为数，以痛为腧。"其对口眼㖞斜的临床表现、外治方法做了较为详细的介绍。论其病由外邪侵袭颜面阳明经脉，故后世用针刺治疗，以颊车、地仓、水沟为要穴。其分口眼㖞斜病机为寒热两证，惜未出内治方法。口眼㖞斜西医学称为颜面神经麻痹，又称面神经炎或称贝尔氏麻痹，乃周围性神经面瘫。其早期临床表现与预后的相关性研究表明：轻症面瘫，患口眼㖞斜，闭目露睛，迎风流泪，额纹消失，鼻唇沟变浅，口角下垂，时流口涎等，病理为面神经鼓索以下受损，部位低，预后好。余辨证为风寒夹痰中络，以祛风散寒，祛痰和血治之。重症面瘫，除口眼㖞斜外，常合并味觉减退，听觉过敏，泪液减少，耳部疮疹，眩晕等，并长期乳突部疼，病理为岩浅大神经以上受损，部位高，预后差。余辨证为风痰热毒入络，以祛风涤痰，清热解毒为法。虽然面瘫病在阳明经筋，但其症有耳痛者，实则病及足少阳。足少阳经起于目锐眦，绕循耳后。且《灵枢·脉度》说："跻脉者，少阴之别……

属目内眦，合于太阳、阳跻而上行，气并相还则为濡目，气不荣则目不合。”是以口眼㖞斜，目不能闭合，并味觉减退，听觉过敏，泪液减少者，不独阳明病，乃三阳合跻脉并病也，故其治疗用药需三阳二跻兼顾。

余遵《黄帝内经》经旨，寒热分治之。

一、风寒中络

口眼向一侧歪斜，患侧眼不能随意闭合，迎风流泪，面部麻痹不仁，额纹消失，鼻唇沟变浅，水从口角流出，舌淡苔白，脉浮或缓。治以祛风散寒，祛痰和血。自拟荆防三虫汤。组成：荆芥 10g，防风 10g，川芎 15g，蝉蜕 15g，全蝎 6g，僵蚕 15g，生南星 15g，白附子 10g，甘草 6g。用法：每日 1 剂，水煎分 3 次温服。忌食发风之物。

方解：本方用荆芥、防风清轻升上以祛在上之风邪；川芎和血行气祛风；蝉蜕、全蝎、僵蚕入络搜风；生南星、白附子祛风痰以助经气之流行而复其用。且三虫配荆芥、防风、川芎和血祛风之力强；配生南星、白附子则化痰之力胜。甘草解毒以调和诸药。故本方祛风复正之力颇强。若伴头晕、手足麻木者，可加菊花、桑寄生；若伴气血不足者，可加黄芪、当归。

二、风热中络

除口眼㖞斜，面部麻痹等症外，并见味觉减退，听觉过敏，泪液减少，或耳部疮疹，或乳突部疼，或眩晕，舌红苔薄黄，脉弦或数。治以祛风涤痰，清热解毒。自拟柴防复正汤。组成：柴胡 15g，防风 10g，蝉蜕 10g，僵蚕 15g，黄芩 10g，忍冬藤 30g，丝瓜络 15g，连翘 10g，赤芍 10g，甘草 6g。用法：每日 1 剂，水煎分 3 次温服。忌食发风之物。

方解：此方用柴胡、防风祛风，蝉蜕、僵蚕、赤芍入络搜风，柴胡合黄芩、连翘入少阳清热解毒，忍冬藤、丝瓜络解毒化痰通络，且柴胡、僵蚕、黄芩、丝瓜络能入阴跻祛痰热，甘草解毒调和诸药。诸药合用而收祛风涤痰，清热解毒复正之效。

附外敷方：蓖麻仁 77 粒，巴豆 12 粒，麝香 1.5g。上药共研细末制成药饼，右㖞贴左手心劳宫穴，左㖞贴右手心劳宫穴。

临证治验

例一：王某，男，48 岁，经商。2000 年 12 月 3 日初诊。口眼向右侧歪斜已十余日，经用针灸、药物治疗 1 周，无明显好转。刻诊：左眼不能闭合，白珠显露，流泪，唇沟变浅，鼓嗽水从右口角流出，左耳后筋痛。舌红苔白，脉缓。此面中风病，用荆防三虫汤，取 5 剂，每日煎服 1 剂。1 周后偶遇于街头，谓药只服 3 剂便好，余药未服。

例二：王某，男，63 岁，务农。1996 年 11 月 30 日初诊。口面向右侧歪斜已 5 天，右眼不能随意闭合，眼角额纹消失，鼓气漏出，口角下垂，右侧舌转动不灵，舌淡苔白，脉缓硬。此阳明络脉中风，取荆防三虫汤 5 剂煎服。

1996 年 12 月 6 日二诊：口歪大见好转，右眼能闭但不严，舌红少苔，原方去荆芥、川芎、南星，加桂枝 10g，白芍 10g，续服 5 剂而愈。

例三：秦某，男，42 岁，务农。右耳后高骨疼痛 1 周，经治未减，续发口眼向左歪斜，右眼不能闭合 5 日。左面麻痹，舌左半发麻，头昏，右侧耳鸣，口苦口干欲饮，大便秘结，小便黄，舌红苔薄黄，脉弦。此病面瘫，乃风热邪客阳明少阳所致。用柴防复正汤，去忍冬藤、连翘，加大黄、生石膏、生牡蛎，3 剂。

二诊：大便通行，诸症好转，用柴防复正汤原方去连翘，续服 2 周而愈。

第八节 偏头痛（血管神经性头痛、三叉神经痛）治疗经验

偏头痛者，头痛多发于一侧，或左或右，发作时疼痛剧烈，其痛可前起眉棱、太阳，至额角及耳上头额，痛如针刺，或跳痛，或如撕裂痛。或伴恶心，或痛处灼热感。可因感受外邪、精神刺激、劳倦过度而诱发。其病反复难愈，常常周期性发作。人身之侧，少阳主气，在病理变化过程中，若风邪入客少阳，经气与邪气搏结，伏邪未及时祛除，产生寒凝、血瘀、伏热、痰浊阻滞经络，则发偏头痛病，其病多属实证。亦有久病，肝肾不足，络脉失养，风阳上扰所致者，则其常伴头晕，疼痛程度稍轻，其病多属虚证。古人治头痛，多用风药，因高巅之上，唯风可到，味之薄者，阴中之阳，自地升天者也。在外感风寒湿邪，固为正治，即使虚与热者，亦可用为引经之药。况风药有辛温、辛凉之别，除祛风之外，又有散寒、散热、胜湿、止痛、活血等功效，故无论偏头痛属虚属实皆可酌情选用。古人重视头痛病机的研究,《景岳全书》说：“久病者，或发或愈，或以阴亏于下而虚火乘之则发，或以阳虚于上而阴寒胜之则发。”余常从虚实辨证施治。

一、阴虚阳亢

证治：偏头痛每因劳倦过度而诱发，头侧痛连巅，伴头晕，咽干，目眩，心烦易怒，溺黄，舌红苔黄，脉弦。证属阴虚，肝阳上扰所致。治宜滋阴和阳，息风止痛。自拟滋阴和阳息风汤。组成：龟板 15g，生地黄 15g，菊花 10g，钩藤 12g，白芍 18g，牡丹皮 6g，草决明 15g，地龙 6g，川芎 6g，茯神 10g。水煎服。

方解：此方用龟板、生地黄大补肝肾之阴，白芍、菊花、钩藤、草决明平肝息风和阳，地龙、川芎、白芍和血通络止痛，茯神安神并引诸药入于厥阴经，共奏滋阴和阳，息风止痛之功。川芎虽为阴虚所忌用，然与大量滋阴药相配伍，则制其辛燥之性，而用其和血止痛之功。若阳亢甚者，重用牛膝、生牡蛎；寐不安神者，加合欢花、夜交藤。

二、痰热阻络

证治：偏头痛发作时疼痛剧烈，掣痛，口苦，舌暗红苔白或薄黄，脉或沉或弦。证属风夹痰热客于少阳经脉，与气血搏结，经气不通所致。治宜祛风清热化痰，和血通络止痛。自拟祛风通络汤。组成：柴胡 15g，半夏 10g，黄芩 10g，白芷 10g，川芎 10g，白芍 15g，钩藤 12g，桑寄生 12g，僵蚕 15g，全蝎 6g，茯苓 10g，甘草 6g。用法：每日 1 剂，水煎分 3 次温服。忌食辛辣发物，戒恼怒。

方解：本方用柴胡入少阳合白芷、川芎祛风止痛；僵蚕、全蝎入络搜风；半夏化痰；黄芩清热；肝主筋，少阳与厥阴相表里，故又用白芍、钩藤、桑寄生平肝和阳，舒筋止痛；茯苓安神镇静；甘草调和诸药。合用之有祛风通络，和血止痛之效。若久痛血瘀明显者，加乳香、没药；若阴虚阳亢者，加珍珠母、生龙骨、生牡蛎；若伴大便秘结者，加大黄。

临证治验

1. 血管神经性头痛

例：施某，男，47 岁。患左侧头痛已数年，曾被诊为血管神经性头痛，屡治屡犯，久不能痊，殊为苦恼。其症自左额至耳上头痛，遇劳则发作较多，掣痛如绞，甚则恶心，口苦，便秘。舌暗红，苔干白，脉弦。此偏头痛病。劳神伤气，旧恙复发。用祛风通络汤加玄参 15g，先服 3 剂，其痛大减，便行。仍用原方服7剂，竟得根治。

2. 三叉神经痛

例：贺某，女，52岁。1967年10月8日初诊。产育数胎，阴虚体质，素有头痛痼疾，西医诊为三叉神经痛。近因操劳，复发左侧太阳头痛，牵及耳上头侧，入夜痛重，已十余日。经治痛未减。刻诊：症如前述，咽干不欲饮，舌质黯红，苔薄白而剥脱，脉细。厥阴与少阳相表里，此症乃肝肾阴虚，风阳上扰阳络，络脉经气不通所致。治宜育阴潜阳，和络止痛。处方：生地黄15g，玄参10g，生牡蛎15g，鳖甲12g，龟板12g，白芍15g，川芎6g，牡丹皮6g，地龙6g，茯神10g，5剂。

二诊：服方疼痛大减，夜能安睡，纳食欠佳，苔剥脱范围缩小。仍用上方去牡蛎、玄参、龟板，加怀山药、炙甘草，连服2周，痛未再发。

第九节　胃痛治疗约分三脘说

胃痛亦称胃脘痛，俗称心下痛，古称心痛。胃痛包括西医学急慢性胃炎、胆汁反流性胃炎、十二指肠球炎、胃及十二指肠球部溃疡、胃下垂及胃神经官能症等疾病所致之胃腑疼痛。历代医家论胃痛多详其疼痛之性质，如胀痛、刺痛、痛而喜按、痛而拒按等等，以区分寒热虚实。然而多忽略其疼痛之部位。盖胃起于贲门，上连食道，下达幽门并通十二指肠。其体庞大，《难经》谓可容纳水谷三斗一升，故《黄帝内经》称之为水谷之海，为后天之本。其形犹一天地，犹一橐籥。其腑气反映于体表而有上脘、中脘、下脘三穴之分。上脘别称上管，适当胃的上部，其穴属胃络脾。中脘别称上纪、胃脘、太仓、胃管，适当胃的中部，其穴为胃之募，腑之会。下脘别称下管、幽门，适当胃的下口处。胃为多气多血之腑，乃就其整体而言。若细分之，则上脘多气，下脘多血，中脘气血俱多。喻嘉言有三脘分论说，喻氏说："人虽一胃，而有三脘之分。上脘象天，清气居多；下脘象地，浊气居多；而能升清降浊者，全赖中脘为之运用。"（《寓意草》）按西医亦分胃为三部，自贲门向左上方膨起的部分称胃底，约当中医之上脘；胃中间广大部分称胃体，似当中医之中脘；胃下近于幽门的部分称为幽门部，当为中医之下脘。上脘内部气体多，叩之呈鼓音。下脘内存胃液及食糜，叩之呈实音。故上脘象天，下脘象地。经尝云：清轻上浮者为天，重浊下沉者为地。而中脘犹如天地之空谷，气交升降之所，六气变化之区，故为气机斡旋的关键。若中脘失权，则清者不升，浊者不降，上则云物以扰，下则水浊横流，是为风起云涌，则脘痛、呕吐、䐜胀、腹鸣诸症不一而作。以针灸学论之，体表之上脘、中脘、下脘三穴同以治胃腑疾病为主，但上脘和中降逆作用较强；中脘疏理中焦气机，补益中气为佳；下脘偏于疗小肠脾不运化之疾。此为三穴与胃腑内在特殊联系所决定。

复以胃本体而言，既分上中下三脘，惜乏方药分治之法。今余于临证仔细观察，若邪在胃腑（包括十二指肠），可通过经络而反映于体表，其疼痛亦有三部轻重不同，故治疗可分上中下三脘施以方药。以上脘为主者，用小陷胸汤加味；以中脘为主者，用加减泻心汤；下脘为甚者，用厚朴生姜半夏甘草人参汤或枳实导滞丸加减。

一、加味小陷胸汤

主治：正在心下，按之则痛，脉浮滑者。其痛在上脘为主，剑骨下为甚者，痰热证居多。今之胆汁反流性胃炎、贲门炎、胃底胃窦炎较多见。

方药：黄连 6g，半夏 10g，瓜蒌皮 15g，郁金 10g，枳壳 10g。

功能：清热化痰，消痞散结。

用法：水煎分 3 次服，日服 1 剂。若口苦者，是胆气上逆，加竹茹、虎杖、青皮等。甚者气火上灼贲门及食管下段，胸骨内疼，吞食食道梗阻刺痛，则凉膈散亦可增减投之。

方解：小陷胸汤乃《伤寒论》方，具有清热化痰、宽胸散结之功效，主治痰热互结心下证。原方加郁金解郁和血，枳壳理气散结，增强消痞止痛效果。

实验研究指出，小陷胸汤方对病原微生物有一定抑杀作用，特别是能抑杀幽门螺杆菌，对免疫功能有一定促进作用，对炎症有一定抑制作用。能抗溃疡，保护胃肠黏膜，调节胃肠运动，对神经、内分泌功能有一定调节作用。因此其适应急、慢性胃炎，急性支气管炎，胸膜炎，肋间神经痛等，对部分肿瘤的生长也有一定抑制作用。在临床上对于某些肿瘤、冠心病、心肌梗死、心律失常等疾病亦可以试用本方。

二、加减泻心汤

主治：胃中脘痞满，或痛或胀，嗳气，嘈杂，或呕恶，饮食减少，苔薄白，或黄白相兼，脉缓或弦或细。

方药：党参 12g，半夏 10g，黄芩 10g，黄连 5g，蒲公英 15g，茯苓 10g，枳壳 6g，陈皮 10g，炙甘草 6g。

功能：建中理气，清热化湿。

用法：每日 1 剂，水煎 3 次温服。

方解：饮食失节，胃气乃伤。湿热错杂于中，内伤邪气久伏，导致气滞失于和降，故或发脘痛或胀，嗳气呕恶诸症。方以黄芩、黄连清其热。蒲公英味苦健胃，《外科证治全生集》中用单味蒲公英煅存性吞服治胃痛良效。半夏、茯苓化其湿。党参、甘草益中气。枳壳善利气，李时珍说：“气行则痞胀消，气通则刺痛止。”张洁古则说：“橘皮能散能泻，能温能补能和，化痰治嗽，顺气理中，调脾快膈，通五淋，疗酒病，其功当在诸药之上。”故用枳壳、陈皮化滞气，以得中焦正常纳化之功能。补中不用术者，防其呆补满中，而用党参、茯苓、甘草通补胃脘之阳气，补而勿滞，叶天士善用此法。

其痛以中脘为明显者，用加减半夏泻心汤为主方。前人释半夏泻心汤治寒热夹杂，虚中有实，故苦寒与温补并用，此是以方测证。若以今之微观分析，每观胃炎患者，用胃镜检查，胃体黏膜红白相兼，则红者为热为实，白者为虚为寒，或为虚为痰，似可当之。黄芩、黄连清其实热，半夏、茯苓可祛湿化痰。胃为水谷之海，胃不化食，则食化为毒，包含今之幽门螺杆菌致病之机。方中黄芩、黄连、蒲公英有解毒之功。半夏泻心汤辛开苦降，正可协调中脘之寒热，斡旋气机之升降，诸药可以去除胃脘中之伏邪而促其康复。

三、厚朴生姜半夏甘草人参汤或枳实导滞丸加减

主治：发汗后，腹胀满者。其痛以下脘以下为著者，多涉脾失健运。

方药：厚朴生姜半夏甘草人参汤（出自《伤寒论》，组成：厚朴、生姜、半夏、甘草、人参）；或枳实导滞丸（出自《兰室秘藏》，组成：大黄、枳实、黄芩、黄连、神曲、白术、茯苓、泽泻）加减。

功能：扶中助运，消痞化积，俾浊阴之地，无邪滞留，痛即可平。

用法：每日1剂，水煎3次温服。

以上论胃痛分三脘而有主方，如此疏方治疗，可执简驭繁。若结合具体复杂证情，有胃痛偏于一侧，或连及胁肋者，是肝胃不调，可于治胃方中加入四逆散或加减乌药散。如以气滞胀痛为特点，则可于主方中加入行气药如木香、荔核（景岳香荔散）或砂仁、佛手等，余尤常用枳壳，其本于李时珍所论枳壳善利气，曰：“气下则痰喘止，气行则痞胀消，气通则痛刺止，气利则后重除。”（《本草纲目》）若血瘀刺痛为甚者，或久痛用行气药乏效者，则加丹参饮，重则失笑散。若寒甚者，则减黄芩、黄连凉药

而加良附丸之类。若热重者，则减温药而增金铃子散，或蒲公英、连翘。其有幽门螺杆菌值高者，则黄芩、黄连、蒲公英、射干、白花蛇舌草皆有对抗抑制作用。若大便秘结者，加草决明，甚者承气汤。若泛酸重者，则加煅瓦楞或乌贝散。若胃阴虚者，则减燥药而合养胃汤或沙参麦门冬汤。若属虚寒者，则合黄芪建中汤或香砂六君子汤。若中气虚陷者，则去行气药而增补中益气汤。若肢软、纳差、面色无华者，加白术、当归、白芍。若镜检胃黏膜糜烂者，则每加入藿香、白芷、白豆蔻等芳化之品，或神术散。若胃内有疣状赘生物者，加薏苡仁、牛蒡子。若胆汁反流性胃炎，加佛手、木香。若更有溃疡者，则常合胃康丸投之。若胃痛以至于胃络破损出现呕血、黑便者，当于血证中求之。血出于上脘者，其呕血多鲜红，其发也骤，则清热泻火，宁络止血，如大黄黄连泻心汤合十灰散。其血出自下脘者，多便黑如漆，或呕黑褐水，其来较缓，视其虚实，或化瘀止血，方如花蕊石散加三七、茜草炭、降香等；或益气温中摄血，方如黄土汤。

胃腑功能正常，食下排空，其腑空虚若谷，然温和如春，万木向荣，春生夏长，形体康健。若因六淫七情或饮食失节等不良因素刺激，导致胃腑失调，胃气上逆，胃痛呕吐不已，则胃中水谷出尽无存，甚者损伤胃内津液，此时之胃腑，虽亦空虚若谷，但已成混乱世界，草木动摇，内风扇动。喻嘉言尝说："胃中空虚若谷，风自内生。"（《寓意草》）即此也。余认为，风即气，《素问·阴阳应象大论》说："阳之气，以天地之疾风名之。"胃病生风，亦属内风，此与《素问·风论》所述胃风证候不同。彼为外风袭胃，于胃痛呕吐之时，并发头目眩晕，手指麻木，甚者搐搦瘛疭，是为土虚木摇。故王泰林有培土宁风治法，滋阳明，泄厥阴，药如人参、甘草、麦冬、白芍、甘菊、玉竹等（可加虫类搜风止痉药）。小儿胃痛呕吐甚者，可急发风搐（当类似于今之结核性脑膜炎）。中老年人若有动脉硬化、高血压等慢性疾病，一旦病急呕甚，亦可导致中风猝变。此已超出胃痛范畴，累述而论之，以供参考。

四、附方：胃康丸

方药：党参15g，木蝴蝶15g，佛手15g，白芷15g，鸡内金30g，海螵蛸30g，蒲公英15g，赤小豆30g，甘草30g。

功能：补脾行气，清热渗湿，制酸生肌。

主治：胃溃疡、十二指肠球部溃疡、糜烂性胃炎等所致胃脘痛、痞满、嗳气、泛酸、嘈杂等症。

用法：上药研末，水泛丸如绿豆大，密贮备用。每次饭后服3~5g，温开水送服。

方解：胃为水谷之海，若饮食失节，或劳倦所伤，以致胃腑功能失调，寒热错杂于中，气机阻滞于内，甚者，邪气侵蚀胃体，形成糜烂，变为溃疡。其症发胃脘或痛或胀，脘痞嗳气吞酸等。本方从沈仲圭先生治胃痛经验方（佛手、白芷、鸡内金、海螵蛸、赤小豆、甘草）加味而来。方用木蝴蝶、佛手行气化滞止痛；蒲公英清热健胃；白芷祛寒化湿；鸡内金化食消瘀；海螵蛸治酸敛疮；赤小豆渗湿，合白芷、海螵蛸、木蝴蝶可祛糜烂，愈合溃疡；党参、甘草益气补中；海螵蛸涩肠，蒲公英通便。此方开阖补泻，看似杂乱，实为有制之师，故能祛寒热行气滞，制酸生肌，而使胃痛康复。

临床运用：本药可单独服用，亦可根据症情，临时配以上汤方联合送服。

临证治验

例一：吴某，男，63岁。胃脘痞寒胀痛数月，已用多种胃药未减。刻诊：上脘胀痛，食入尤胀，纳少，大便量少。咽喉如塞，吞咽胸骨内如物划过，口不干渴，尿微黄。形体瘦长，面黄少华，精神稍差。舌体大，质红苔薄白，脉缓。电子内窥镜检查报告：食道下段可见一条状充血带，周围血管模糊；胃窦黏膜充血水肿；胃窦大弯侧散在3处隆起，中间凹陷糜烂，最大30.2cm×0.3cm。西医诊断：①食道下段炎；②隆起糜烂性胃窦炎。中医诊断：胃脘痛。乃痰热痞阻，胃失和降所致。用小陷胸汤加苏梗6g，枳壳10g，陈皮10g，栀子6g，连翘10g，茯苓10g，甘草6g。服5剂诸症大见减轻，咽已不塞。守方去苏梗加蒲公英6g，服4剂，诸症已失。唯纳谷不健，香砂六君子汤5剂，以巩固疗效。

例二：尹某，男，43岁。胃脘胀痛一年有余，已服多种胃药不减。其痛在中脘，伴嗳气，少纳，食入脘胀尤重。舌体大，质暗红，苔薄白，脉缓。胃镜报告：胃体黏膜充血粗糙，可见散在充血性红斑，附少许炎性分泌物。胃窦黏膜充血粗糙，大弯侧可见散在充血性红斑及2个凸出黏膜组织呈慢性炎症，部分有肠上皮化生现象。西医诊断：①充血性胃体胃窦炎；②十二指肠球炎。病为胃脘痛。乃用加减泻心汤加厚朴10g，延胡索10g，服药4剂，胀痛减。续加僵蚕10g，5剂胀痛释。又续5剂为末，每服6g，日3服。1个月服完后，胃镜复查：原胃窦凸出的疣状增生物消失，胃体及十二指肠球部充血明显减轻。仍取加减泻心汤5剂为末，以巩固疗效。

例三：龚某，女，27岁，工人。脘痛每于饭后发作，已数月，经治未愈。刻诊：其痛在右上腹，并食入则胀，嗳气，吞酸，纳谷减少，消瘦，四肢乏力，舌红苔白，脉细。胃镜报告：胃及十二指肠多发性溃疡。属中虚运迟，湿热化酸，腐蚀胃腑所致。治宜益气运中，燥湿清热制酸为法。方取党参10g，茯苓10g，炙甘草6g，半夏10g，黄连3g，黄芩10g，海螵蛸10g，瓦楞10g，延胡索10g，枳壳10g。服4剂后，脘痛已止，饭量亦增。自诉以前所服胃药甚多，从未有此疗效。续予胃康丸连服2个月，复查胃镜：溃疡已愈合。

例四：龚某，男，48岁，农民。患胃痛数年，烟、酒、茶不能入口，已服多种胃药未能根治。其症胃痛在中脘，痛发无时，或饭前或饭后，或劳累，或饮酒后可发。伴嗳气，少反酸。舌苔黄白相兼，脉缓右稍弦。胃镜报告：胃小弯溃疡并十二指肠球炎。乃先予加减泻心汤服 2 周，又续服胃康丸 1 个月。此后胃疾未复发。因在村中任职，复多饮酒，竟无妨碍。数年后因其妻病来诊，述及其胃一直健康，喜形于色，感激不已。

例五：汪某，男，58 岁，公务员。患胃痛数年，经治疗服多种胃药，时好时发，未能根治。胃镜报告：糜烂性胃窦炎。查幽门螺杆菌值高达 1600。其症胃痛在中脘，痛发无时，伴嗳气，嘈杂，胃脘内烧热，大便通。舌苔白微黄，脉缓弦。中医诊断：胃脘痛。乃痰热痞阻，胃失和降所致。治宜建中理气，清热化湿。予加减泻心汤再加白花蛇舌草 15g，连服 1 个月，诸症减轻大半。复查幽门螺杆菌值 450。若饮食稍多则脘胀，上方再加厚朴 10g，又续服 1 个月，胃脘已无不适，再查幽门螺杆菌转阴，乃停药，数年胃病未复发。

例六：陈某，男，61 岁，退休工人，住城关丰润园。2013 年 2 月 3 日，家属搀扶来诊。发花白憔悴，形体清瘦，胃脘痛已经数月，胃镜诊断为糜烂性胃炎，长期服用奥美拉唑、达喜，可以缓解症状。近一两个月来，又增加失眠，医生给予安定片，初吞 1 片可以入睡，渐渐加至 4 片，方能迷糊入睡，次日头脑昏沉，心情沉重，郁郁寡欢，并产生恐惧感，心慌，澹澹大动，以为要活不成了，惶惶不可终日。胃脘不痛，但嘈杂、嗳气，或反酸，饮食减少，大便秘结，体重减轻。舌质暗淡，苔白；脉弦细。此病失眠、胃脘痛，有变为郁证之嫌。乃胆胃失调，阳跻独亢，魂不安宅所致。治宜两调胆胃，以纳跻阳。处方：柴胡 15g，桂枝 10g，黄芩 10g，党参 10g，半夏 10g，大黄 5g，生牡蛎 20g，生龙骨 20g，茯神 10g，远志 10g，香附子 10g，取 7 剂，每日煎服 1 剂，餐后服。另处胃康丸 5g，每日 3 次，餐前服。并嘱停服所有西药。但其担心夜不能入睡，要求仍于晚间吞服安定 1 片。

2013年2月11日二诊：服药大便通行，睡眠改善，然而仍有惶恐感，脉舌如前。原方去香附子，加郁金10g，7剂，胃康丸照服；嘱其将安定减为隔日1片。

2013年2月18日三诊：近3日试停服安定，亦能入睡，饮食增加，精神好转，喜形于色。能单人下楼看人下棋，但易疲倦。守末方去大黄，连服2周，基本复原。

按：本案由胃病不愈，渐至失眠，进而演变成郁证，有逐渐加重之势。盖胆气前通于心，《灵枢·邪气脏腑病形》说："胆病者……心下澹澹，恐人将捕之。"《素问·平人气象论》又说："胃之大络，名曰虚里，贯膈络肺，出于左乳下，其动应衣脉宗气也。"今患者胆胃失调，阳跻独亢，故病及神魂。方用《伤寒论》柴胡加龙骨牡蛎汤加减化裁，方中柴胡、桂枝、半夏、黄芩、香附子和解胆胃；大黄泄热调胃气；龙骨、牡蛎重镇以纳跻阳；党参、茯神、远志、郁金解郁安神魂。全方共奏和解清热解郁，镇惊安神之功。胃康丸有良好的补脾行气，清热渗湿制酸之效。若继续服用西药镇静剂，恐成坏症也。

第十节　黄疸六经辨治

黄疸是以目黄、身黄、尿黄为主要症状的病证。

黄疸一证，最早见于《黄帝内经》。所谓"湿热相交，民当病瘅"。成无己说："瘅者，黄也。"（《伤寒明理论》）《素问·平人气象论》说："溺黄赤，安卧者，黄疸……目黄者，曰黄疸。"《灵枢·论疾诊尺》说："面色微黄，齿垢黄，爪甲上黄，黄疸也……小便黄赤，脉小而涩者，不嗜食。"其对黄疸型肝炎的一般症状和体征，如皮肤、白睛、爪甲、口腔黄染，因大量胆色素的排泄而小便黄赤，消化功能不健而乏食，因湿邪阻滞脉小而涩等等做了扼要的描述。唐代王冰说："瘅者，热病也。"指出黄疸是某些热性疾病出现的一种症状。张仲景说："伤寒瘀热在里，身必发黄。”(《伤寒论》)《三因极一病证方论》说：“五疸之外，有时行瘴疟、风、寒、暑、湿等证疸不同。”都说明某些热性传染病可导致黄疸。故王冰说瘅属热病有重要的临床意义。参考西医学，除黄疸型传染性肝炎、肝硬化、肝癌外，他如急性胆囊炎、胆石症、毛细胆管炎、胰腺炎、回归热、肺炎球菌全身性感染等等，都可在不同阶段出现黄疸证候。不同的疾病可以引发同一症状，若针对黄疸共性辨证论治，又可收异病同治的效果。

一、黄疸病因

黄疸有因外感时邪而引起者，如外感湿热、疫毒之邪，既不能经汗液外泄，又不能经二便排出。邪气潜伏，蕴郁不得泄越，则变蒸而发黄。陈无择谓：“凡遇时行热病，多必内瘀著黄。”(《三因极一病证方论》)有由内伤所致者，如饮食不节，过食酒肉甘肥，损伤脾胃，宿食即为伏邪，食不化精反变为浊，若为阳热之体，变生湿热；若遇阳衰之人，则变生寒湿。前者发为阳黄，后者发为阴黄。亦有因体质虚弱，或房劳伤肾，发为黑疸者。或黄疸日久，气血亏虚，渐成黄疸虚证。或久病黄疸，邪与血结形成瘀黄。黄疸成因虽不同，但以兼湿邪为常见。《金匮要略》说：“黄家所得，从湿得之。”故黄疸一证多湿邪，而有兼风、兼寒、兼热、夹毒、夹瘀的区别。

二、黄疸六经辨证

以六经辨证治疗黄疸自古似无此说。然而以六经辨证不但可以确定黄疸的阴阳属性，且可定位以明病机，并易与八纲辨证、六淫辨证相结合，指导临床，可起执简驭繁之效。

以六经辨治黄疸，《黄帝内经》已开其源。《灵枢·经脉》记载太阳、阳明、太阴、少阴、厥阴病皆可发生黄疸病证。如说：“膀胱足太阳之脉……是主筋所生病者……目黄。”“小肠手太阳之脉……是主液所生病者……目黄。”“大肠手阳明之脉……是主津所生病者……目黄、口干。”“脾足太阴之脉……是主脾所生病者……黄疸。”“心手少阴之脉……是主心所生病者……目黄、胁痛。”“肾足少阴之脉……是动则病饥不欲食，面如漆柴……是主肾所生病者……黄疸。”“心主手厥阴心包络之脉……是动则病手心热……目黄。”其论病黄已涉及五经，独缺少阳经。至张仲景《金匮要略》中有专篇论述黄疸，仲景说“诸黄，腹满而呕者，宜柴胡汤”，柴胡汤证即病在少阳也。余结合临床，认真揣摩仲景之论，黄疸一证见于《伤寒论》六经之中，原有明文。《伤寒论》原为百病立法，故黄疸病亦可从六经辨证。再观《金匮要略》说：“阳明病，脉迟……此欲作谷疸。”唐容川注：“阳明病三字，是言胃家湿热。凡仲景称某经病，皆照伤寒六经提纲言之。”（《伤寒论浅注补正》）可见即使是脏腑辨证，亦不离六经。故余谓黄疸从六经辨证，非眩奇，原有所本也。兹分述于下：

1. 黄疸之太阳病脉证治

（1）黄疸表实

恶寒发热，肢节疼烦，无汗，身目俱黄，小便短黄，肌肤瘙痒，苔白，脉浮或数。乃风寒外束太阳肌表，湿热郁蒸于里，肺气郁闭，湿热之邪不得宣散与下行，熏蒸肝胆，胆汁不循常道外浸肌肤而发黄。初起寒热，身目不黄，继之则必发黄。《伤寒论》说：“伤寒瘀热在里，身必黄，麻黄连轺赤小豆汤主之。”（出自《伤寒论》，组成：麻黄、连轺、赤小豆、杏仁、大枣、生梓白皮、生姜、甘草）。黄疸而见太阳表实之证，治宜发汗宣泄，因势利导，以祛风寒湿热之邪。方用麻黄、杏仁发汗辛散表邪，赤小豆、连轺、生梓白皮清泄湿热，甘草、大枣和脾胃。如此表里宣通，湿热消退，黄即消除。姜建国说：“瘀热在里，何以用麻黄？目的就是提示湿热发黄的另外一种病机，即湿热偏表；提示湿热发黄的另外一种治法，即开鬼门散湿热。”（《伤寒析疑》）《备急千金要方》有麻黄醇酒汤治黄疸，即以酒五升，煮麻黄三两，取二升半，顿服尽，冬月用酒，春月用水煮之。《外台秘要》

有麻黄等五味汤（麻黄、石膏、茵陈、葛根、生姜），即师此意。后世用麻黄连轺赤小豆汤常以连翘代连轺根，以桑白皮代生梓白皮。及观《本草纲目》载荆芥、葛根、柴胡、牛蒡子等皆可治黄疸，当为发表散湿热方法，惜后人多所忽略。今人宣庆广著文说："笔者近二十载临床潜心探究证实，麻黄用治黄疸，无论有无表证均可投施。即便兼有阴虚见症，配伍得当，用之无妨。此不仅加速黄疸的消退，缩短病程，而且对那些黄疸深重，诸法不效，医感棘手之患，确有柳暗花明又一村之望。可为治疗肝炎另辟蹊径。"

临证治验

例：余某，男，8 岁，住余湾村。病起 4 日，发热，目黄，尿黄，某医院诊断为急性传染性黄疸型肝炎，建议住院治疗。然因经济困难，转延余诊之。刻诊：高热恶寒无汗，目黄，肤黄，尿黄，口苦不渴，微咳，欲呕，不欲食，肤痒，舌红苔黄白而滑，脉浮数。此病黄疸，乃风寒外闭，湿热内蕴所致。治宜宣散外邪，并清湿热。方用麻黄 6g，杏仁 6g，连翘 6g，生姜 3 片，桑白皮 6g，赤小豆 10g，大枣 4 枚，甘草 5g，半夏 6g，水煎服。服一剂少汗出，热减；续服一剂，续汗出，寒热退，不呕，脉稍缓，苔化薄，痒亦轻。守原方去麻黄、生姜、半夏、大枣，加茵陈、陈皮、滑石，服 1 周，黄退尿清，以柴芍四君子汤善后而愈。

（2）黄疸表虚

《金匮要略》说："诸病黄家……假令脉浮者，当以汗解之，宜桂枝加黄芪汤主之。"此条仲景已明言黄疸有脉浮等太阳脉证者，当以汗解之。此乃黄疸初起，有恶寒、发热、自汗、脉浮等表虚见症。治宜调和营卫，扶正托邪，可用桂枝加黄芪汤。仲景又说："黄疸病，茵陈五苓散主之。"陈修园说："黄疸病由湿热瘀郁，熏蒸成黄，非茵陈蒿推陈致新，不足以除热退黄；非五苓散转输利湿，不足以发汗行水。二者之用，取其表里两解，为治黄之良剂也。”（《金匮要略浅注》）唐容川亦说茵陈五苓散：“此为黄疸而出表里两解之方也。”（《金匮要略浅注补正》）近贤关幼波用薄荷、柴胡、蝉蜕等外托解毒法治疗黄疸型肝炎，实属发表宣肺，应用汗法的范围。是以凡风邪外袭，化热与脾湿郁结，熏蒸发黄，而表邪不解者，即可因势利导，达表宣肺，以解皮毛之瘀热。肺气肃降，水道通行，则邪从汗孔与小便分消。

2. 黄疸之阳明病脉证治

（1）湿热并重

面目肌肤发黄，色鲜明，发热头汗出，身无汗，口渴，欲饮水，腹满，小便黄短，呕恶，不欲食，心胸不安，舌红苔黄，脉滑数。黄为土色，脾胃居中主土，是以黄疸病机多责之湿土之变。胃经之热，脾经之湿，湿热熏蒸，郁而发黄。胃为阳土，病黄疸则黄色鲜明。此证阳明胃腑湿热并重，乃后世阳黄说之所本。阳明为成温之薮。大凡急性热病致黄，更要注重阳明一经。此证治宜清热利湿退黄。方如茵陈蒿汤（出自《金匮要略》，组成：茵陈、栀子、大黄）。

（2）热重于湿

若黄疸并见腹胀，大便燥结，潮热，汗出，舌苔黄燥，脉弦滑有力，乃阳明邪热偏重，更用大黄硝石汤（出自《金匮要略》，组成：大黄、黄柏、硝石、栀子）通腑泄热退黄。

（3）湿重于热

若黄疸并见腹胀口不渴，舌苔白腻，脉缓，乃湿重于热，则以利湿为主，佐以清热退黄，方如茵陈四苓汤（出自《杏苑》，组成：茵陈、泽泻、白术、茯苓、枳实、猪苓、山栀仁）加味。

临证治验

例：曾某，男，40 岁，住西山坡。1998 年 3 月 17 日初诊。目黄、肤黄、溺黄 1 周，经某医院治疗症无改善。刻诊：神倦，目深黄如金，肤黄瘙痒，溺短如皂汁，少纳腹胀，大便日行一次，脉弦，舌淡，苔白滑。肝功能：总胆红素 120μmol/L，总蛋白（ALP）1400U/L。乙肝表面抗原（+），乙肝 e 抗原（+），乙肝核心抗体（+）。病为急性传染性乙型黄疸型肝炎。证属湿热邪毒入于阳明，湿胜于热，熏蒸肝胆，胆汁泛溢肌肤所致，是为阳黄。治宜化湿为主，佐以清热祛黄。处方：藿香 10g，半夏 10g，茯苓 15g，车前仁 15g，茵陈 30g，苍术 10g，厚朴 10g，陈皮 10g，甘草 5g，5 剂。

1998 年 3 月 21 日二诊：脉证如前，上方加威灵仙 18g，白鲜皮 15g，续服 5 剂。尿转长，黄见退，肤不痒，食颇增加，苔薄白黄。二诊方去白鲜皮，加茜草 10g，虎杖 15g，白花蛇舌草 15g。服 1 个月诸症痊愈。复查肝功能：总胆红素 8μmol/L，总蛋白（ALP）40U/L，碱性磷酸酶（AKP）84U/L。乙肝表面抗原（+），乙肝 e 抗原（－），乙肝核心抗体（+）。已无所苦。取逍遥丸每日 2 次，每次 9g，连服半个月善后。5 个月后复查肝功能正常，乙肝保持免疫状态，喜不自胜，竟送一匾为谢。

按：本病急性传染性乙型黄疸型肝炎证属阳黄，乃湿热邪毒入于阳明，湿胜于热。方取藿朴夏苓汤合平胃散增减，与阳黄湿胜病机颇为合拍。后随症加减，如威灵仙可祛湿降黄降酶；茜草、虎杖、白花蛇舌草可清热活血，利尿解毒，退黄降酶，皆适病情。守法 1 个月，顺利而痊。肝功能正常。乙肝核心抗原转阴，抗体形成，疗效颇为理想。可见乙肝病仍重在辨证施治，不可一味追求某药可使病毒转阴也。

3. 黄疸之少阳病脉证治

（1）少阳经证

目黄，肤黄，尿黄不利，心烦喜呕，腹胀，胸胁苦满，口苦，舌红苔白或黄，脉弦。此证湿热邪阻少阳，枢机不利，胆气逆则口苦，胆汁泛溢则发黄，自郁则胁痛，乘土则呕吐腹满。其治宜和解枢机，调和胆胃。方用小柴胡汤加减。仲景说“诸黄，腹满而呕者，宜柴胡汤”（出自《伤寒论》，组成：柴胡、半夏、黄芩、党参、炙甘草、生姜、大枣）是也。

临证治验

例一：邵某，男，7岁。目黄、肤黄、尿黄如皂汁，疲倦，少纳、恶心，便结，舌红苔白脉缓。乙肝表面抗原（－）。查肝功能：总胆红素86μmol/L。B超：肝内光点增粗增强。此急性黄疸型肝炎，乃湿热郁阻少阳所致。取小柴胡汤加茵陈、栀子、大黄、虎杖、郁金，去党参，6剂，日服1剂。

二诊：目黄大退，尿转淡黄。原方连服2周，诸症消失，复查肝功能正常。

例二：柯某，女，25岁，已婚。病黄疸二次住院，黄疸反渐加重，因经济困难而自动出院，前来门诊求治。刻诊：目黄如金，面黄晦暗，肤黄，胁肋不适，尿如浓茶，肌肤发痒。右手内关处因外敷退黄药而大面积溃破流水，已另敷药。口干苦不渴，大便秘结，两三日一行。舌质红瘦，苔薄黄，脉细。查肝功能：总胆红素140μmol/L，直接胆红素24μmol/L，谷丙转氨酶（ALT）1200U/L，谷草转氨酶（AST）860U/L，碱性磷酸酶（ALP）340U/L，乙肝表面抗原（＋），乙肝核心抗体（＋），乙肝e抗原（＋）。病为乙型黄疸型肝炎，证属湿热邪毒炽盛，内入少阳厥阴，与血络搏结所致。用小柴胡汤去党参，加黄连6g，黄柏10g，茜草10g，赤芍10g，滑石20g，白矾2g（研末，分3次吞服），鸡内金10g，太子参12g，茯苓15g，甘草6g，10剂。

二诊：服上方甚适，肤黄减淡。守此方增减，服药2个月，诸症消失。复查肝功能正常，乙肝表面抗原（＋），余转阴。体重增加而停服汤剂，予逍遥丸2周善后。

（2）少阳腑证

若目黄尿黄更兼胁痛，或腹中痛，大便结等，乃湿热瘀滞胆腑。唐容川说仲景治诸黄“止言柴胡汤，未分大小，意者随见证而临时择用也”(《金匮要略浅注补正》)，可投大柴胡汤(出自《伤寒论》，组成：柴胡、半夏、黄芩、芍药、枳实、大黄、生姜、大枣)。余尝拟茵陈柴胡汤：茵陈18g，栀子10g，大黄6g，柴胡12g，半夏10g，黄芩10g，郁金10g，虎杖15g，甘草6g，每日1剂，水煎服。若邪热重者，加重大黄用量；湿胜苔白厚，便溏，可去大黄、栀子，加藿香、车前草；若胁痛甚，舌质红暗，血总胆红素甚高，加茜草、赤芍；若肌肤发痒，加麻黄、白鲜皮；若黄疸两三周仍难消退者，加葛根、丹参；若转氨酶高者，加败酱草、白花蛇舌草、金钱草；若中虚乏食者，加太子参、谷芽、麦芽；若热毒炽盛者，合三黄解毒汤（出自《外台秘要》，组成：黄芩、黄连、黄柏、栀子），去柴胡、半夏。

临证治验

例：肖某，女，54岁。一年前以胆结石症胁肋绞痛做胆囊切除术。一直面黄乏华，纳食欠佳。前日不慎受冷又发寒热胁痛呕吐，经治寒热解，呕稍止，而胁仍痛，并目珠发黄，口干尿黄，腹胀，大便不畅。脉缓而弦，舌质暗红，苔薄黄。证属湿热郁阻少阳经隧，肝气失调，腑气不通所致。治宜和解少阳，利湿通腑。乃取柴胡15g，半夏10g，黄芩10g，白芍10g，大黄10g，枳实10g，鸡骨草15g，虎杖15g，滑石20g，连服7日，大便通行，胁痛渐轻，目黄渐退。仍守原方加茅根、麦芽、鸡内金，再服2周其病乃瘳。

4. 黄疸之太阴病脉证治

（1）阳虚寒湿

目黄肤黄，颜色晦暗，神疲，肢冷或温，食难用饱、饱则微烦头眩，大便不实，小便短少，苔白，脉迟或浮缓。此乃脾阳不振，寒湿阻滞，胆汁浸渍肌肤所致之阴黄。乃后世阴黄之所本。仲景说：“所以然者，以寒湿在里不解故也，以为不可下也，于寒湿中求之。”此处未出方治。但据《伤寒论》277条精神，太阴“以其脏有寒故也，当温之，宜服四逆辈”，则治宜温化寒湿，振运中阳，以祛寒湿阴毒之邪。可用茵陈附子干姜汤（出自《卫生宝鉴》，组成：附子、茵陈、草豆蔻、茯苓、枳实、干姜、泽泻、半夏、橘红、生姜）；或茵陈术附汤（出自《医学心悟》，组成：茵陈、白术、附片、干姜、甘草）治阴黄，皆据仲景大法立方。

临证治验

例：王某，男，43岁，务农。病已一两个月，诊为黄疸，曾静脉滴注、口服茵陈蒿汤等多剂，疗效不显。刻诊：目珠暗黄，全身皮肤黄晦，肌肤微肿，四肢不温；胸膈痞闷，食少神疲，大便溏薄，日两三次，小便黄短。脉象濡缓，舌质淡，苔白腻。此病黄疸，多用静脉滴注反而助湿，邪伏不除，运化失司；又服苦寒伤阳，邪从寒化，脾肾之阳受损，致呈阴黄。法宜温化寒湿，振运中阳，以祛寒湿阴毒之伏邪。用茵陈附子干姜汤增减：附片10g，茵陈15g，草豆蔻6g，茯苓15g，厚朴10g，干姜10g，泽泻15g，半夏10g，橘红10g，生姜3片，5剂，日1剂，水煎服。禁生冷荤油。

二诊：面目肌肤黄疸、浮肿稍减，肢冷转温，胸膈舒畅，小便转微黄而长，大便成形。脉濡缓，舌白腻化薄。此脾阳渐复，寒湿伏邪未尽，温运祛湿续进，原方去草豆蔻、生姜，5剂，服法如前。

三诊：诸症如失，唯病后体虚，予六君子丸数服而安。

（2）脾虚血少

身目俱黄而色萎黄，并神疲肢软，乏食，头晕，心慌，小便微黄或清利，舌淡，脉虚弱或大而无力。宜补脾建中，益后天化源，使气血充沛外荣，则黄亦自退。仲景说：“男子黄，小便自利，当与虚劳小建中汤。”（出自《金匮要略》，组成：桂枝、白芍、炙甘草、大枣、生姜、饴糖）。此方谓小便自利，可知发黄已处正虚阶段，邪少虚多，则汗、下、渗利俱非所宜，故设此变法。朱良春认为："此条所指之黄，是黄疸。至于小建中汤可治萎黄，则是异病同治……当是肝胆之病伤及脾气，进一步损及心气者，可以出现心悸怔忡一类证候。这就启示我们认识胆病及心的病理变化，它与胆心综合征的病理有吻合之处。值得做更深入的研讨。"（《医学微言》）

临证治验

例：余尝治因脾虚感邪，而湿热不甚，但见面目肌肤及小便微黄者，则变通建中法，而用健脾胜湿法，自拟茵灵四君子汤（茵陈、威灵仙、党参、白术、茯苓、炙甘草、生姜、大枣），治疗急性黄疸型肝炎属脾虚湿胜者亦收佳效。气滞则加陈皮、厚朴；热甚则加栀子、黄芩、秦艽；血虚加当归、白芍等。方中茵陈为清利湿热退黄要药，威灵仙有祛风解毒、利湿退黄、降絮降酶、活血止痛、软坚缩肝等作用。单用威灵仙30g，配甘草10g，亦可愈黄。四君子汤为健脾益气方，遵照肝病实脾而用。动物实验证明，四君子汤有改善碳水化合物代谢，增加肝糖原的作用。故合而成方，有健脾胜湿退黄，改善肝功能的效果。

5. 黄疸之少阴病脉证治

（1）肾虚黑疸

一身尽黄，面额发黑，微微汗出，手足心发热，日晡时恶寒，膀胱部急迫感，小腹满，小便利。仲景称为女劳疸。此感湿热之人，复因房劳伤肾，足少阴肾阴虚，而生内热所致。若腹胀如水肿，则阴伤及阳，故为难治。若其腹胀如水状，大便必黑，时溏，又称为黑疸。其湿热入于血分，足少阴肾气外露。权衡邪正缓急，仍以祛邪为主，化湿清热，泌浊化瘀，方如硝石矾石散（出自《金匮要略》，组成：硝石、矾石为散，大麦粥汁送下）。此方硝石咸寒苦降，清热泻火，化瘀开结；矾石酸寒清热泻满，解血分之热。咸入血而归少阴肾水，大麦助脾胜湿，又缓硝石、矾石之性猛。疸证湿重日久，或者湿热与血胶结变为黑疸，用常法不效者，可以此方治之。若属少阴阴阳两虚而生黑疸者，可用肾气丸。

临证治验

例：笔者父亲英航翁尝治唐某，男，26岁。数月来精神委顿，肌肉消瘦，食少，肢软无力，渐渐唇、耳、龈、舌、指甲皆呈现黑色，腰酸隐痛，发易脱，嗜咸味，夜溺多。苔白，脉细数。诊为黑疸。乃少阴肾阴阳两虚，本色外露所致。治宜滋肾温阳，纳气归肾，用肾气丸加减为方：熟地黄、山茱萸、黄柏、知母、补骨脂、杜仲、附片、肉桂、牡蛎、党参、黄精、白术，服10剂。

二诊：饮食增加，腰痛失，夜溺减，黑色减退。守前方加茯苓、山药，减补骨脂、杜仲，服2周诸症除释，后未复发。

按：少阴肾乃水火之脏，阴阳之宅。其色黑，其味咸。阴阳两虚，则真色外露病为黑疸。腰乃肾府，肾虚则腰痛。发乃血之余，肾虚精不化血，则发失荣而易脱。嗜咸者，脏欲补也。夜尿多者，阳虚失于蒸化。太阴脾虚失运，故食少消瘦，神倦肢软。方用肾气丸加减，调剂水火，补少阴，使黑色和咸味归藏于肾；健太阴，使后天荣养先天，故病速痊。

（2）邪入心营

高热烦渴，目珠黄红，肤黄如金，溺短赤，或衄血发斑，或便血，或胸腹胀满，或神昏谵语，或狂妄，或动风肢厥，舌绛，苔黄燥，脉弦滑洪数坚急。乃热毒炽盛，灼伤营血，邪陷少阴心宫之证。治疗应清营开窍，解毒救阴，方如犀地清神汤（出自《医原》，组成：犀角、鲜生地黄、金银花、连翘、郁金、菖蒲、梨汁、竹沥、生姜汁，用芦根、灯心草煎汤代水）、清营汤（出自《温病条辨》，组成：生地黄、玄参、连翘、竹叶、丹参、犀角、金银花）、犀角散（出自《备急千金要方》，组成：犀角、黄连、升麻、山栀、茵陈），并送服安宫牛黄丸、至宝丹、紫雪丹等。此法可用于急性重型肝炎、回归热、钩端螺旋体病、恶性疟疾、败血症、中毒性感染等致发黄疸，邪入手少阴险恶见症。

临证治验

例：李某，男，40 岁。1951 年秋，患者 2 周前以寒热就治于某医，寒热虽退，但继而目珠身面发黄，经治未好转。渐至腹大，神识昏迷不清。因而转求英航先生诊之。症见神志不清，谵语，白珠发黄如金，肤黄，发热无汗，鼻衄血，舌苔黑秽。脉数有力，腹大如鼓。此病黄疸，热胜于湿，邪入少阴，心主被蒙，血液被劫，亟宜泄热化湿解毒，凉血开窍醒神。方予大剂茵陈、栀子、大黄、黄柏、黄连，水煎送服紫雪丹，日三夜一服。服药 3 次后大便溏黑量多，尿如皂汁，腹稍软，神略清，鼻衄止，口干欲饮。效不更方，连服 3 日，神清，欲食，疸色化薄，腹膨见消。停服紫雪丹。续以原方减量加赤芍，服药月余黄退尿转长，症平而安。

6. 黄疸之厥阴病脉证治

（1）气滞血瘀湿阻

目黄，肤黄色泽瘀晦，或伴胁肋胀痛，脘腹胀满，久则胁下癥积，胸颈面部血痣，腹中痞块，或胀大，形体消瘦，纳呆食少，或伴吐血、便血、衄血，唇舌紫暗，脉沉细。此病黄疸，日久足厥阴肝络瘀结，足太阴脾失健运，三焦不利，血瘀气滞水阻所致。余尝遍查《黄帝内经》，并无肝胆病黄之说。唯《素问·六元正纪大论》载“厥阴司天之政……四之气，溽暑湿热相薄，争于左之上，民病黄疸”之文。及仲景论黄疸，但说“脾色必黄，瘀热以行”。是故宋元以前，凡论黄疸皆指为脾土之病。迨至明·喻嘉言于《寓意草》医案中，始有“热淫内炽……故胆之热汁内满溢出于外，以渐渗于经络，则身目俱黄”之论。蒋式玉阐发之，谓“阳黄之作，湿从火化，瘀热在里，胆热液泄……熏蒸遏郁，侵于肺则身目俱黄；热流膀胱，溺色为之变赤……阴黄之作，湿从寒水，脾阳不能化热，胆液为湿所阻，渍于脾，浸淫肌肉，溢于皮肤，身如熏黄。”又说：“盖脾本畏木，而喜风燥，制水而恶寒湿。”（《临证指南医案》）于此透露黄疸病机必涉风木之端倪。夫胆附于肝，胆为清净之府，其所藏精汁由肝泌别而来。胆为甲木，肝乃乙木，肝为风脏，胆主相火。脾喜风燥者，土喜肝木之疏泄；脾本畏木者，木克土，土畏木乘也。故仲景有“见肝之病，知肝传脾，当先实脾”之说。是以黄疸病病机必涉厥阴肝脏。此以补前人之未逮，参之西说，亦相符合。黄疸之见厥阴病脉者，初在气分，久延血分而为郁劳沉疴。其治宜疏肝行气，活血散瘀，健脾祛湿，利胆退黄。自拟调肝消瘀汤。方用柴胡10g，郁金10g，白术10g，茵陈10g，当归10g，枳壳10g，白芍10g，土鳖虫5g，鳖甲15g，生牡蛎15g，丹参10g，甘草6g，水煎服。若腹胀足肿者，加苍术30g，大腹皮10g，泽兰10g；若口干欲饮者，加天花粉、知母各10g；若咳者，加杏仁、贝母各6g。随寒热虚实增损之。

临证治验

例：肖某，男，21岁。1998年12月17日初诊。病黄疸已2个多月，经治黄仍然不退。刻诊：目黄，肤黄，肤痒，溺黄如皂汁，大便灰白成形，每日一次，饮食尚可。舌质瘀暗，苔薄黄，脉缓。查肝功能：总胆红素97.4μmol/L，总蛋白70.1g/L，ALT、AST正常值。肝胆B超：肝内外胆管壁增厚，回声增强，胆囊壁毛糙，脾厚3.6cm。诊断为弥漫性硬化性肝胆管炎。此病黄疸，乃湿与血瘀阻，厥阴经隧不通所致。治宜消瘀利湿退黄。处方：丹参10g，郁金15g，土鳖虫6g，大黄6g，茵陈20g，金钱草30g，威灵仙18g，白鲜皮15g，甘草6g，6剂，每日煎服1剂。

1998 年 12 月 23 日二诊：肤已不痒，大便仍然灰白色，守上方去白鲜皮，加滑石 30g，6 剂，日服 1 剂。

1998 年 12 月 28 日三诊：目黄稍退，大便灰绿色。二诊方再加鸡内金 18g，10 剂，每日煎服 1 剂。

1999 年 1 月 8 日四诊：目黄已退，溺微黄，大便绿色成形。舌暗红苔薄白，脉缓。复查肝功能：总胆红素 13.28μmol/L，总蛋白 81.3g/L，ALT64U/L，AST42U/L。为疏四君子汤加威灵仙、丹参、鸡内金、郁金为末，服 1 个月善后而愈。

按：病黄疸而大便色灰白，乃厥阴肝络湿阻血瘀，胆腑隧道壅塞，精汁不输于肠所致。方用丹参、郁金、土鳖虫、大黄和血消瘀通络，茵陈、金钱草、威灵仙、白鲜皮利胆祛湿，甘草调和诸药。后守方去白鲜皮之苦寒，加鸡内金、滑石增强和血渗湿之功。终使厥阴少阳经隧通畅，胆之清汁排泄有常而愈。

（2）血瘀失荣

湿热黄疸，日久未愈，则从燥化，症见身目俱黄而色泽憔悴，咽干，少腹急满，大便秘结，小便短黄，舌红瘦，脉细数。方用润燥消瘀的猪膏发煎（猪膏、乱发），即以猪脂润燥退虚热利血脉，乱发消瘀和血利水道，使“病从小便去”。《金匮要略今释》载：“徐氏说：余友骆天游黄疸，腹大如鼓，百药不效，用猪膏四两，发灰四两一剂而愈。”然此方今人少用。但临床有黄疸久治未愈，以致血瘀厥阴肝络，营血日耗，肝阴渐损者，每用和血络养肝阴之法治之，久服乃可退黄。仲景已开和血通络，养阴滋肝润燥治黄之先河。唐容川尝谓“黄皆发于血分”（《血证论》）。周学海说：“黄之为色，血与水和杂而然也。”对于治疗黄疸，他主张“总须兼用化血之品一二味，如桃仁、红花、茜草、丹参之类，为其已坏之血不能复还原质，必须化之，而后无碍于新血之流行也”（《读医随笔》）。关幼波亦主张“治黄必治血，血行黄易却”，实皆本仲景用乱发行瘀之法。刘炳凡用猪膏发煎（以阿胶易猪脂）配合辨证施治，救治蚕豆黄 10 余例，全部治愈。

用养血柔肝治热毒、血瘀发黄迁延日久，阴血不足者颇适。余拟变通一贯煎：沙参 15g，生地黄 10g，当归 6g，白芍 10g，川楝子 6g，枸杞子 10g，牡丹皮 10g，车前子 10g。

临证治验

例：游某，男，42 岁，农民。患黄疸已 2 个多月，经治证情好转，唯目珠淡黄，右胁偶发刺痛，口干时燥，舌暗红少干白苔，尿不黄，脉细。查肝功能：转氨酶略高。诊为黄疸应用苦寒日久，肝之阴血损耗，络脉失荣，故不能复原。乃取变通一贯煎方，去车前子，加白茅根、葛根、丹参，连服 3 周，转氨酶正常，目黄消净，自觉症状消失而愈。

黄疸病证，以湿邪致病为主，其兼风、兼热、夹寒、化燥，或气滞，或血瘀，或脾虚，或肝虚，或阴虚，或阳虚，病及六经，皆可成疸。上论虽分六经辨证，然而脏腑相关，邪气杂合，证不同形，必须认真参证，临床常数法合用，相机而行。再六淫之邪，夹毒致病，每有重症。故治疗黄疸，尚应重视解毒一法。是以古方黄连解毒汤、甘露消毒丹等治黄，大有巧手，有应用之时，不可忽也。

第十一节　鼓胀病证治经验

鼓胀是以腹部膨胀如鼓而命名的疾病。其以腹部胀大、皮色苍黄、腹部脉络暴露为特征；或腹部按之有癥积肿块者。《灵枢·水胀》说：“鼓胀何如？岐伯曰：腹胀，身皆大，大与肤胀等也。色苍黄，腹筋起，此其候也。”这是对鼓胀病症状有较详细记载的最早的医学文献。

本病是某些疾病后期的共同证候。历代医家根据其病因不同及证候差异，称之为“单腹鼓”“蜘蛛鼓”“虫鼓”等。又根据其病机与证候名为“气鼓”“血鼓”“水鼓”“食鼓”。名虽不同，但实皆为《灵枢·水胀》之鼓胀病。喻嘉言说："胀病亦不外水裹、气结、血凝。"（《医门法律·胀病论》）余则认为应属气、血、水、毒相杂为患。西医学鼓胀多见于肝硬化、结核性腹膜炎及腹腔肿瘤等多种腹腔器官病变所引起的腹水症状疾病。

一、因机要点

《丹溪心法》说："如因有故蓄血而腹胀者……七情内伤，六淫外侵，饮食不节，房劳致虚……热留为湿，湿热相生，遂成胀满。"即谓外邪感染、情志失调、饮食所伤、宿有癥瘕积血，以及黄疸、疟疾等疾病，迁延日久，伏邪未除，在病变过程中导致气滞、血瘀、水阻并与邪毒相伙而成鼓胀。

毒邪外侵，情志所伤者病多起于肝。肝气郁结，血行不畅，气血瘀阻脉络聚为癥积。且肝木乘土，脾胃运化失常，水湿潴留，湿热中生；气血水毒相裹，腹胀大而成鼓胀。

酗酒过度，饮食所伤者，病多起于脾而及肝。脾阳受伤，运化无权，中焦清阳不升，浊阴不降，蕴生湿邪，寒湿痞结，中满为胀。土壅木郁，肝失条达，气滞血瘀，络脉不通，气血水毒互裹，聚而成鼓胀。

若气、血、水、毒内实，肝脾久病，阻碍体内阴阳化生，穷必及肾，导致肾阳虚不能温暖脾胃，形成脾肾阳虚，水湿泛滥而身肿腹胀；气不行水，小便不利，鼓胀益甚。或久病气滞血瘀，营阴滋生无源，则肝血渐亏，导致肝肾阴亏，虚热内生；气滞、血瘀、水湿、热毒不除，胀愈重；甚者呕血、痉挛动风、昏迷而亡。是为鼓胀病之重在肝肾者。凡病及于肾，往往虚者愈虚，实者愈实，使病情陷入危境。

二、辨治心法

1. 辨证

鼓胀辨证当以虚实为纲。凡腹胀重于四肢，腹部满硬，脐心凸起，胁下积块胀痛，大便秘结，小便黄赤者为实。若腹部四肢皆胀，胀势发展缓慢，腹部按之不硬不痛，朝宽暮急，面黄形体消瘦，大便溏泻，小便清白者为虚。

再要辨别气、血、水、毒孰轻孰重。若腹大不坚，腹皮绷急，叩之声如中空者，为重在气滞。腹大坚满，脉络怒张，面色黧黑，颈胸部有血缕或红点者，为重在血瘀。腹大胀满，按之如囊裹水者，为重在水停。若发热腹痛，便秽浊，苔黄腻，多为毒邪重。至于虫鼓、腹胀满、体弱、四肢消瘦者，为虫毒所致气血水停蓄之证。若腹部胀大，吞酸嗳腐，得食腹胀益甚，为兼食滞，亦称食鼓。

鼓胀患者腹中有无癥块及癥块的部位对诊断有重要意义。癥块在胁下，胀痛，触之软而坚，可随呼吸微上下移动，为肝脾肿大，多属气滞血瘀。癥块在腹中，触之坚而不柔，不与胁下相连，不移动或移动不受呼吸影响，当疑为肿瘤，多属瘀血毒邪内结，或兼有痰浊凝滞。若无癥块，但并发腹胀满疼痛，拒按，腹肌绷急，恶心或呕吐，便利失常，此乃腹膜结强病（腹膜炎）。《圣济总录·心腹门》说："邪正相搏……下攻于腹膜而为腹痛。"又谓："腹内结强，坚硬疼痛，不可按抑。"又说："呕哕恶心……大便秘利不定。"即此症，其势急，必须及时处治。

2. 实证祛邪治法选药

当视证情或先攻后补，或先补后攻，或攻补兼施。攻邪以行气、化瘀、逐水、清热、燥湿、解毒为法。扶正以补脾、调肝、温肾、滋阴为法。本病邪气伏藏日久，当以先期防治为要，结合五脏生克乘侮辨证施方，所谓上工救其萌芽也。

（1）行气导滞

鼓胀初起，或鼓胀而腹中无癥积者，重用行气疏导，气行则湿化。常用枳壳、厚朴、陈皮、木香、槟榔、大腹皮、桑白皮之类。或配用逐水消肿药，或佐用和血药。若湿阻气壅，肿胀不消者，可酌加麻黄、杏仁、桔梗宣肺气以利三焦行水。

（2）活血消癥

瘀血阻络，腹中有癥积，水饮内停者，常用三棱、莪术、桃仁、红花、丹参、郁金、泽兰、川芎、赤芍等。或配行气、逐水药。肿胀势缓，癥积不减者，宜合用软坚散结药，如穿山甲、鳖甲、炒土鳖虫、牡蛎等。

（3）利水消胀

水邪停阻，中满鼓胀，小便不利。药如茯苓、猪苓、泽泻、车前子、冬瓜仁、薏苡仁、木通、防己、萆薢等。

（4）逐水消胀

若服渗利药腹胀大不消者，可用二丑、大黄，甚者用甘遂、大戟、葶苈子，峻攻水饮，急则治标。

（5）清热解毒

湿热内蕴，腹膜胀满疼痛，大便不通者，加用金银花、虎杖、黄芩、黄连、黄柏、山栀子、大黄等。

（6）温中化湿

腹胀便溏，寒湿中阻者，加用苍术、吴茱萸、干姜、草果、草豆蔻、小茴香等。

（7）消食化积

脘腹胀满，嗳腐吞酸，有积滞者，宜佐用鸡内金、谷芽、麦芽、山楂、莱菔子等药。

（8）清养止血

鼓胀重症，常见呕血者，必急于止血。用验方止血散：蒲黄炒微黄勿焦，或生用。《简要济众方》治吐血、呕血：蒲黄一两，捣为散，每服三钱，温酒或冷水调。可用生蒲黄 15g，黄芩 30g，阿胶 30g（烊化），急煎，小量频服；同时用三七粉 3g，日分 3 次随药水吞服。若出血多，汗出肢冷者，急以独参汤补气摄血，扶阳救脱。

3. 虚证扶正治法选药

（1）补脾助运

健脾化湿是治鼓胀虚证的必用之法。即使实证无热象者，亦常酌情配用，使水湿易于传化。常用药如党参、人参、苍术、白术、黄芪等。

（2）调肝养血

调达肝气，常用柴胡、白芍、香附、木香、川楝子等药，同时配用白术、陈皮等健脾理气；或当归、川芎等和血养肝，使肝脾和，气血调则肝郁可解。鼓胀多有气滞血瘀，若正气尚强，可用破肝之青皮、枳实、三棱、莪术等；常与活血软坚药同用，须防攻伐太过。若肝脾虚弱者，当慎用之。

（3）温补肾阳

鼓胀日久，肾阳虚衰者，宜温肾助阳，使阳旺能温化水湿，并鼓动气血畅行，有助于瘀滞消散。常用药如肉桂、熟附子、补骨脂、川椒、杜仲、沉香等。

（4）滋肾养肝

久病鼓胀，肌肤干燥，津液不足，午夜烦热，乃损伤肝肾之阴。常用生地黄、白芍、玄参、麦冬、沙参等，可与行气、利湿、活血药同用。

本病治疗忌攻伐，重养慎。朱丹溪说：“却盐味，以防助邪；断妄想，以保母气，无有不安。医不察病起于虚，急于作效，炫能希赏；病者苦于胀急，喜行利药，以求一时之快。不知宽得一日半日，其肿愈甚，病邪甚矣，真气伤矣。”（《格致余论·鼓胀论》）余高祖庆甲先生亦说：“胀满之症，最忌专于攻伐。盖胀本肝病，肝无血养，定必燥而克脾；脾既受困，自难运化气血，而成中满矣。善治满者，纵察其有食有瘀有虫有湿有痰，一切有形之物为患，亦必扶正以祛邪，方为合法。愚治腹中胀硬之症，用鸡蛋、麻油、蜂蜜，以开水常常冲服，每得下血块而愈。”（《医学入门·胀满》）

三、临证施治

1. 实证

（1）气滞湿阻

主症：腹大不坚，按之中空，重按如囊裹水，小便短少，纳食减少，食后腹胀，嗳气，或胁下膈间胀满，苔白，脉弦缓或滑。

治法：疏肝理气，除湿消胀。

方药：柴胡疏肝散合胃苓汤。柴胡 10g，枳壳 10g，芍药 10g，香附子 10g，川芎 10g，苍术 20g，厚朴 10g，陈皮 10g，肉桂 3g，茯苓 15g，泽泻 20g，猪苓 10g，甘草 6g，生姜 10g，每日 1 剂，水煎服。

方解：方用柴胡疏肝散疏肝解郁行气，气行则水行；胃苓汤燥湿化气利水，散满消胀。合方有行气利水，消除鼓胀之功效。

临证运用：若腹胀甚者，加木香、槟榔；泛吐清水者，加生半夏；舌衬紫者，加泽兰、丹参。

（2）寒湿困脾

主症：腹大胀满，按之如囊裹水，皮厚色苍，胸脘胀闷，得热稍舒，精神困倦，怯寒乏力，小便清少，大便溏，舌苔白腻，脉沉缓。

治法：温中健脾，燥湿利水。

方药：加减实脾饮。苍术 30g，制附子 10g，干姜 10g，厚朴 15g，草豆蔻 6g，木香 10g，茯苓 15g，大腹皮 10g，泽泻 20g，生姜 10g。每日 1 剂，水煎服。

方解：方用苍术、制附子、干姜、草豆蔻温中健脾为主；厚朴、木香理气宽中为辅；茯苓、泽泻、大腹皮渗湿利水为佐；生姜入脾，温中散寒，化饮消水为使。合用之能温中健脾，利水消满。

临证运用：若兼胁肋胀痛，加青皮、延胡索；若腹部青筋暴露，舌衬紫者，加泽兰、当归。

（3）湿热蕴结

主症：腹大胀满，两胁胃脘支撑胀痛，烦热口苦，渴而不欲饮水，小便短黄，大便或秘结，舌边红苔黄白厚，脉弦滑或数。

治法：清热利湿，逐水消胀。

方药：徒都子补气丸。海蛤 30g，诃子 30g，葶苈子 30g，赤茯苓 30g，防己 30g，犀角 30g，牵牛子 30g，川芎 30g，木通 30g，大戟 30g，防风 30g，木香 30g，大黄 70g（炒），生地黄 45g，炙桑白皮 30g，陈皮 30g，郁李仁 30g。研末，炼蜜为丸，如梧子大。每服 11 丸，空心米饮送下。觉壅不快，加至 15 丸；觉通利，即减 3.5 丸；大小便不通，每服 30 丸。

方解：此方载于《圣济总录》第 54 卷，主治三焦病久，欲成水，腹胀不消，大小便不利者。此方用海蛤清热利水，化痰软坚；诃子补气；生地黄养阴；桑白皮、葶苈子、郁李仁泻肺行水；川芎、犀角凉血活血；赤茯苓、防己、木通利尿；牵牛子、大戟、大黄通便逐水；防风升清胜湿；木香、陈皮行气消胀。合方清热利湿，逐水消胀之力颇强。

临证运用：若临床应急，丸药不及备制，亦可改为汤剂。可于原方去犀角、大戟、生地黄、诃子，加黄芪、莪术、鳖甲、大腹皮，相应调整用量，水煎服。

（4）肝脾血瘀

主症：腹大坚满，脉络怒张，两胁胃脘支撑胀痛，面色黧黑，头颈胸背有血痣，赤痕血缕，手掌鱼际皮下赤斑，唇色瘀紫，口干不欲饮水，大便色黑，舌衬紫，脉细涩或芤或弦硬。

治法：疏肝燥脾，行气活血，利水消胀。

方药：自拟和血实脾饮。柴胡 10g，木香 10g，赤芍 10g，当归 10g，丹参 15g，泽兰 10g，鸡内金 15g，苍术 20g，大腹皮 10g，厚朴 10g，泽泻 15g，茯苓 15g，车前仁 15g，炙甘草 5g。每日 1 剂，水煎分 3 次温服。

方解：肝病日久不愈，疏泄失职，渐致气滞血瘀；脾运失健，气阻湿聚；血滞三焦，水道壅塞，则水溢肠腑之外，而成鼓胀。本方用柴胡、木香疏肝气，合当归、赤芍、丹参、泽兰和血消瘀行水。用苍术、茯苓、炙甘草、鸡内金燥脾健运，合大腹皮、厚朴以行气消满化湿。复有茯苓、泽泻、车前仁利三焦水道，同诸气药则气行水行，与诸血药则血行水亦行也。故有疏肝行气，活血行水，消除胀满之功。

临证运用：若水道阻塞特甚，服六七日和血实脾饮腹仍胀满，小便不畅，则非“去宛陈莝”不可为功，当投攻逐之方。俾经隧畅通，通大便亦可利小便，水行则腹鼓可消。可于清晨空腹服独遂丸（出自《卫生鸿宝》，组成：甘遂，面裹煨熟去面，研末，米浆为丸，如赤豆大，或装胶囊，密贮，备用，存久则无效）1.5~3g，一日或间日一服，以大便利为度，腹胀水消则停服。若苔白厚，四末不温，中阳不足者，加干姜、桂枝、附片。若兼喘呼者，加桑白皮、姜皮。若苔黄腻，湿热内蕴者，加黄柏、防己。血瘀甚尿短少者，可加土鳖虫、蝼蛄。随症增减，以适病情。

2. 虚证

（1）气阴两虚

主症：久病癥积，腹部鼓胀，食少乏力，形体消瘦，胁下癥积隐痛，口干，尿短黄，面色无华或苍黄，大便不实，时发齿龈或鼻孔出血，燥热，舌淡红苔薄白，脉弦细或小数。

治法：益气养阴，行气消水。

方药：自拟加味四六汤。太子参 15g，白术 10g，茯苓 15g，泽泻 15g，熟地黄 15g，山萸肉 10g，山药 10g，牡丹皮 10g，生白芍 10g，木香 6g，佛手 10g，醋鳖甲 9g（研磨粉，分 3 次药水冲服），王不留行子 10g，炙甘草 10g。每日 1 剂，水煎服。

方解：方用四君子益气扶脾；六味地黄滋阴，鳖甲养阴消瘀散结；木香、佛手行气除满；茯苓、泽泻、王不留行子利水消胀。合用之有补脾气，养肝阴，通血络，行气滞，消肿满之效。数日建功，不可操急。

临证运用：燥热甚者，加地骨皮、白薇；衄血者，加阿胶、蒲黄；若厌油腻者，加鸡内金、山楂肉；大便秘结者，加火麻仁、玉竹。

（2）肝肾阴虚

主症：鼓胀日久，腹大胀满，青筋显露，胁内隐痛，口干，尿短黄，面色晦滞，唇紫，口燥心烦，齿鼻不时出血，舌红绛苔干薄白，脉弦细数。

治法：滋养肝肾，凉血化瘀，行气利水。

方药：自拟变通一贯煎。沙参 15g，生地黄 15g，当归 6g，生白芍 10g，川楝子 6g，枸杞子 10g，牡丹皮 10g，车前子 15g。每日 1 剂，水煎服。

方解：方用沙参清金养阴；生地黄、枸杞子滋补肾阴，使水能涵木；当归、白芍养肝，川楝子泻肝理气；牡丹皮凉血化瘀；车前子利水消胀而不伤阴。合用之取滋养肝肾，凉血化瘀，行气利水之效。

临证运用：若虚热重而津液枯者，加玄参、石斛；若兼潮热者，加地骨皮、银柴胡；小便少而热者，加猪苓、滑石；衄血重者，加阿胶、蒲黄；耳鸣颧红者，加龟板、鳖甲、生牡蛎滋阴潜阳。

（3）脾肾阳虚

主症：鼓胀日久，腹大胀满，朝宽暮急，面色㿠白或苍黄，神倦肢软，怯寒肢冷，脘闷纳少，大便不实，下肢浮肿，或全身浮肿，小便白而短，舌淡有齿印，苔白，脉沉细或微小。

治法：温补脾肾，化气行水。

方药：附子理中汤合五苓散。炮附子 15g，红参 10g，白术 10g，干姜 10g，炙甘草 10g，肉桂 5g，茯苓 15g，泽泻 18g，猪苓 10g。每日 1 剂，水煎服。送服济生肾气丸。

方解：方用附子理中汤温中扶阳，合五苓散温阳化气行水；济生肾气丸温补肾阳，化气利尿。合用之共取温补脾肾，化气行水，消肿祛胀之功。

临证运用：若乏味纳少，加山楂、白豆蔻；腹胀甚者，加大腹皮、厚朴。

临证治验

例一：丁某，男，65 岁，农民。1983 年 3 月 12 日初诊。患者患肝病多年。近来胁腹胀满，小便短少，下肢浮肿，经用西药利尿，肢肿略消，大便秘结，思食而食入尤胀，腹满脐平，青筋可见，白珠混浊，面色黄晦，舌衬紫，苔白厚，脉濡涩，右弦硬。此病鼓胀，治宜疏肝行气，和血利水。久病厌药，乃用和血实脾饮方为末，每日清晨服 9g，温开水送服。连服九日，尿稍增，腹胀满稍减。复取独遂丸，清晨空腹服 2g，得大便下水数次，中午仍服和血实脾饮末药 9g。如是三日，腹胀满大减。乃间日清晨服独遂丸 2g，和血实脾饮末仍中午吞服，至第九日腹水已甚少，饮食增加，乃停服独遂丸。再取和血实脾饮加党参 15g，生牡蛎 20g，土鳖虫 6g，续煎服 9 剂。服完腹水已净，精神好转。仍用本方去大腹皮、泽兰、车前仁、泽泻，加党参 15g，三七 6g，连服 2 周，巩固治疗。后数年竟未反复。

例二：殷某，男，72 岁。1999 年 11 月 3 日初诊。以小便不通，腹水鼓胀住某医院治疗，已上十日，靠插尿管排尿，且腹胀不消。由于经济不敷而自动出院。该患者 5 年前因患肝硬化腹水经余诊治后腹水消除，自觉颇可而停药。十余天前小便淋沥不畅渐至不通，并腹水又起。刻诊：其人身长大，下插导尿管带尿瓶，瓶内有少量黄色尿液，腹胀鼓大，腹皮下青筋隐现，神倦面色黄晦，乏味，少纳，大便胨状，一日数次，里急而量少，口干不欲饮，消瘦。舌暗红苔少黄，脉弦硬。B 超提示：肝硬化腹水，前列腺肥大。此证乃湿热下注，与血搏结，壅塞经隧，尿道不畅，鼓胀并发为癃闭。《素问·标本病传论》说："大小利治其本，大小不利治其标。"亟宜强肾和血利尿，以通其尿闭。处方：杜仲 10g，枣皮 10g，丹参 15g，泽兰 10g，赤芍 10g，桃仁 6g，红花 6g，茯苓 15g，泽泻 15g，黄柏 10g，王不留行 10g，瞿麦 15g，取 6 剂。每日送服香连丸 2 次，每次 3g，嘱其服 3 剂后拔去导尿管。

1999 年 11 月 10 日由其子前来代诉：遵嘱于服药后第 3 日拔除导尿管，尿可自行解出，今腹胀稍缓。大便已不再拉，进食少。癃闭已通，再予疏肝活血，燥脾行气利水法。为拟和血实脾饮：柴胡 10g，木香 6g，赤芍 10g，当归 10g，丹参 10g，泽兰 10g，鸡内金 15g，苍术 20g，大腹皮 10g，厚朴 10g，泽泻 15g，茯苓 15g，车前仁 15g，炙甘草 5g，7 剂。每日 1 剂，水煎分 3 次温服。1999 年 11 月 20 日其子又来代诉：服药颇适，尿解已长，腹胀大消，进食增加，精神好转。乃用原方增减，调理 1 个月，自觉尚可而停药。至次年以中风卒。

第十二节　湿热淋证治疗经验

凡尿路疾患引起小便频急，涩痛，灼热难出，尿少色黄者，属于淋证范围。中医学将淋证分为气、血、石、膏、劳五种。《医学正传》说："气淋为病，小便涩滞，常有余沥不尽；砂淋（石淋）为病，阴茎中有砂石而痛，溺不得卒出，砂出痛止；膏淋为病，溺浊如膏；劳淋为病，遇房劳即发，痛引气冲；血淋为病，遇热则发，甚则溺血。"气淋兼有湿热者，即本节之湿热淋，亦谓之热淋，类似西医学所述之急性肾盂肾炎或慢性肾盂肾炎的急性发作，以及膀胱炎、尿道炎。单纯表现为气淋者，为慢性肾盂肾炎；若反复发作兼有虚寒症状者，与劳淋相似，为慢性肾盂肾炎、膀胱炎。石淋系泌尿系结石。膏淋乃前列腺炎合并感染所致。血淋可见于各种不同的淋证之中，以湿热淋为多见。张景岳说："淋之为病，小便痛涩，滴沥，欲去不去，欲止不止是也。"（《景岳全书·淋证》）尤以湿热淋证为明显。

一、病因病机

湿热淋证病因一由外感湿热之邪，或寒湿久郁化热，邪气久客下焦，蓄积膀胱或累及肾而成。二由房事不洁，或妇人经产，秽浊之邪乘虚潜伏尿路，内延膀胱及肾，蕴生湿热所致。湿热之邪浸淫下焦，是为伏气，影响肾与膀胱的气化功能，即发生湿热淋证。诚如《诸病源候论》说："淋者，由肾虚而膀胱热故也……肾虚则小便数，膀胱热则水下涩，数而且涩，则淋沥不宣，故谓之淋。"肾虚为本，湿热为标。腰为肾之府，邪滞于肾，故腰酸重痛。邪滞膀胱则小腹胀满。下侵尿道，则淋涩热痛。湿热损伤阴络则尿血。湿热郁久腐化血气为脓浊。邪在肾者较重，邪在膀胱尿道者较急。若正邪相争，可致恶寒发热，心烦口渴，便结，舌红苔黄等湿热的全身症状。湿热淋证迁延日久则转为劳淋，即西医学所称之慢性泌尿道疾患。伏气未除，每因劳倦、经期不洁而发作，反复难愈。劳淋因患者体质不同，有伤阴伤阳之别，伤阴者多为肺肾阴虚，兼膀胱湿热；伤阳者多为脾肾阳虚，兼膀胱湿浊。证情不同，施治亦异。

二、辨证要点

湿热淋证首当明辨部位、缓急、轻重。其病在膀胱尿道者，乃湿热实证，势虽急而易治为轻。其证初起或恶寒发热，小腹满胀，小便涩痛灼热。其病在肾而累及膀胱者，乃虚实夹杂，势虽缓而难治为重。其证腰胀酸痛，面部微浮足肿。若病久耗损肺肾之阴，则兼见盗汗、头晕、耳鸣、咽干、口渴；或伤脾肾之阳，则面浮足肿、腰膝酸软、短气、乏力。

三、治疗大法

湿热淋证以湿热邪毒致病为发病条件，肾虚膀胱气化功能失常为内在因素。故其治疗包括祛邪与扶正两个方面，可概括为五法。

1. 解表散邪

湿热淋证急发而有表证者，当先解外，祛风散邪。其辛凉药如桑叶、菊花、荆芥、薄荷等。辛温药如桂枝、麻黄、防风、浮萍等。方如五苓散（出自《伤寒论》，组成：桂枝、白术、茯苓、猪苓、泽泻）。然《伤寒论》说："淋家不可发汗，发汗则必便血。"故辛温燥散之药宜慎用。

2. 清热解毒

苦寒泄热，药如黄柏、黄芩、黄连、知母、栀子、大黄。大黄虽为泻下药，但其推陈致新，对湿热郁阻，络脉瘀滞者，有较好的清热凉血作用。清热解毒，药如金银花、连翘、蒲公英、地丁。淋证而尿混浊如脓者，重用清热解毒，少用利尿药。

3. 利尿通淋

苦寒利尿，药如木通、萹蓄、瞿麦、竹叶等，甘淡利尿，药如滑石、石韦、泽泻、茯苓、猪苓等。淋证属虚者用为佐使药，多则耗气伤阴。

4. 行气和血

湿热之邪阻滞气机，故有胀痛，可选用行气药以舒畅气机。其在腰者，用徐长卿、台乌药，其在腹者，用枳壳、川楝子、香附、木香等。气机受阻，渐致络脉瘀滞，甚者损伤阴络而致尿血，故常佐以血药，如牛膝、泽兰、琥珀、鼠妇等。若热盛者，加牡丹皮、赤芍；无热者，加当归、红花等。

5. 扶正补虚

滋肺肾之阴，药如生地黄、玄参、天冬、麦冬、阿胶、知母等。补脾肾之阳，药如黄芪、党参、白术、淫羊藿、巴戟天、附片、肉桂等。

以上五法必据证情分清主次，相佐为用，非孤立单独使用，使其有机配合，协同为功，灵活应用。

四、湿热淋证临床应用

1. 风寒外束，湿热内蕴

其证发热恶寒，头痛，身痛，腰酸腹胀，小便频涩热痛短黄，舌红苔白或黄腻，脉浮滑数。乃风寒外束，下焦膀胱湿热内蕴，气化不利所致。治宜祛风散寒，清热利湿通淋。自拟五苓鲜胆汤。处方：桂枝 10g，苍术 10g，茯苓 10g，猪苓 10g，泽泻 10g，白鲜皮 15g，龙胆草 6g，地肤子 10g，车前草 30g，水煎日 3 服。

临证治验

例：李某，男，58 岁。恶寒发热汗出已 2 天，腰痛酸胀，尿频急涩痛，舌红苔黄白相兼，脉浮数。尿常规：蛋白 1.5g/L，脓球（++）。诊为风邪外束，热结膀胱所致。用五苓鲜胆汤，3 剂，每日 1 剂，诸证除释。

按：此例淋证由于下焦湿热内蕴，外感风寒而引发。方用桂枝、苍术祛风散寒以解外。茯苓、猪苓、泽泻利尿通淋。龙胆草大苦大寒，“与芩、连同功……疏通下焦湿热之结，足以尽其能事”（《本草正义》）。地肤子苦寒，《神农本草经》谓其“主膀胱热，利小便”，《名医别录》说其“散恶疮”，故有清热解毒利尿之功。白鲜皮苦咸寒，《神农本草经》谓其“主头风，淋沥”。《本草正义》说：“白鲜乃苦寒胜湿之药，又能通行经隧脉络。《本经》主头风者，风湿热之在上者也。”《神农本草经疏》则说：“淋沥及妇女阴中肿痛，亦皆下部湿热，乘虚客肾与膀胱所致也。”故三药与甘淡利尿药合用，其清热解毒通淋之力颇雄，宜其 3 剂而愈。

2. 湿热血淋

其证小便频急热涩痛，小腹胀满隐痛，小便色赤，甚者带血丝，舌红苔黄，脉弦数。乃湿热久蕴，伤及膀胱阴络，迫血妄行所致。治宜清热凉血通淋，方用加味小蓟饮子（小蓟、生地黄、蒲黄、藕节、黄柏、栀子、滑石、木通、竹叶、大黄、甘草梢）。

临证治验

例：王某，男，40岁。素有尿道感染病史。近来饮酒食肥浓厚味不节，致淋证复发。小腹胀满疼痛，尿淋涩刺痛带血。大便秘结，口苦，脘闷，舌红苔白黄腻，脉沉数。尿常规：血细胞（+++），白细胞（++）。此湿热血淋，用加味小蓟饮子加枳壳、枳椇子，连服5剂而痊，尿常规（-）。

按：小蓟饮子治下焦热结而成血淋为有效古方。本方去原方之当归，加黄柏、大黄加强清热燥湿解毒之功。本案伤于辛热食物而引发血淋，故更加枳壳以助大黄清热邪祛积滞，枳椇子酸平解酒毒而利大小便。合方力雄，故能速愈。

3. 阴虚劳淋

其证腰酸困痛，小便频急，微涩痛，并头晕耳鸣，手足心热，咽干，盗汗，舌红少苔，脉细数。乃久淋不愈，湿热内蕴，耗伤肾阴所致。治宜滋阴，清热通淋。自拟滋肾通淋汤（生地黄、阿胶、滑石、泽泻、女贞子、旱莲草、猪苓、朱茯苓、牡丹皮）。

临证治验

例：施某，女，46岁，住城关。2年前曾发肾盂肾炎而住院打针治愈。近因劳累复发小便频涩，夜尿五六次。并腰酸，头晕，咽干欲饮，月经超前而至。舌红苔薄干白，脉细。尿常规：红细胞（+-），白细胞（++），上皮细胞（+）。予滋肾通淋汤，服5剂，即复常。

按：旧有淋恙宿疾，已近绝经之年，肾气渐衰，复因劳而复发。方用滋肾通淋汤。乃猪苓汤育阴清热利尿，复加生地黄、二至丸增强滋补肾阴之功，牡丹皮凉血清虚热。使肾阴得复，气化有权，则膀胱通利，淋证可愈。

4. 气虚劳淋

其证面白乏华，面浮足肿，腰膝酸痛，纳少腹胀，便溏，尿频而短，舌淡有齿痕，苔白，脉沉小。此乃久病淋浊，迁延失治；或素体脾肾不足，气化失职，膀胱不利所致。治宜益气温肾，化气摄津，方用自拟益气理淋汤（黄芪、党参、白术、升麻、山药、柴胡、陈皮、台乌药、益智仁、白芍、知母、甘草）。

临证治验

例一：王某，女，32岁。小便短频，夜尿五六行，已两三年。医诊为慢性肾盂肾炎，屡治屡发，医嘱多饮开水，遵之愈饮愈尿频。腰痛腹胀，不渴，面浮，幼年有尿床之恙。舌红苔薄白，脉细。尿常规正常。乃用益气理淋汤去知母，连服9剂，不再发。

按：《灵枢》说："中气不足，溲便为之变。"《素问·灵兰秘典论》说："膀胱者，州都之官，津液藏焉，气化则能出矣。"若劳伤中气，气不摄津，膀胱失于气化，则尿液失调，故发为劳淋。本案患者幼年尿床，已显膀胱气化不足。方取益气理淋汤，乃补中益气汤与缩泉丸合方化裁而来，前者益气升阳，后者温肾化气。去当归易白芍、知母一则可养阴利尿，二则可制黄芪、白术、台乌药、益智仁诸药之温热。合用之补中气，益肾气，温膀胱，利水道，故愈劳淋之疾。此方用于非细菌性尿道炎颇有良效。

例二：韩某，女，48岁，朝鲜族，台商。1996年12月7日初诊。自诉小便频涩，屡治屡犯。1周前住某医院治疗花费近千元，缓解出院。不几日又发如前，尿短频涩，尿道有疼感，夜间几乎半小时小便1次，不能安寝，尿微黄，腰酸楚，其人丰满，纳食不多，大便可，舌少白苔，脉缓。尿常规：蛋白（++），红细胞（++），脓球（+-）。劝其改用中药治疗，心颇怀疑，勉为应允一试。此乃中气不足，阳气不升，湿热下流膀胱所致。权拟益气升阳，佐以清热祛湿为法。处方：黄芪 10g，升麻 6g，甘草 6g，白芍 10g，瞿麦 15g，滑石 15g，地肤子 10g，车前草 15g，怀牛膝 6g，徐长卿 15g，取 3 剂。尿频涩大见好转，次日晚只小便 3 次。

1996 年 12 月 10 日复诊：复查尿常规：蛋白（+-），余项正常。其时余忙于上病房查房，乃嘱另一医生处方。其用八正散加味，服 2 日原症复重如前，心颇惶恐，又上省医院住 1 周，费 4000 余元。出院不二日又犯如前，又来就诊，要求再治。仍疏一诊方，服 5 剂。一两年未再发。竟成好友。

按：胖人多气虚湿胜，本例淋证因中气不足，阳气不升，伏邪未能祛除，湿热下流于膀胱，故反复发作所致。方用黄芪、升麻、甘草补气升阳，白芍、牛膝养阴和血络而强腰，徐长卿行气祛湿，瞿麦、滑石、地肤子、车前草清热利尿，祛邪通淋。合方有补气升阳，和血清热利湿之功。方证合拍，费金少而收效宏也。

例三：熊某，女，38 岁。素有腰痛、小腹坠胀、小便淋涩，时止时发病史。日前劳累，复感风邪，以至于畏寒发热，腰酸胀，周身不适，面目浮肿，小便淋涩不利而频。经用抗生素治疗 2 日，症未缓解。尿常规：蛋白（++），红细胞少许，白细胞少。舌苔白稍厚，脉浮数。此属淋证，乃风寒外袭太阳肌表，水腑不利所致（慢性肾盂肾炎急性发作），治宜益气解表散寒，佐以利湿。处方：羌活 10g，独活 10g，川芎 10g，柴胡 10g，前胡 10g，枳壳 6g，桔梗 6g，党参 10g，麻黄 6g，鱼腥草 20g。取 1 剂煎服，盖被取汗。

二诊：服药汗续出，寒热解，周身酸楚亦除，尿频涩亦减，苔白脉缓，转拟四苓汤加黄芪、木瓜、升麻续服 3 剂，诸症痊，尿常规正常。

按：此人淋证屡发，湿邪内伏下焦，气虚不足在先；复感风邪，太阳经腑同病。乃取人参败毒散益气解表，并加麻黄、鱼腥草利尿祛湿。服一剂汗出表邪解散，症大缓解。续用四苓汤加黄芪、升麻益气升阳利湿，木瓜化湿缩泉而愈。前后治疗若非党参、黄芪鼓舞元气，恐难收此速效。

第十三节　水肿治疗四纲十二法

人体内气机宣行、输布、温化功能失常，使水湿停蓄，泛溢肌肤，引起目窠、头面、四肢浮肿，腹胀满大，即为水肿病。

《素问·水热穴论》说：“勇而劳甚则肾汗出，肾汗出逢于风，内不得入于脏腑，外不得越于皮肤，客于玄府，行于皮里，传为胕肿，本之于肾，名曰风水。”《灵枢·水胀》说：“水始起也，目窠上微肿，如新卧起之状。”是以水肿病古称风水，与西医学之肾病水肿相似。

一、病因病机

水肿病因分为外感和内伤两个方面。外感为感受风寒或风热之邪伤肺，邪气潜伏体内，未能及时发觉清除，是为伏气致病，致使肺气宣降通调水道的作用失常。或涉水冒雨，居处潮湿，湿邪内侵，损害肺的宣化或脾的转输功能。尤其风寒湿热必夹毒，有客于喉，初起乳蛾喉痛者，或客于肌肤，而发疮疹邪毒者，毒邪内侵，潜伏未除，进而伤肾，继则水肿。内伤因饮食失节，损伤脾气。或过劳伤肾，或久病正虚，肾阳失于蒸化，则水溢泛滥为水肿。凡外感内伤，皆能导致肺、脾、肾三脏功能失调，而发生水肿。故《景岳全书》说：“凡水肿等证，乃脾、肺、肾三脏相干之病。盖水为至阴，故其本在肾；水化于气，故其标在肺；水惟畏土，故其制在脾。今肺虚则气不化精而化水，脾虚则土不制水而反克，肾虚则水无所主而妄行。”水肿是脾、肺、肾三脏相关之病。《素问·灵兰秘典论》又说："三焦者，决渎之官，水道出焉。"张景岳说："决，通也；渎，水道也。上焦不治则水泛高原；中焦不治，则水停中脘；下焦不治，则水乱二便。三焦气治，则脉络通而水道利。"（《类经》）可见若三焦气机不畅，则血脉流行不利，致发水肿。又膀胱者，州都之官而储尿液，得气化而排泄，膀胱不利则为癃，从而亦病水肿。

二、水肿病证候特点

余治水肿推重以阳水、阴水为纲，可以执简驭繁。

1. 阳水

表现为实证，起病急，先从目窠肿，迅及头面、下肢，乃至全身水肿，腹胀肿大，皮肤薄嫩有光泽，按之有胀实感，凹陷较易起，小便不利。阳水可分为两种：其一，风水相搏，起初有外感表证，兼皮肤浸淫疮毒，或乳蛾、喉痹，口苦咽干而痛，胸闷，小便短涩黄赤，脉浮或沉，主要在肺。其二，水湿壅盛，肿热较重，脘腹胀满，身重，二便不利，此湿邪或湿热壅盛，舌苔黄腻，主要在脾。

2. 阴水

表现为本虚标实证。起病较缓，或由阳水迁延日久，伏邪未除，正气渐伤，转化而来。晨起目窠肿，晚间下肢肿，皮肤萎黄或苍暗不泽，按之虚软感，凹陷恢复慢。并伴身倦神疲，腰膝酸痛，阴湿，小便清而次频量少，主要在肾阳虚。食可便溏，气短乏力，主要在脾虚寒。形怯畏风自汗，乃肺气虚。若进一步发展水气凌心，心阳被遏，则心悸，烦躁不得卧；甚者心肾阳衰，尿浊潴留成毒，上逆肺胃则呕恶，呼气作尿臭味；下闭膀胱，小便点滴难出，成为关格危证。

三、水肿病论治要点

阳水初起，或肿势急重者，当以祛邪为主。阴水久病，或肿势较缓者，当以扶正为主，佐以祛邪。由于水肿病系外邪导致肺、脾、肾、三焦、膀胱功能气血失调，水邪泛滥，故其治疗必须重视水、气、血、毒。总结为四纲十二法。

1. 治水

（1）开鬼门

开鬼门亦即发汗。肺为水之上源，通调水道。外邪入侵，肺失宣发，毛窍闭塞，水气不能从毛孔外泄，表闭则里亦闭，通调水道功能失职。故宣发肺气，水肿兼有表证者为常用。宣发肺气药有发汗解表作用，即使表证已解，少佐发汗药，可以宣畅气机，从而促使尿量增加而消肿。故曹颖甫说："有当利小便之证，必先行发汗而小便始通者，盖大气不运，则里气不疏，肺气不开，则肾气不降，故常有屡进利尿之药而小便终不利者，职是故也。"（《伤寒金匮发微》）大凡水肿病初起实证，发汗法为必用。或水肿病久治不消，常责之肺失宣降，则发汗亦为重要之辅佐法。其药辛温如麻黄、浮萍、香薷、苏叶、防风。辛凉如荆芥、升麻、菊花、连翘、牛子等。方如越婢汤（出自《金匮要略》，组成：麻黄、生石膏、生姜、大枣、甘草）、越婢加术汤等。

（2）洁净府

洁净府亦即利尿，是水肿病治疗的必用方法。泛溢之水虽为精血所化，潴留日久，则变为水毒。通过利尿可以把潴留于体内的多余有害的水液从膀胱排出。常用药如桑皮、大腹皮、木通、防己，淡渗如茯苓、猪苓、泽泻、车前仁、冬瓜皮等。方如五皮饮（出自《证治准绳》，组成：桑皮、骨皮、大腹皮、茯苓皮、生姜皮）、五苓散之类。

（3）燥脾湿

湿为无形之水。水肿兼见胸膈满闷，腹胀便溏，乃脾运失常，水湿中阻所致。则宜苦温燥湿，药如苍术、半夏、厚朴等。方如平胃散（出自《简要济众方》，组成：苍术、厚朴、陈皮、甘草）。或水肿而兼泛恶、胸痞，湿浊中阻，可和中化湿，药如藿香梗、草豆蔻、白蔻仁、砂仁等，方如藿香平胃散（平胃散加藿香、砂仁、神曲、生姜、大枣）。

（4）去宛陈莝

去宛陈莝亦即逐水。水邪泛溢，腹胀严重者，或顽固性水肿，用渗利无效，则用本法。药如大戟、芫花、甘遂、牵牛子等，可通利二便以攻逐水邪。方如舟车丸（出自《医方集解》，组成：牵牛、大黄、甘遂、大戟、芫花、青皮、橘红、木香、轻粉）。此法峻利，可暂用不可久用，免伤正气。

2. 治气

（1）补肺气

上论发汗法是宣肺气，用以解表闭而祛邪，亦是治理肺气，宜于邪实。其有久病水肿，肺气不足，则宣化无力，其外证兼表虚畏冷，其内证则短气力怯。治必补肺气以助通调水道之功，消肿之效，可增强利尿。药如黄芪、党参。药理研究显示补气药对肾性水肿有消除蛋白尿的作用。方如防己黄芪汤（出自《金匮要略》，组成：防己、黄芪、白术、甘草、生姜、大枣）。

（2）健脾气

上论燥脾湿常用于水湿偏胜者，亦有健脾之功，多用于实邪，亦是治脾气之法。然有水肿日久，脾气虚弱者，纳少运迟，则必须健补脾胃，则有建中助其运化水湿之功。药如白术、山药等，方如五味异功散（出自《小儿药证直诀》，组成：党参、白术、茯苓、陈皮、炙甘草）。其有脾虚失摄，泄泻不止者，则需温养脾气，涩精固脱，方如真人养脏汤（出自《普济方》，组成：人参、当归、白术、肉豆蔻、肉桂、甘草、白芍、木香、诃子、罂粟壳）。

（3）温肾气

水肿病其本在肾，若病久肾阳蒸化无力，肺、脾失其温煦，三焦温运无力，膀胱气化失司，则气阻水滞，水泛而肿不能消。其治宜温其肾阳以化气，才能恢复水液的正常代谢。温阳药其刚者如肉桂、附片，其柔者如补骨脂、巴戟天等。方如济生肾气丸。

（4）理三焦

机体之内的气水原本互化偕行，气能化水，气能行水，气病则水病，气滞则水阻。若三焦气机畅达，则水能化能行，反之则病。故《类证治裁》说："病在水分，以治水为主，而兼理气，气化水自化。病在气分，则理气为主而兼利水，水行气亦行也。"其在上焦，肿而喘满，宜选杏仁、桔梗、桑皮等，宣降肺气。其在中焦，肿而脘胀，满闷，宜选大腹皮、厚朴、枳壳、木香等，宽中通壅。其在下焦，肿而小腹胀满，宜选乌药、小茴香等药温化理气。通理三焦气化者，方如导水茯苓汤（出自《医宗金鉴》，组成：苏叶、桑皮、麦冬、白术、大腹皮、陈皮、木香、砂仁、木瓜、槟榔、茯苓皮、泽泻、灯心草），如是疏理三焦气机，有助化气行水消肿。

3. 治血

（1）止血

水肿病有湿热之邪，损伤阴络，迫血妄行，渗出尿道，混有血出。其治宜清热利湿，方中配以凉血止血之品，药如贯众、茅根、小蓟、旱莲草、藕节等，方如小蓟饮子（出自《济生方》，组成：小蓟、炒蒲黄、藕节、滑石、木通、生地黄、炒栀子、竹叶、当归、甘草）。或加收涩止血药，如仙鹤草、白及、血余炭。若阳虚失摄者，配艾叶炭、百草霜、炮姜等。

（2）化瘀血

水血原相互化，血行则水行，血瘀水亦滞。其有水肿病久不愈者，常致下焦阴络瘀阻，先病水，后病血。而血络瘀阻，反又加重水肿，终不能痊。其证腰痛尿血，舌色衬紫，面色青晦，则其血为离经之血，当视为瘀血、衃血。故治水肿又需活血行水。宜选益母草、当归尾、赤芍、川芎、泽兰、桃仁、红花、三七、郁金、生蒲黄等药。方如当归芍药散（出自《金匮要略》，组成：

当归、白芍、川芎、白术、茯苓、泽泻）加味，对消除水肿与血尿有较好作用。甚者消瘀通络，药如水蛭、䗪虫、琥珀、鼠妇。

（3）滋补阴血

肾者主水，为阴阳之宅。水肿日久，可致阴阳俱伤，故有阴虚症状出现，如腰酸、潮热、咽干等，则必于治水方中加入滋养肾阴之品，药如生地黄、阿胶、女贞子、骨皮等，方如猪苓汤（出自《伤寒论》，组成：阿胶、猪苓、茯苓、泽泻、滑石）。肾藏精，精化血。水肿日久伤肾，重者可见血虚舌淡，萎黄不泽之虚劳症状，则补血填精之药亦可酌情使用，如阿胶、熟地黄、当归、枸杞子等，方如大补元煎（出自《景岳全书》，组成：人参、熟地黄、山药、山萸肉、杜仲、当归、枸杞子、炙甘草）化裁。

4. 解毒

前论水肿成因，有因先患疮毒，而继发水肿者。有风寒湿热毒邪先客咽喉，致喉痹、乳蛾红肿，继则发为水肿者。肾足少阴之脉上贯肝膈，入肺中循喉咙，系舌本，邪毒在上留滞，其毒气可循经渗入肾，必损伤肾脏，肾者主水，其病水液循环失利则发水肿。肾体阴络损伤，失于固藏之职，精华外渗，则为蛋白尿；血液外渗，则为血尿。久之尿液不通，转化为毒，形成关格尿毒危候。此因病致虚，由虚至损，由损至衰也。故水肿治疗，解毒法绝不可轻视。视其疮毒淫气，常选黄柏、知母、黄芩、黄连等，方如黄连解毒汤（出自《外台秘要》，组成：黄连、黄芩、黄柏、栀子）、五味消毒饮（出自《医宗金鉴》，组成：金银花、连翘、蒲公英、地丁、天葵）等。或毒气犯喉，药如金银花、马勃、板蓝根、射干、升麻等，方如山豆根汤（出自《慈幼新书》，组成：射干、麦冬、天花粉、甘草、玄参、山豆根）。酌情将解毒药加入治水肿方中，可提高疗效。

本节所论水肿，乃肾病所致。古说治肾无泻法，邹润安则说："肾气者，固当留其精而泻其粗也。"（《本经疏证·山药》）余结合临证认为，其病尿液常规化验检查往往有蛋白、红细胞，此皆人体精华，宜益气摄血，温阳涩精，皆留也。肾病日久不愈，肾气损伤，化验其血液，则血清中非蛋白氮、肌酐、尿素氮等有害物质增高，此肾功能损害后毒素不能随尿正常排泄，乃代谢潴留之粗滓也，亦为引发继发症之伏邪也，则当泻，通腑泻下、祛湿利尿皆泻也。可见病有虚有实，其治疗有补有泻。再论治疗尿检中之蛋白，益气如黄芪、党参，涩精如芡实、覆盆子可消除蛋白。祛风如蝉蜕，祛湿中地肤子亦可消除尿蛋白。再祛风湿通络之雷公藤、穿山甲、鬼箭羽、青风藤等，亦有消除尿蛋白作用，可随症加入，所谓邪去则正安。大黄清泻阳明，与附片合用有良好的清除血肌酐、尿素氮作用；而人参、黄芪、白术、山药、淫羊藿、菟丝子等温补脾肾，可恢复肾功能，亦能收降血肌酐，除尿素氮的效果。古人治水肿，肿消即为愈。今人不然，肿虽消，还需化验尿与血，若微观仍有异常，乃未彻底治愈，仍需续治之。否则，微观未达正常值，伏邪未除，急性风水可衍变成慢性，最终至肾气衰竭，慎勿轻视之。以上治水肿分为四纲十二法，由于脏腑关联，气血互通，故临证用方往往需依据脉证，分清主次，相兼配合，灵活应用。如发汗解毒利水，行气泻下利水，活血解毒祛湿，滋阴温阳活血解毒等，复方以治之，因人而异，恰合证情，提高疗效。《素问·至真要大论》所谓："谨守病机，各司其属，有者求之，无者求之，盛者责之，虚者责之，必先五胜，疏其血气，令其调达，而致和平，此之谓也。"

四、水肿病立法组方经验

基于以上论治要点，余治疗水肿强调把握祛邪与扶正两大原则而立法组方。今辨证分述如下：

1. 疏风宣肺利水

证见目睑浮肿，继则四肢、腹部乃至全身皆肿，以头面部为剧。其肿来势迅速，皮肤光亮，按之凹陷，小便短少，舌苔薄白而滑，脉浮紧。乃风邪入侵，肺气失宣，通调失职，风遏水阻，泛溢肌肤所致。治以疏风宣肺利水法。自拟麻黄苍术消肿汤。方用麻黄10g，苏叶10g，苍术10g，生姜10g，杏仁10g，生石膏20g，茯苓15g，泽泻15g，甘草6g，益母草15g，水煎日服1剂。若伴咽喉疼痛者，加射干、连翘、豆根。腹肿甚者，加大腹皮、木香。服此方后，或汗出淋漓，或小便增多，症情可迅速缓解。

2. 祛风解毒，清热利湿

病者先患痒疹、疮毒，继则目睑头面浮肿，或四肢、腹部、全身皆肿，肤色鲜泽光亮，脾不胜湿，水溢泛滥肌肤所致。治以祛风解毒，清热利湿为法。自拟蝉蜕野菊消肿汤。方用蝉蜕10g，桑皮10g，荆芥10g，连翘15g，野菊花10g，金银花20g，天葵10g，赤小豆20g，车前子15g，车前草30g，赤芍10g，甘草6g，水煎日服1剂。若热毒重者，加黄连解毒汤。肤痒甚者，加白鲜皮、地肤子。若红肿特甚者，加服舟车丸。

3. 温阳健脾利水

水肿日久，腰以下肿甚，按之凹陷，脘腹胀满，面色萎黄，小便量少，大便溏，苔白滑，脉沉缓或细。长期尿蛋白化验阳性。证属脾肾阳虚，脾不胜湿，肾不摄精，水湿泛滥所致。治以温脾补肾利水。自拟术附蜈蚣汤。方用附子10g，白术15g，茯苓15g，干姜10g，大腹皮15g，泽泻15g，肉桂3g，蜈蚣2条，木香6g，淫羊藿15g，水煎日服1剂。若舌质衬紫者，加丹参、益母草、当归。若尿利而蛋白尿严重者，重用黄芪，并加补骨脂、芡实、金樱子。方中蜈蚣亦可焙黄研末，分3次吞服，有消除尿蛋白作用。

4. 滋阴清热止血

眼睑下微肿，尿黄不利，或尿血，或显微镜检查尿常规长期有血细胞，西医名IgA肾病者，并有湿热下流，久客下焦，肾阴暗耗，肾络受损。治以益气养阴，清热止血为法。自拟黄芪二地汤。方用黄芪25g，生地黄10g，生地榆15g，当归6g，白芍6g，栀子6g，旱莲草10g，小蓟15g，仙鹤草15g，甘草6g，水煎日服1剂。若纳少运迟者，加党参、白术、山楂炭。苔黄热甚者，加茜草、忍冬藤。咽喉痛者，加玄参、升麻。若血压偏高者，加槐花、地龙。

5. 益气养血消肿

素体虚弱，患水肿病迁延日久未愈，颜面四肢微肿，面色黄白无华，精神倦怠，肢体酸重无力，饮食减少；或畏冷易感冒，或头晕、心悸、气短；或晨起面目较肿，晚间下肢浮肿明显；舌质淡，边有齿痕，苔薄白，脉微细虚弱。尿化验长期蛋白、血细胞阳性。证属气血两虚，脾运不健所致。治以益气养血消肿，方用八珍汤合黄芪防己汤加味主之。药用党参15g，白术10g，茯苓10g，熟地黄10g，当归10g，白芍10g，川芎10g，黄芪30g，防己10g，阿胶10g（烊化），炙甘草10g，木香5g，水煎日服1剂。若头晕、心悸，加酸枣仁、莲子；饮食乏味、脘痞，加半夏、陈皮、谷芽、麦芽等。

6. 补脾肾，通血络，泻浊毒

水肿虽经治疗而长期未愈，以致形成脾肾两虚，久病入络，血络瘀阻，湿浊不能排除，潴留于体内，乃为慢性肾炎尿毒症。其证颜面微浮，皖白无华，四肢乏力；腰膝酸软，尿多泡沫；纳少恶心，口中氨味，不欲饮，腹胀，大便秘结；脉来沉滑；舌质淡暗或瘀，苔厚腻等。需用复方治疗，立法补脾益肾，活血通络，解毒泻浊。拟扶正通络泻浊汤。药用红参10g，苍术10g，茯苓15g，甘草10g，熟地黄15g，菟丝子15g，丹参15g，赤芍10g，桃仁10g，红花10g，生半夏10g，黄连10g，大腹皮10g，草果6g，大黄6g，水煎日服1剂。或加附片10g。

临证治验

例一：喻某，女，37岁，住城关，经商。2008年10月3日初诊。面目浮肿2周。不明原因目胞微浮，继之面肿，手握拳不拢，尿短少，但不痛，无寒热。经西医诊察，化验小便，尿常规正常。给予消炎利尿等药，服 1 周水肿依然。转来门诊，求吃中药。刻诊：身高略胖，面目身肿，口舌乏味，饮食近减，尿短少，自觉身重不便，月经如期。舌苔白，脉沉缓小。复查尿常规阴性。此病水肿，乃三焦气化失常所致。宜三焦同治，宣肺建中利水。导水茯苓汤主之：苏叶 10g，桑皮 10g，麦冬 6g，白术 10g，大腹皮 10g，陈皮 10g，木香 10g，砂仁 6g，木瓜 10g，槟榔 10g，茯苓皮 15g，泽泻 10g，灯心草 6g。7 剂，每日煎服 1 剂，并嘱淡盐饮食。

2008 年 10 月 10 日二诊：水肿稍消，口味好转。效不更方，原方续进 7 剂而愈。

例二：谈某，男，7 岁。面目浮肿 7 日，起病恶风发热，继之面目浮肿，经西医诊为急性肾小球肾炎。治疗热退，然肿未消，小便短少而黄，少纳腹胀，舌淡红苔白，脉缓小。尿常规：蛋白（+），红细胞（++），管型（+）。此风邪袭肺，肺失宣肃，三焦不利，发为风水。此病阳水，治宜宣肃肺气，通利三焦，清热行水。拟用苏叶 10g，茯苓皮 15g，泽泻 10g，麦冬 6g，大腹皮 10g，陈皮 10g，桑皮 10g，连翘 10g，灯心草 6g，地肤子 10g。5 剂，并嘱禁盐食。

二诊：浮肿已消，尿常规：蛋白（+−），红细胞（+）。上方去大腹皮加小蓟 15g，续进 5 剂。

三诊：尿常规正常。予六味地黄丸善后。

例三：胡某，男，25 岁。1998 年 10 月 23 日初诊。患慢性肾炎两年余，经西医用抗生素、激素及利尿剂治疗，症情缓解。然下肢浮肿不消，尿常规：蛋白（++）。今受风邪感冒则病情加重。刻诊：颜面无华，眼睑浮肿，少咳，胸闷不舒，腹胀纳差，双下肢浮肿，按之不起，腰酸胀，小便短少，色黄，舌边红，苔黄厚腻，脉浮缓滑。尿常规：蛋白（+++），红细胞（++），管型（+）。此病肾风水肿，乃风热之邪入里与水壅结，损伤阴络所致。治以祛风宣肺，清热利水。处方：麻黄10g，连翘10g，桑皮10g，杏仁10g，赤小豆30g，茯苓15g，泽泻15g，防己10g，苍术10g，黄柏10g，生姜3片，大枣3枚。取7剂，每日煎服1剂。嘱咐淡盐饮食。

1998年10月30日二诊：服药后尿量增长，水肿大消，舌苔化薄，口味转佳，饮食增加。尿常规：蛋白（++），红细胞少，白细胞少。守原方加黄芪15g，甘草10g，山萸肉15g。服7剂。

1998年11月7日三诊：活动后下肢有轻度浮肿，腰酸，肢软乏力。尿常规：蛋白（+）。用防己黄芪汤送服金匮肾气丸，巩固疗效。月后觉如常人，复查尿常规正常。

例四：冯某，女，9岁。皮肤生疮1周，继起全身浮肿，经用抗生素治疗，疮渐没而肿不消，现已二旬。刻下面目浮肿，腹肿，肢腿亦肿，按之不起，不欲食，大便溏，尿短黄，不渴。舌红苔白，脉沉。血常规：RBC2.63×10^{12}/L，Hb75g/L，WBC20.3×10^{9}/L，N84％，L16％。尿常规：蛋白（++），红细胞（12~14）/HP，白细胞少，管型1.2/HP。此由疮毒入腹，肺失宣发，脾失健运，肾失开阖，三焦水泛，发为风水重症。病属阳水，治宜宣肃肺气，通利三焦，清热解毒逐水。拟用苏叶10g，茯苓皮15g，泽泻10g，麦冬6g，大腹皮10g，陈皮10g，桑皮10g，连翘10g，灯心草6g，地肤子10g，商陆10g，黄柏10g，赤小豆10g。先服2剂，小便增长，浮肿大减，再续服4剂，浮肿即消。血常规：RBC4.15×10^{12}/L，Hb90g/L，WBC8.4×10^{9}/L，N76％，L24％。尿常规：白细胞少。转拟黄芪防己汤5剂善后。

例五：梅某，女，36岁。1999年3月25日初诊。患肾炎已四五个月，经治未愈。刻诊：目上肿如卧蚕状，足胫肿，腰酸，耳鸣，尿短少黄，少纳，食稍多则胀，脘中痞塞，大便日一行，不欲饮水。唇舌暗红，舌质干红，苔薄白。脉沉弦细。血压130/80mmHg。尿常规：蛋白（+++），红细胞（+）。血沉

53mm/h，血总蛋白 5.12g/L，白蛋白 29.4g/L。血清谷丙转氨酶 92U/L，胆固醇 7.24mmol/L。血液流变学：高黏、高凝。此病为阴水，乃脾肾两虚，血瘀水阻所致。拟补脾益肾，和血行水为法。处方：黄芪 18g，党参 15g，白术 12g，茯苓 15g，车前仁 15g，生地黄 15g，枣皮 10g，山药 10g，牡丹皮 10g，泽泻 15g，赤芍 10g，益母草 15g，广木香 6g，附片 3g，炙甘草 6g。先服 7 剂，每日 1 剂，水煎服。服药颇适。乃守上方：若足肿甚加防己 15g；咽痛加射干 10g，豆根 10g；血尿去附片，加车前草 30g；腰痛甚加续断、菟丝子各 10g 等。每日 1 剂。至 1999 年 4 月 22 日复查，尿常规：蛋白（+-），红细胞（-）。血总蛋白 61.6g/L，胆固醇 6.6mmol/L，血清谷丙转氨酶正常。自觉诸症减轻，续服至 1999 年 5 月 24 日，复查血、尿均正常。唯觉腰酸痛、耳鸣，乃予麦味地黄汤加怀牛膝、当归、白芍、砂仁，续服 15 剂而愈。后多次复查尿常规正常。

例六：余某，男，12 岁。日前感冒咳嗽，已愈，复查尿常规：蛋白（+-），红细胞（+++），方以肾炎而求治。此尿潜血阳性尚不知始自何日，询其以往未患浮肿疾病，有扁桃腺炎病史。刻诊并无明显不适。舌红苔白稍厚，脉缓带弦。当属 IgA 肾病。拟益气养阴，清热渗湿，和血止血法。乃取黄芪 15g，生地黄 10g，生地榆 15g，当归 6g，白芍 6g，栀子 6g，旱莲草 15g，小蓟 15g，仙鹤草 15g，甘草 6g，鹿衔草 10g，琥珀 3g。先服 1 周无不适，尿常规：红细胞（++）。续服 1 周，尿常规：红细胞（+）。再服 1 周，尿常规：红细胞（++）。于此反复至服药 6 周，尿始正常。

例七：江某，男，16 岁，学生，鄂州市人。2000 年 6 月 19 日初诊。今年 5 月患急性肾炎，颜面皮肤浮肿，经某医院治疗症未缓解，转至省医院续治。尿常规：蛋白（++++），血细胞（-）。肝功能：总蛋白 33g/L，白蛋白 20.8g/L，碱性磷酸酶 20.6U/L，谷丙转氨酶 50U/L。血脂检查，值高于正常，免疫检查，值低于正常。乙肝标志物阴性。确诊为：①原发性肾病综合征；②系膜增生性肾小球肾炎。给予抗炎、降脂及大剂量激素治疗，3 周后尿蛋白转阴出院，并嘱其坚持服用激素、潘生丁、来速可等药。回家 6 日复查尿常规：尿蛋白（++++），家长惶恐，遂来余处就诊。刻诊：面目微浮，毛发增粗，满月脸，背肌隆起，鼻塞流涕，喷嚏，少咳，多汗，食可，尿黄，舌边尖红薄白黄苔，中有裂纹，脉稍弦数。尿常规：蛋白（++++）。胆固醇 11.0mmol/L，血浆总蛋白 41.9g/L。血常规：WBC15.0 × 10^9/L，N78%，L22%。血压 100/60mmHg。此病为水肿，证属卫气不固，热毒内伏，肾阴肾阳两伤，封藏失职。治宜大补元气，清热解毒，滋肾扶阳，涩精止漏。处方：黄芪 30g，僵蚕 15g，黄芩 10g，黄柏 10g，黄连 10g，栀子 10g，忍冬藤 40g，生地黄 15g，枣皮 10g，牡丹皮 10g，山药 15g，茯苓 10g，金樱子 18g，芡实 18g，益母草 30g，蜈蚣 2 条，地龙 10g，甘草 6g，7 剂，每日煎服 1 剂，并嘱其停用西药，唯激素泼尼松现每日 125mg，每周递减 10mg。

上方服 1 周后颇平，鼻通涕止，汗止。查尿常规：尿蛋白（++++）。血常规：WBC11.7 × 10^9/L。仍守上方加石韦 15g，续服 1 周，血常规正常，尿常规：蛋白（++）。

2000 年 8 月 16 日（计服药 4 周）：尿常规：蛋白 0.05g/L，血常规正常，胆固醇 7.71mmol/L，脉数，舌苔中黄腻有裂纹。仍用首方去金樱子、芡实，加石韦 18g，蒲公英 10g，续服 4 周。

2000 年 9 月 16 日：满月脸大消，毛发粗黑状亦减退，舌苔白，脉稍数，血常规正常，尿常规：蛋白 0.07g/L。热邪已微，首方去黄芩、黄连、栀子、黄柏、芡实，仍加石韦 15g。再服 4 周。

2000 年 10 月 16 日：泼尼松已于上周减完，血、尿及各项生化检查均正常。脸面、毛发、背肌亦恢复正常，无明显不适，脉稍数，苔薄白中有裂纹。乃予六味地黄汤加黄芪、当归、石韦为丸善后，后多次复查血常规、尿常规、肝功能、肾功能、血脂均正常。

按：肾炎水肿初治未愈，后用大量激素等渐至机体阴阳失衡，药物副作用明显出现，各项生化指标紊乱，元气大亏，湿热毒邪潴留，肾阴肾阳两伤，肾失固藏之职，症趋重笃。转用中药依证施方，药用黄芪大补元气；生地黄、山药、牡丹皮、茯苓补肾阴，蜈蚣壮阳；金樱子、芡实涩精止漏；黄芩、黄连、栀子、黄柏、蒲公英、僵蚕、忍冬藤清热燥湿解毒；益母草、地龙入下焦血络，活血利水；甘草调和诸药。且方中黄芪、石韦、金樱子、芡实、蜈蚣有良好的消除蛋白尿之功效。守方治疗，热不甚者，则去黄芩、黄连、栀子、黄柏；精已固时，则去金樱子、芡实。而益元气、滋肾补阳、活血、解毒大法不变。有方有守，终使肾功能恢复而愈。

例八：余某，男，49岁，经商，2005年11月12日初诊。患慢性肾炎多年，经治疗反复未愈，浮肿时减时重，竟至肾功能损害而形成慢性肾炎尿毒症。近查：血红蛋白7.6g，红细胞8.1×10^{12}/L；尿蛋白（++），尿潜血（++）；血肌酐634μmol/L，尿素氮25.7mmol/L，血清钾2.8mmol/L。血压150/100mmHg。证见颜面微浮，晄白无华，头昏神倦，四肢乏力，心烦，夜寐不安，纳少恶心，口中氨味，不欲饮，腹胀，大便秘结，二日一行，量少，腰膝酸软，尿多泡沫微黄；脉来沉滑；舌质淡暗，苔厚腻色白微黄。证属脾肾两虚，湿浊潴留，血络瘀阻所致。治宜补泻兼施，方用扶正通络泻浊汤。处方：红参10g，苍术10g，茯苓15g，生半夏10g，黄连10g，大腹皮10g，草果6g，大黄6g，熟地黄20g，菟丝子15g，丹参15g，赤芍12g，桃仁10g，红花10g，附片10g，甘草10g。每日1剂，水煎分3次服。血常规：WBC15.0×10^{9}/L，N78%，L22%。

以上方加减治疗1个月，诸症缓解。复查：血红蛋白8.8g，红细胞9.0×10^{12}/L；尿蛋白（+），尿潜血（+）；血肌酐486μmol/L，尿素氮14.7mmol/L，血清钾3.8mmol/L。血压150/95mmHg。继续守上方增减，至2006年6月复查：血红蛋白11.1g，红细胞11.0×10^{12}/L；尿蛋白（+-）；血肌酐206μmol/L，尿素氮8.7mmol/L，血清钾5.4mmol/L。血压150/90mmHg。饮食体力均改善，病情大为好转，续以丸方巩固之。

按：本例水肿虽经治疗而长期未愈，以至于形成脾肾两虚，久病入络，血络瘀阻，湿浊不能排除，潴留于体内，乃为慢性肾炎尿毒症。故需用复方治疗，立法补脾益肾，活血通络，解毒泻浊。药用红参、苍术、茯苓、甘草益气健脾；熟地黄、菟丝子、附片滋补肾气；丹参、赤芍、桃仁、红花祛瘀通络；生半夏、黄连、大腹皮、草果、大黄解毒泻浊。方与证符，调理半年，而逐渐好转。治疗慢性疾病，有方有守，十分必要。

例九：余某，男，63岁。2013年11月2日初诊。近因体检，查血常规：血红蛋白11.6g，红细胞11.8×10^{12}/L；尿蛋白（+），尿潜血（+++）；血肌酐234μmol/L，尿素氮23.7mmol/L。血压120/90mmHg。证见颜面乏华，饮食二便尚可，无水肿；询其以往，谓未患过肾炎水肿疾病，现无明显不适；脉来弦细；舌质淡暗，苔色白微黄。此病肾功能损害，证属肾气虚弱，阴络瘀阻，湿浊下流，形成伏邪，肾络损伤所致。治宜补泻兼施，补肾气，和血络，泻湿浊。方用黄芪20g，生地黄10g，酸枣皮10g，山药10g，牡丹皮10g，当归10g，红花10g，琥珀5g，仙鹤草15g，半夏10g，贯众15g，石韦20g，甘草6g。取等量免煎冲剂30剂，每日开水冲服1剂，分2次服。

患者服药无不适，自取原方又服30日。复查：尿蛋白（-），尿潜血（+）；血肌酐124μmol/L，尿素氮17.7mmol/L。血压118/88mmHg。复取原方去仙鹤草、贯众，加益母草15g，30

剂巩固之。

例十：陈某，男，65 岁。2014 年 1 月 23 日初诊。有糜烂性胃炎病史，患糖尿病已 6 年多，现每晚注射胰岛素 1 次，空腹血糖 8.4mmol/L，餐后 2 小时血糖 10.2mmol/L。血压 140/90mmHg。上个月体检，查血常规：血红蛋白 12.6g，红细胞 12.8×10^{12}/L；尿蛋白（+）；血肌酐 214μmol/L，尿素氮 10.7mmol/L，血尿酸 488.90μmol/L。证见形体中等不瘦，头发稀疏，无口渴饥饿感，胃内有时嘈杂，饮食二便尚可，无水肿；询其以往，谓未患过肾炎疾病；脉来弦细；舌质淡暗，苔色白。此病因糖尿病引起肾功能损害，证属肾气虚弱，阴络不畅，湿浊下流，形成伏邪。若不早期祛其伏邪，恐成肿胀之变。治宜补泻兼施，补肾气，和血络，泻湿浊。为拟补肾祛浊汤，方用黄芪 20g，石韦 20g，熟地黄 15g，酸枣皮 10g，山药 15g，丹参 10g，红花 10g，茯苓 10g，黄连 6g，半夏 10g，枸杞子 10g，大黄 3g，附片 6g。取 15 剂，每日煎服 1 剂，分 3 次服。

2014 年 2 月 7 日二诊：服药无不适，守首方去茯苓，加萆薢 15g。15 剂，服法如前。

2014 年 2 月 23 日三诊：复查：尿蛋白（－）；血肌酐 107μmol/L，尿素氮 7.47mmol/L，血尿酸 438.90μmol/L。疗效颇可，肾功能已接近正常，二诊方续取 30 剂为丸服，巩固之。第二年体检复查，尿蛋白（－）；血肌酐 127μmol/L，尿素氮 7.57mmol/L。无不适。仍取上方服 1 个月，再查肾功能正常。

按：患者原有糖尿病，脾胰失调在先；久之病及肾，致肾气虚弱，阴络不畅，湿浊下流，形成伏邪。拟方补肾祛浊汤，用黄芪、熟地黄、酸枣皮、枸杞子强肾气；黄连、半夏、山药调脾胃；丹参、红花和血络；茯苓、石韦祛湿浊；而大黄、附片合用，尤善降低血肌酐、尿素氮之指数。故合方有恢复肾气、祛除湿浊伏邪之效，使肾功能正常，而达祛病延年之目的。

第十四节　论前列腺及前列腺增生症的证治经验

中医无前列腺名称，前列腺相当于中医之精室。前列腺增生症亦称前列腺肥大，也就是精室的病理增生。前列腺增生症在男性壮年、老年人中发病较为多见。其症以尿不利甚至尿闭不通为特征。

一、中医对前列腺解剖、生理、病症的认识之考订

中医无前列腺之名。前列腺相当于中医所称之“精室”。《素问·奇病论》说：“胞络者，系于肾。”《黄帝内经素问吴注·卷十三》说：“胞，精室也，胞之络系于肾。”张介宾说：“胞即子宫也，男女皆有之。在男谓之精室，在女谓之血海。”（《类经》）由上可见，《黄帝内经》所称之胞，在女子为子宫，在男子为精室。唐容川指出：“胞，乃膀胱之后一大夹室也，男子为精室，女子为血海。”（《金匮要略浅注补正》）唐容川又说：“女子之胞名血海，名子宫，以其行经孕子也；男子之胞名丹田，名气海，名精室，以其为呼吸之根，藏精之所也。”又说：“胞宫之蕾发于肾系，下为一大膜，前连膀胱，后连大肠，中间一个夹室，男子丹田、气海，又名精室，女子又名子宫、血海。”（《中西汇通医精经义》）膀胱之后一大夹室，在女子即为子宫，男子即为精室，相当于西医所称之前列腺。李时珍尝谓：“外甥柳乔，素多酒色。病下极胀痛，二便不通，不能坐卧，立哭呻吟者七昼夜。医用通利药不效，遣人叩予。予思此乃湿热之邪在精道，壅胀隧路。病在二阴之间，故前阻小便，后阻大便，病不在大肠、膀胱也。乃用楝实、茴香、穿山甲诸药，入牵牛加倍，水煎服。一服而减，

三服而平。牵牛能达右肾命门，益精隧，人所不知。”（《本草纲目·卷十八·牵牛子》）此所谓精道、精隧，在二阴之间，即男子之精室，今称前列腺体。其气通于肾，亦为冲、任、督三脉之源。男子之精室可化生津液，为生育之精的组成部分。女子之子宫可发生月经并可孕育胎形。

有学者认为，所谓男子之胞、精室，“包括睾丸、输精管，以及某些男性内分泌激素在内”（《中医藏象与临床》）。其实不然，《黄帝内经》中早有睾丸名称。考《灵枢·刺节真邪》说：“茎垂者，身中之机，阴精之候，津液之道也……津液内溢，乃下留于睾。”茎即阴茎，垂即睾丸。《灵枢·邪客》说：“辰有十二，人有十二，人有足十指茎垂以应之。”张介宾说：“茎者，宗筋也；垂者，睾丸也。”复考《灵枢·五音五味》说：“宦者去其宗筋，伤其冲脉，血泻不复，皮肤内结，唇口不荣，故须不生。”宦者，即阉割之人，阉割亦名去势。《晋书·刑法志》说：“淫者，割其势。”即割去睾丸。古代宦官即用去势之人，去其宗筋包括去其茎与垂。《黄帝内经太素·经脉》说：“阴核并茎为宗筋也。”阴核即睾丸。去其宗筋者，并未割去精室，去后既不生须，亦无生育能力。可见先天生育之精是从睾丸产生，但精室亦生津液，临床有“白浊”“白淫”“滑精”之病，即西医所称之前列腺溢液。睾丸所生之精与精室所生之液同属于先天之癸水。然而睾丸之精为阴中之阳，具生生之气（产精虫而具活力）。精室之液乃阴中之阴，具濡养及流动之能（但不生精虫）。两者同是生育之精的重要组成部分。又皇甫谧说：“小肠者，连睾系，属于脊。”（《针灸甲乙经》）王肯堂则说：“肾与膀胱，一脏一腑，其气通于外肾，小肠系于睾系故也。”（《证治准绳》）所谓睾系当指系于睾丸的精管，包括输精管、射精管等。故凡睾、睾系是独立存在于精室之外的男性生殖器官。精室不包括睾丸、输精管。

茎为津液之道，是既为水津排出之管道，亦为精液外泄之管道。杨时泰说：“男子阴中有二窍，一通精，一通水，二窍不并开。水窍常开，则小便利而湿热外泄，不致鼓动真阳之火；精窍常闭而无漏泄，久则真火宁谧，而精用益固，则阴强矣。”（《本草述钩元·卷九》）膀胱之水液由膀胱下口，经津液道穿过精室，由茎出尿口而排出，是为水窍。精室有精窍，通于津液道，精液亦由茎出而施泄。若精室病，势必影响水精二窍，则不独精液病，而水津亦不通利矣。

精室既为生成津液之所，又为尿道通行之要冲，故其病症主要表现为：①津液变性、津液不藏，如《素问·痿论》说：“入房太甚，宗筋弛纵，发为筋痿，及为白淫。”李念莪说：“思而不得，则意淫于外；入房太甚，则精伤于内……火动于中，水亏于下，乃为白淫。白淫者，男浊女带也。”（《内经知要》）此论是火扰于下，精室不藏所致，类似前列腺溢液。②尿道不利发为癃闭。《素问·骨空论》说：“督脉为病……癃，遗尿。”盖以督脉起于胞中，在女子为胞宫，在男子为精室。督脉病而见癃、遗尿，实是精室病，邪实则癃，正虚则遗也。包括前列腺炎、前列腺增生等病。其他疾病有骑马痈（前列腺脓肿）、精室痨（前列腺结核）、精室肿瘤（前列腺癌）等。

二、前列腺增生症之病因病机及证治经验

若淫邪外感，或饮食失节，或房劳过度，致生湿热邪气，客于下焦，潜伏未除，是为伏气。邪气与气血相搏，久之前列腺体阴络阻滞增生，亦即精室增生。其所表现主要症状初为尿频、夜尿增多；继则尿等待、尿细、尿失控、尿不尽；终至尿不通，腹胀呕恶。属中医“癃闭”范畴。夫癃者，淋也，小便淋涩不利；闭者，塞也，尿不能解出。癃为闭之渐，闭乃癃之极。本病是由增生的精室腺体压迫津液道，或随着精室体增生，邻近的泌尿器官如膀胱逼尿肌代偿性肥大，输尿管和膀胱三角区肥厚以致膀胱梗阻，造成排尿困难。本病形成原因复杂，其病位在精室而涉及尿道、膀胱，并与肾、肝、脾、肺功能密切相关。

1. 精室上系于膀胱与肾，肾藏精主水。若劳伤过度，或老年体弱，肾阳亏虚，气不化水，寒凝血滞；或素体阴虚，相火偏亢，火灼精室，津反成痰，痰热阻塞，皆可致精室腺体增生，阻闭津液之道，发为癃闭。

2. 若过食甘肥厚味，或饮酒过度，脾胃运化失职，内生湿热下注，壅遏于精室，致使精室气滞湿阻，孙络血瘀，渐渐腺体增生，闭阻津液之道，发为癃闭。

3. 精室津液施泄与肝主疏泄相关。若七情内抑，肝失条达，则气郁不行，津液疏泄不利，变生痰浊，积滞于内；或强力行房，忍精不泄，败精内阻，化生痰浊；与气血相搏，久之亦致精室增生，壅阻尿道，发为癃闭。

4. 肺为水之上源，通调水道，下输膀胱。若外感湿热之邪，肺失肃降之权，膀胱气化失职，精室腺体增生壅塞，津液之道不通，发为癃闭。

5. 脾为后天之本，精室津液之化源。若饮食不节，损伤脾胃，脾虚中气下陷，清阳不升，水湿下留于膀胱，津液之道不通，发为癃闭。

前贤治癃闭之法，载于方书，内容丰富。如李中梓治癃闭约分七法：①清金润肺，药如车前子、紫菀、麦冬、茯苓、桑皮之类；②燥脾健胃，药如苍术、白术、茯苓、半夏之类；③滋肾涤热，药如黄柏、知母、茯苓、泽泻、通草之类；④淡渗通腑，药如茯苓、猪苓、通草、泽泻之类；⑤顺气行水，药如枳壳、木通、橘红之类；⑥清热坚阴，药如栀子、黄芩、黄连、芍药、黄柏、知母之类；⑦温肾补脾，如金匮肾气丸、补中益气汤之类（《医宗必读》）。

本病病性可分虚实两端。以肾虚气化不利为本，以湿热内蕴，痰瘀交阻，气滞血瘀为标，尤以本虚标实，虚实夹杂者为多见。为此，针对增生的精室腺体，治宜补肾化气，以恢复精室功能。结合祛除伏邪，活血化瘀之药，改善精室内孙络血液循行，消磨其增生之体；佐以清热利湿之品，通淋开道。于是可使腺体回缩，津液之道通利矣。然则精室腺体属肾，肾乃水火之宅，阴阳平秘而化生肾气。若阴虚或阳虚，皆可导致气化失常。故余自订三方，一谓温阳复元饮，二谓滋阴复元饮。另有前列复元丹，可以应急，亦可以用于慢性前列腺增生症。本病当先期祛除伏气治其萌芽；若日久腺体增生，则治疗增加难度矣。

方一：温阳复元饮

主治：小腹胀痛，痛及会阴，小便淋沥不爽，甚或癃闭不通，舌瘀暗，苔白黄，脉沉弦硬。

功能：温肾活血，通络消瘀，清热通关利尿。

组成：杜仲10g，山萸肉10g，丹参10g，赤芍10g，桃仁10g，红花10g，瞿麦15g，王不留行10g，泽兰10g，黄柏10g，延胡索10g，茯苓10g。

用法：每日1剂，水煎分3次温服。禁饮酒及食发物，节制房事。

方解：房事不节，致肾阳虚衰；或饮酒过度，湿热下注，两阴之间精室体内孙络气血不畅，日久瘀血阻络，渐形增大，尿道阻塞，发为癃闭。方用杜仲甘微辛温，温肾强腰，《神农本草经》说："主腰脊痛……小便余沥。"山萸肉酸微温，《名医别录》说："强阴益精，安五脏，通九窍，止小便利。"其能涩亦能通，即收涩精气之中又有流通血脉之用。及观《本草汇言》治小便淋沥、阴囊湿痒，用杜仲、山萸肉配小茴香、车前仁为丸服，即取其温肾化气，祛湿利尿之功。复配丹参、桃仁、赤芍通络活血消瘀；延胡索《本草纲目》注"活血，利气，止痛，通小便"；黄柏清相火；泽兰苦辛微温，活血行水；瞿麦苦寒，《神农本草经》说"主关格癃结"，仲景以其与茯苓同用利水道；王不留行味苦平，行血通经利小便，走而不守，《外台秘要》用之与瞿麦相伍治诸淋。故诸药合用有温补肾气，通络消瘀，化解精室腺体增生，而收开关通闭利尿的功效。

临床运用：若伴气虚者，加人参、黄芪、升麻；若伴阳虚甚者，更加肉桂、附片；若伴湿热重者，加虎杖、牛膝；若伴小腹会阴，或腹股沟胀痛甚者，加香附、木香、青皮、荔核等；伴外感发热，合五苓散等。

方二：滋阴复元饮

主治：小腹隐胀，小便等待，淋沥不爽，尿不尽，咽干，或燥热盗汗；甚或癃闭不通，舌质红瘦，苔薄白微黄，脉沉弦细。

功能：滋阴潜阳散结，清热通关利尿。

组成：桑皮 10g，麦冬 10g，鳖甲 15g，生白芍 10g，生牡蛎 15g，车前子 10g，泽泻 10g，黄柏 10g，知母 10g，肉桂 3g。

用法：每日 1 剂，水煎分 3 次温服。禁饮酒及食发物，节制房事。

方解：房事不节；或年老肾衰；或饮酒，过食辛辣，致肾阴亏虚，下焦湿热内盛，两阴之间的精室孙络气血不畅，日久瘀血阻络，渐形增大，尿道阻塞，发为癃闭。方用桑皮、麦冬清金润肺以启水之上源；复配鳖甲、生白芍、生牡蛎滋阴潜阳，退热止汗，并可软坚散结，以利精室孙络气血运行；车前子、泽泻淡渗，治小便不利；黄柏、知母、肉桂为滋肾丸，坚阴泄热，引火下行，而利膀胱。故诸药合用有滋阴补肾，潜阳化气，散结而利水道的功效。

临床运用：若燥热甚者，加地骨皮；足膝酸软者，加川牛膝。

方三：温肾复元饮

主治：有尿意则小腹隐胀，欲尿时等待，尿不爽，尿不尽，夜晚尤其明显，尿后或燥热汗出；舌质淡红，苔薄白微黄，脉沉弦，尺弱。

功能：温肾阳，复肾气，化气行水。

组成：熟地黄 15g，生地黄 15g，菟丝子 15g，生白芍 15g，补骨脂 15g，淫羊藿 15g，杜仲 10g，茯苓 10g。

用法：每日1剂，水煎分3次温服。忌食冷物，节制房事。

方解：经云：膀胱者，州都之官，津液藏焉，气化则能出矣。若房室不节，或年老肾衰，致肾阳式微，肾气不足，则气化力弱，膀胱尿液不能顺利排出。轻者尿时等待，尿不爽，尿不尽；重则癃闭矣。方用二地滋肾阴；菟丝子、补骨脂、淫羊藿、杜仲温养柔和以补肾阳；使阴阳充而肾气复；生地黄合生白芍滋阴和血，平燥热而止汗；茯苓淡渗，引诸药下行利膀胱而通小便。故诸药合用有滋肾阴温肾阳，复肾气，化气行水而利水道的功效。

临床运用：若燥热汗出甚者，去菟丝子、补骨脂、杜仲，加仙茅、黄柏、知母、百合、浮小麦；前列腺体增大者，加丹参、琥珀。

方四：前列复元丹

主治：前列腺增生、前列腺炎。见尿等待，尿频，尿急，夜尿多，尿不爽，尿不尽或尿涩痛，尿白浊，腰痛，小腹、会阴、睾丸不适或坠胀痛等症。

功能：补阳益气，消积除瘀，通络化浊，化气行水。

组成：栝楼根20g，山药30g，茯苓30g，鳖甲15g，瞿麦15g，附片10g，穿山甲6g，桃仁6g，大黄6g，蒲公英15g，昆布15g，丝瓜络10g。

用法：10倍为末，水泛丸，每服6~9g，日3服。

本方以瓜蒌瞿麦丸为基础方温阳化气行水，复加鳖甲、昆布、桃仁入阴络以消磨增生之前列腺体，蒲公英、大黄清热解毒，丝瓜络入络解毒利水，合穿山甲引诸药入下焦精室，共奏振奋肾阳，消除瘀积，通经化浊，恢复腺体正常以收通利尿道之功。

临证治验

例一：杜某，男，65岁。1988年5月21日初诊。患者以小便癃闭住院，西医诊断为前列腺肥大。经治缓解，旋又复发加重。后经中医用八味肾气丸方加车前子为汤服不效。现症：小便淋沥，若用力解之，则小便如线，力尽又中断，尿色轻或微黄。因努责之故，以致大便脱肛。不用力解小腹又胀，一晚如厕五六次，甚为痛苦。精神困倦，咽干欲热饮，纳食微差。舌质黯红，苔少嫩白，脉左沉弱，右动数。其证乃阳虚于下，不能蒸化水液。故在上焦则咽干，在下焦则小便难解出。乃以仲景瓜蒌瞿麦丸方加味治之。处方：天花粉、瞿麦各10g，茯苓、山药各15g，附片5g，升麻、牛膝各5g，甘草3g。每日1剂。服药3剂，小便淋涩渐畅，不复努责，肛肠亦回纳，数月未复发。

按：前列腺肥大致二便不利，老人殊为多见。多责之肾阳虚气化不及所致。以肾司二便故也。《金匮要略》瓜蒌瞿麦丸有润燥温阳行水之功。《医宗金鉴》谓此方“以薯蓣、花粉之润燥生津，而苦渴自止；以茯苓、瞿麦之泄利水，而小便自利；更加炮附宣通阳气，上蒸津液，下行水气，亦肾气丸之变制也。”肾气丸能温肾行水，然而本证小便不利服肾气丸方不效，用瓜蒌瞿麦丸方却有殊效，其理安在？观此方利水不取泽泻而用瞿麦，考《神农本草经》谓瞿麦“主关格诸癃结，小便不通……决痈肿……下闭血。”可见本品入血分，对于消除肿大之前列腺及因肿大以致关格癃结小便不利，显然优于泽泻。泽枯润燥用栝楼根，加之则津液通行，是为渴所宜也。张锡纯说其“又善通行经络”，可见其具流通之性，与呆润不同。本方无地黄之腻补，无萸肉之酸收，不用肉桂之温守，而取附片之温阳通经，所以全方温化流通之性较肾气丸尤为有力。况前列腺在二阴之间，乃下焦奇脉之地，经络深远，药性难于抵达。是以仲景变通肾气丸之意而为方，其中奥旨，非临证不能体察其妙。复加升麻之升，牛膝之降，燮理气机，于此病亦有助益。

例二：刘某，男，70岁。1997年10月20日初诊。小便淋涩不利已10余日，经抗炎、利尿治疗效不显。B超检查：前列腺增生，中有钙化灶，外科建议手术摘除。患者年高不愿手术。前来求服中药。刻诊：近周小便点滴难下，尿热而黄，小腹胀痛，夜间时时欲解而不能成眠。舌红暗苔白腻，左尺滑。尿常规：红细胞（+），白细胞（++）。此病癃闭，乃湿热下注，与血搏结，壅阻尿路所致。治宜清利湿热，和血化瘀。处方：虎杖15g，瞿麦15g，石韦10g，滑石15g，车前草15g，旱莲草10g，冬葵子10g，琥珀3g，赤芍10g，丹参15g，川牛膝10g，甘草5g。5剂，每日煎服1剂。

1997年10月27日其子来说：服药后尿渐通利而长，小腹胀减，进食可，大便行，仍守原方去滑石、石韦、琥珀，续服5剂，并嘱禁饮酒，后数年未复发。

按：尿管穿前列腺而过。膀胱湿热下注，使前列腺血气通行失衡，邪与血气相搏结，壅而成肿，前列腺体增生，阻塞尿路，则发癃闭。方以虎杖、瞿麦、石韦、车前草、旱莲草清热利湿；滑石、冬葵子利尿通淋；琥珀、赤芍、丹参和血消瘀；牛膝引药下行；甘草调和诸药。合而为方，而起消瘀开闭，利湿通淋之功。此治癃闭实证之方案也。

例三：洪某，男，68岁，农民。先起小便淋沥不畅，继则小便点滴不通，小腹胀甚难忍。以此住院治疗。医以软管导尿，插不进；乃换金属管插入，因疼痛而终止。立即抽取尿液2000mL。并行膀胱造瘘术，插入胶管引尿于外，以铁卡控制排尿，另用西药治疗。如是已5日，尿仍不从小便通行。乃提尿瓶就诊于余。观患者干瘦，面容憔悴，痛苦貌，询其腰腹不胀，少纳，不渴，以尿不能从前阴解出为苦。舌淡红，苔薄白，舌下瘀筋隆起，脉沉细。病为癃闭，年老下元不足，湿热下流阻络，精室增大瘀阻尿道所致，乃用温阳复元饮，取4剂，每日煎服1剂。效果：嘱其服药2日后不要松卡，看其尿能从前阴解出否？患者服完4剂复诊，自诉只服药1剂，尿即能从前阴解出。自此再未用卡。今外科将拔去瘘管。续原方3剂以巩固疗效。数月后小便复发不畅，仍取原方5剂，服之尿颇畅，而恙未再发。

例四：李某，男，67岁，务农。1999年3月8日初诊。小便淋沥不通，腰痛，小腹胀痛上十日，住某医院治疗1周，插入导尿管方可排尿。B超示：前列腺增生。外科建议手术切除，患者畏惧，前来要求服中药。刻诊：证如前述。表情痛楚，形体消瘦，小腹胀及会阴。舌质红瘀暗，苔薄黄，脉沉。证属肾元亏虚，瘀血壅阻下焦，水道不利所致。治宜温肾活血通淋。用温阳复元饮方加附片3g，服5剂。

1999年3月12日二诊：导尿管未拔，自觉小腹轻松，嘱其拔除导尿管，上方续取5剂。

1999年3月26日三诊：归后拔去导尿管，小便通行，夜尿2次，仍用原方5剂巩固之。

例五：任某，男，76岁，住城关北门。2014年7月18日初诊。自诉：去年因小解不利住院，诊断为前列腺肥大，已做手术治疗，症状缓解。今春后，小便不利又如术前。刻诊：形体略胖，面部略带浮肿，尿等待，尿淋沥不畅，尿不尽，至夜间尤为严重，并发尿短尿痛，不解则小腹胀痛，几乎夜不成眠。饮食一般，大便可行。舌淡暗，苔少白，脉沉弦硬。此病癃闭，乃肾气虚衰，肝失疏泄，络脉不和，膀胱不利所致。权以补肾疏肝，和络利尿为法。处方：杜仲10g，仙茅6g，桂枝6g，川牛膝10g，柴胡12g，丹参10g，泽兰10g，苍术10g，延胡索10g，瞿麦10g，王不留行10g，泽泻10g（免煎剂袋包装换算）。每日1剂，水煎空腹服。

2014年8月18日二诊：此方连服1个月，尿解有所改善，再守原方仙茅、桂枝各用12g。又1个月，服法如往。

2014年9月18日三诊：白天小便尚可，唯夜间必站立用力才能勉强解出，有时尿痛。守二诊方加黄柏10g，服1天，痛反加重；改加冬葵子、地肤子之类，白天小便尚可，唯夜间仍然尿痛。3日后，仍以二诊方桂枝用18g，是日服药胃脘嘈杂莫名，约半小时平适。此夜小便通畅，痛苦若失。复取末方7剂，善后。1年后，以咳嗽来诊，谓小便一直通利。

第十五节 胰病消渴及治疗一得

一、对胰病消渴的认识

消渴病名始载于《黄帝内经》。《素问·奇病论》说："脾瘅者，数食甘美而多肥也，故其气上溢转为消渴。"可见先有脾瘅病，加之饮食甘美不节，演化成消渴病症。然而消渴病变之实质脏器在胰，胰《黄帝内经》无载。《难经·四十二难》说"脾……有散膏半斤"，此散膏即胰也。由于《黄帝内经》以五行学说构建藏象理论，因此胰隶属于"脾"。然则脾与胰毕竟有着微观的区别。从《素问·奇病论》所述分析，乃先有脾的瘅病，进而引发了胰病而表现为消渴症。对于胰的功能认识，古代医家亦有涉及。王秉衡《重庆堂随笔》谓"胰主运化食物"。唐容川《中西汇通医经精义》谓"胰子能化油"。张锡纯则论："古人不名胰而名散膏……而时时散其膏液于十二指肠之中，以消胃输于肠未化之余食，故曰散膏，为脾之副脏。"（《医学衷中参西录》）诸论皆谓胰能化物，即脾的运化亦即胰之运化也，此其一。胰主少火，有温煦脏腑百脉之功，此其二。若胰病，则运化功能障碍，少火变为壮火，壮火蚀气，化燥伤津耗液。故有口干多饮，饮不解渴，消食善饥，消瘦乏力等症。胰脏体阴而用阳，其功能有赖于三焦协同完成。胰脏化物，其津液精微及少火必由三焦输布。故古人虽有上消、中消、下消之分，其病本则在胰，在散膏，而三焦其标也。三焦上主胸膈心肺；中主脾胃；下主肝肾。胰病日久，必及三焦，进而三焦治所同而病焉（《李时珍学术论丛·李时珍三焦理论发微》）。这也是消渴病后期并发症多见的机理所在。

二、胰病消渴的病因病机

胰病消渴，其病因主要为先天禀赋不足，后天情志怫郁，或调护失宜，致使胰脏病变。如《灵枢·五变》说："五脏皆柔弱者，善病消。"《灵枢·本脏》说："五脏脆者，皆善病消。"五脏皆柔弱或五脏脆者，即是先天不足，已经隐含伏气致病。或为饮食不节，过食甘肥辛辣之物，食不化精反变为毒邪伤害胰脏。如《素问·通评虚实论》说："凡治消……肥贵人，则高粱之疾也。"其病机由于胰脏损伤以致功能失恒，少火化为壮火，伤津蚀气，饮食不为肌肤，表现为先伤阴津，继则损伤阳气。胰脏精微及少火赖三焦运行，病久三焦通调失职，津不化气反化浊，浊气瘀结毒自内生，是为内生伏邪，遂致三焦微络壅塞不通，从而引发上中下三消及三焦治所之并发诸症。

三、胰病消渴证治

余论治消渴大体分为三类。

1. 先期防治

主症：血液检查发现血糖偏高，但无明显症状；或血糖增高有口干多饮者。

方药：麦苗降糖饮。鲜小麦苗 30g（可以盆栽，苗高 12cm 左右，从贴土部位剪取），加苦瓜 10g，梨 10g，枸杞子 10g；或加苦瓜 10g，苹果 10g，枸杞子 10g；或加适量芹菜、黑木耳亦可；或只加少量木糖醇；再加温开水 50~70mL，用搅拌机搅碎成糊状。

用法：早晨空腹服下，每日 1 次。有助降糖与稳定血糖作用。应在 20 分钟内喝完，时间长会氧化失去作用。

注意事项：小麦苗性寒，若阳虚体质，容易腹泻者不宜食用。若脾虚不欲饮食，亦应停服。

2. 阴虚燥热

主症：肢软乏力，口干，渐至烦渴引饮，尿多，尿甜，多食善饥，消瘦肤痒。舌红苔干白，或黄，脉细数或弦数。

方药：自拟消渴茯神汤：茯神 10g，天花粉 15g，麦冬 10g，党参 12g，黄连 10g，知母 10g，生地黄 15g，生石膏 30g，乌梅 10g，甘草 6g。

用法：水煎服，日 1 剂。

方解：此方从《集验方》宣补丸加减而来。孙思邈收录于《备急千金要方》中。方以茯神安神；党参、甘草益气补胰；生地黄、天花粉、麦冬滋胰阴而润燥，以治其体；生石膏、知母、黄连清热泻火，祛除伏气以治其标；乌梅止消渴，配甘草酸甘化阴，合黄连酸苦可以胜甘制甜。合用之有补胰润燥，泻火止渴降糖之效。

若实热不甚明显者，则去石膏、知母；若脾弱便溏者，更加葛根、鸡内金、山药；若尿糖高者，则加山萸肉、枸杞子；尿酮体增加者，加车前仁、石韦；血压偏高者，加槐花、白芍、生石决明、地龙、双钩藤；目蒙者，加菊花、谷精珠；肢体疼痛者，加续断、川牛膝、木瓜；心悸失眠者加酸枣仁、柏子仁、生龙骨、生牡蛎；夹痰湿者，加半夏、陈皮；夜尿频数、尿蛋白增高者加桑螵蛸、益智仁、金樱子、芡实；肾之阴阳两虚者，不甚渴，舌淡嫩，边多齿印，则去石膏、知母、黄连、天花粉，加制附片、菟丝子、苁蓉、枸杞子、黄芪等；合并皮肤疮毒者，加金花丸或五味消毒饮；合并心胸疼痛，或指末麻木，或舌质衬紫，或舌下瘀筋，或血糖久不下降，多有三焦微络不通，凡络脉瘀滞者，酌情加入降香、赤芍、五灵脂、蒲黄、丹参等活血化瘀之品。

临床治验

例：李某，女，58 岁，务农，住磨刀矶村。以肢软乏力，口干多饮前来就诊。察其形体偏胖，面黄偏晦。近2个月来，口干多饮，饮不解渴，尿亦增多，食可，肢软神倦，偶发头昏。其舌暗红，苔干白薄黄，脉沉细。查空腹血糖9.8mmol/L，餐后2小时血糖12.3mmol/L。尿糖（+）。血压155/98mmHg。诊为消渴病。乃以消渴茯神汤加槐花20g，双钩藤15g，先服1周。症状明显减轻，续服1周诸症如释。血压130/90mmHg。乃用原方去生石膏、知母，加枸杞子、制首乌，续服2周。2个月后，以他病来诊，复查血糖、血压均正常。

3. 肝胰失调

主症：临床所见以糖尿病来诊者，有许多无明显消渴症状，单以血糖偏高，或并有血脂偏高者，或并有血黏度偏高者。此所谓无症可辨。此种微观指标升高，乃脏腑代谢失调所致，而与肝、胰、肾、三焦关系最为密切。此阶段邪气潜伏，应予积极治疗，消除消渴病气于萌芽，实为中医治未病的体现。可以调整脏腑间的失衡状态，恢复胰、肝等脏对饮食精微的运化、储藏与利用功能，使机体恢复到阴平阳秘的境界。

方药：自拟柴胡理胰汤：柴胡12g，黄连5g，白芍10g，枳实10g，乌梅10g，降香6g，茯苓10g，枸杞子12g，制首乌15g，附片6g，天花粉15g，大黄3g。

用法：水煎服，每日1剂，日分3服，每服120mL。若无明显证候，本方亦可水泛丸，每日2~3服，每服6g。

方解：此方乃大柴胡汤加减而成。仲景大柴胡汤原治“心下满痛”等证。历代医家皆认为此方乃少阳阳明合病主治方。今人用于治疗急性胰腺炎，有降低尿淀粉酶及血清淀粉酶并解除症状的作用。笔者用之亦效。说明此方不但治胆，亦可入胰，具有多靶点调节作用。方中柴胡、枳实可疏肝行气，《神农本草经》说柴胡“治心腹肠胃中结气，饮食积聚”。《名医别录》说枳实“消胀满，心下急，痞痛、逆气”等，皆属脾胃痰食积滞之患，柴胡、枳实配白芍，疏肝和脾。张元素说：“白芍入脾补中焦，乃下利必用之药。盖泻利皆太阴病，故不可缺此。”然则疏肝理脾，实有利于疏土化食散结气，亦即有利于调节胰脏运化之功能。再柴胡、白芍，鳖甲煎丸中用之，《神农本草经》谓柴胡“推陈致新”，说芍药“破坚积”，是治脾之积聚，有和血疏络之功；方中加降香，《玉楸药解》谓其“入足太阴脾经”，《神农本草经疏》说其“香中之清烈者也，故能辟一切恶气”。《本经逢原》谓其“入血分而下降，故内服能行血破滞”。乃取其辛香入络，胰附于脾，降香合柴胡、白芍诸药能改善脾络结聚，故亦可调和胰之血络，使之血行和畅。或问：消渴何以要用和血疏络药？盖消渴发病常与血瘀有关。《血证论·发渴》说“瘀血发渴者……有瘀血，则气为血阻，不得上升，水津因不能随气上布”，故而发渴。胰脏微络瘀血在消渴病发生发展过程中呈进行性加重趋势，故和血疏络在消渴病治疗中占有重要意义。黄连、大黄其味苦，燥湿泄热。《素问·阴阳应象大论》说：“酸胜甘。”胰属土，酸木味也，木克土也。乌梅之酸，以胜甘制甜而降糖也。天花粉润燥以滋胰阴；茯苓利水，以祛脾胰之湿。然则胰主少火，游行三焦，体阴用阳，必得肾阳温养，是釜底有薪，而利腐熟。肾乃阴阳之脏，故用枸杞子、制首乌、附片，补肾中阴阳而助胰之温暖。且柴胡、枳实行气，白芍和血，茯苓行水，附片温阳，又有利三焦水腑通利，相火游行，气血通畅。孙思邈治消渴除胃肠热实方中亦用茯苓、黄连、枳实、枸杞子、天花粉等药。而方中黄连、枸杞子、天花粉诸药，今人研究，有明显降糖功用。故诸药合用，可调节脏腑气机，恢复胰腺功能，改善血液循环，降低血糖，阻断消渴病之病理进程。

若气虚不足者，可加黄芪、党参。若肾虚尿频者，加菟丝子、肉苁蓉。若大便溏者，去大黄；若胃气痛、血糖不降者，加荔核，今人研究其善降糖；若火气旺者，去附片。若肥胖血脂偏高者，加化痰消脂药如半夏、陈皮、山楂、泽泻、厚朴等。凡兼症可参阅消渴茯神汤加减法。

临床治验

例一：严某，女，56 岁。体检发现血糖增高已两三年。血压偏高不稳定。有家族高血压、糖尿病史。空腹血糖 8.9~9.6mmol/L，餐后 2 小时血糖 10.2~12.6mmol/L。血压（150~140）/（100~95）mmHg。先服消渴丸，血糖下降，停药复又上升。来诊时诉肢软，体力不及从前，食可，夜间口干，少饮水即可。右胁缘偶疼，嗳气则松，大便行。舌淡嫩少白苔，脉缓弱。乃予柴胡理胰汤原方，每日 1 剂，服 1 个月。查空腹血糖 6.4mmol/L，餐后 2 小时血糖 8.04mmol/L，血压 135/90mmHg。仍予原方 10 倍量水泛丸，每服 6g，日 3 服，巩固疗效。

例二：皮某，女，64 岁，住鄂州市工商银行职工宿舍，2013 年 6 月 23 日初诊。去年体检，空腹血糖 6.8mmol/L，医谓略高可以不吃药，但勿吃甜食，观察一段时间再复查。今年 3 月复查空腹血糖 7.8mmol/L，餐后 2 小时血糖 10.5mmol/L。无明显症状，唯夜间口舌稍干，但不多饮，饮食尚可。血压 140~90mmHg。医予二甲双胍片，服之胃不适，大便增多，偏溏，要求改服中药治疗。察其舌质暗红，苔薄白微黄，脉缓小。乃予柴胡理胰汤原方，服 1 周，无不适。复予原方 14 倍量水泛丸，每服 6g，日 3 服。2 个月后复查空腹血糖 6.8mmol/L，餐后 2 小时血糖 8.5mmol/L。仍以丸药续服，自后血糖一直较为稳定。

四、胰病消渴的调护

消渴病的调护非常重要。应戒恼怒，慎烦劳，情绪乐观，按时休息，适宜运动，饮食定时定量，避免酗酒。注意食物疗法，应适量进食高纤维及淀粉质食物，例如荞麦面、玉米粉、麦麸、小米、蔬菜等，对控制血糖、血脂上升甚有裨益。

《黄帝内经》尝说：“久而增气，物化之常也；气增而久，夭之由也。”故平素饮食亦应注意。应避免甜食，因甘甜易生湿助热，往往加重症状。此类食物吸收快，易令血糖上升。例如糖果、砂糖、冰糖、蜜糖；中西甜点心；炼乳、汽水、面包、甜麦精或朱古力饮品；罐头水果或有糖分的干果等。苦瓜有降糖作用，但其性味苦寒，若阳虚气弱，食纳差，大便溏者，则不宜多食，食之亦无明显降糖效果，反有伤胰损阳之害。

消渴病患者血脂若偏高，应减少进食高脂及高胆固醇食物。因为高血脂与高胆固醇是引发心血管疾病的病因之一。高脂肪食物，如肥猪肉、烧味、腊肠、腊肉、猪油、鸡油、牛油。高胆固醇食物，如蛋黄、鱿鱼、墨鱼、动物内脏、虾膏、蟹膏、蚬、蚝等。

第十六节　痹病证治经验

凡风寒湿热之邪侵袭肢体，邪气潜伏不除，留滞肌肉、筋骨、关节之间，痹阻经络，气血运行不畅，引起疼痛、酸楚、重着、麻木、屈伸不利、关节肿痛的疾病，称为痹病。

一、病因病机

《素问·痹论》谓：“风、寒、湿三气杂至，合而为痹也。”又说：“其热者，阳气多，阴气少，病气胜，阳遭阴，故为痹热。”此论痹病的病因是风、寒、湿、热之外邪，其发病与季节气候变化有关。其病机乃外邪“合”于机体某部位，亦即外邪乘人体气血亏虚，侵袭形体某部，邪伏时久，壅阻血脉经络，经气为邪气所闭阻，运行不畅而发生疼痛等症。虚处受邪，表现为不同的痹证，如皮痹、脉痹、血痹、筋痹、骨痹。内合于五脏，则发生脏腑痹证。参考西医学，风寒湿痹主要为风湿性关节炎，行痹多见于痹病初起，痛痹、着痹多为慢性期，湿热痹多为风湿热。《素问·长刺节论》谓：“病在骨，骨重不可举，骨髓酸痛，寒气至，名曰骨痹。”今人多认为骨痹属类风湿关节炎。

二、证候特点

痹病可分为风寒湿痹、湿热痹及骨痹。

1. 风寒湿痹

风寒湿痹须辨三邪之偏多偏少而论证。

（1）风邪偏胜

风邪偏胜又称行痹，多见于痹证初起，肌肉关节酸痛，上下左右走注不定。或痛虽久而痹痛更发更止者，乃为风胜之行痹。痹在上肢，以偏风胜者较多见。其舌苔薄白，脉浮弦或浮滑。

（2）寒邪偏胜

寒邪偏胜又称痛痹，疼痛多在关节部位而不移动，其痛拘急或冷痛，屈伸不利。痹仅在下肢以寒湿胜者较多见，遇寒疼痛加重。其舌淡苔白，脉弦紧。

（3）湿邪偏胜

湿邪偏胜又称着痹，其痛重着，肢腿沉重木胀，或一处肌肤麻木不仁，或关节肿胀。痹证踝膝关节肿胀者为湿胜。其舌苔白腻，脉濡缓。

2. 湿热痹

须辨热偏胜或湿热痹阻的不同。

（1）热邪偏胜

以发热为主，兼见痹痛，热有在气分、在营分的区别。在气分者易耗气伤阴，表现为高热，恶热，持续不已，汗出不解，身倦神疲，心烦口干；在营分者，易伤营阴，阴虚则阳旺，表现为持续低热，午后入夜发热甚，或热势时起时伏，营阴被耗则心烦不宁，少寐，热伤血络则皮肤红斑或鼻衄。两种不同的发热都兼见湿热搏结关节，关节疼痛红肿，皮下结节。舌赤苔黄，脉弦数。

（2）湿热阻滞

以关节痛肿为主，兼见热象。其特点是关节疼痛、红肿、灼热；近肘、腕、踝关节有皮下结节，不痛不痒，触之可移动；热稍盛者，结节处红肿，触之痛；或热不甚，汗出；或身不热，口燥，咽干。舌红苔黄腻，脉滑数。

3. 骨痹

骨痹又称历节风，初起可见寒湿痹证的类似症状，也可见湿热痹证的类似症状。久之，形成痰瘀阻滞，经络不通，其症可见指、趾、腕、踝诸关节疼痛、肿胀，肿胀处较坚实，肿处伴有皮薄肌瘦，甚则骨节变形。舌淡衬紫苔白，脉沉弱。

三、痹病治疗

1. 行痹

治宜疏风通络，和血止痛。可用蠲痹汤（出自《魏氏家藏方》，组成：黄芪、当归、赤芍、羌活、防风、姜黄、甘草、姜、枣）或防风汤（出自《圣济总录》，组成：杏仁、当归、茯苓、防风、黄芩、秦艽、葛根、羌活、桂枝、甘草、生姜、酒）随症加减治疗。余尝自拟羌活舒筋汤（羌活、川芎、桂枝、白芍、威灵仙、姜黄、青风藤、伸筋草、甘草）治疗上肢风痹，疗效尚佳。

2. 痛痹

治宜祛风散寒，温经止痛。方用乌头汤（出自《金匮要略》，组成：麻黄、芍药、黄芪、炙甘草、制川乌）或甘草附子汤（出自《金匮要略》，组成：炙甘草、白术、附子、桂枝）加减应用。余拟川乌龙马汤（制川乌、细辛、乳香、没药、地龙、千年健、伸筋草、威灵仙、蚕沙、制马钱、当归）治疗腰腿痛痹，效果显著。

3. 着痹

治宜祛风利湿，散寒止痛。方用薏苡仁汤（出自《类证治裁》，组成：薏苡仁、川芎、当归、麻黄、桂枝、羌活、独活、防风、苍术、制川乌、甘草、生姜）加减。

4. 热痹

热邪偏胜者治宜清热通络，宣痹止痛。方如白虎汤（出自

《伤寒论》，组成：生石膏、知母、甘草、粳米）合二妙散（出自《丹溪心法》，组成：苍术、黄柏）加忍冬藤、络石藤、防己、地龙、桑枝等。其热入营者合清营汤（出自《温病条辨》，组成：犀角、生地黄、玄参、竹叶、金银花、连翘、黄连、丹参、麦冬）加减。湿热阻滞者治宜清热利湿，宣痹通络。方用宣痹汤（出自《温病条辨》，组成：防己、杏仁、滑石、半夏、蚕沙、薏苡仁、连翘、赤小豆、栀子）加减。

5. 骨痹

骨痹表现为风湿痹阻，化热伤阴者，治宜祛风胜湿，温经散寒，养阴清热，方如桂枝芍药知母汤（出自《金匮要略》，组成：桂枝、芍药、甘草、麻黄、生姜、白术、知母、防风、附子）。其表现为痰瘀痹阻者，治宜温阳豁痰，活血定痛，常用蠲痛丸（出自《卫生家宝》，组成：制草乌、生南星、京墨、补骨脂、没药、地龙、五灵脂、乳香、白胶香）化裁。久痛入络，必用虫类搜风，余拟龙珠丸（地龙、穿山甲珠、全蝎、乳香、没药、制马钱子、冰片）用治历节风痛，常可收效。

四、临证灵活运用心得

以上关于痹证治疗虽然大略分为五类，然而痹病日久不愈者，多为将息失宜，或禀赋不足，或过逸伤脾，或过劳伤肾，体内气血亏虚，阴阳不足，正气无力逐邪，邪气久伏肌肉、经脉、关节，经气不畅，痰瘀内生，衍成顽痹痼疾，证情较为复杂，非循常法可获效。《灵枢·周痹》谓：“刺痹者，必先切循其下之六经，视其虚实，及大络之血结而不通，及虚而脉陷空者而调之，熨而通之，其瘛坚，转引而行之。”指出治疗周痹必需诊察经脉虚实，如内有血结者，开通之；气虚血弱者，调补之，并结合热熨导引等外治法。此虽为针对周痹及针刺法而言，但其原则也适用于指导诸痹治疗，说明了辨明机体内部气血阴阳之不足，并结合风寒湿热伏气之有余，强调救其萌芽，先期防治的重要意义。

兹将临证灵活运用体会略述如下。

1. 先期防治

凡皮肌筋骨关节不适，或强硬，或酸疼，或麻木，或微肿，或屈伸不利，或风湿痹痛，或跌仆损伤肿痛明显者。

治法：拟方风湿痹痛酊，祛风胜寒，活血止痛。

方药：生川乌 30g，威灵仙 30g，没药 20g，血竭 15g，丹参 30g，红花 30g，60% 乙醇 600mL，浸汁，9 日去渣滤汁，密贮。或加乌蛇 20g，或海马 5g 亦可。

用法：早期不适，及时取之外搽患处，日四五次，不可入口。

方解：生川乌辛大热，温经祛寒，通痹止痛，功力雄劲；威灵仙味辛咸性温，其性走窜，能治风寒湿邪留滞经络，关节不利，酸疼痹痛；没药苦平，血竭甘咸平，二药乃树之脂液所化，入于血络，舒筋膜，通血脉，活血定痛；丹参苦微温，活血镇静止痛，陶弘景谓其“浸酒饮之，疗风痹”；红花辛温，活血通经止痛，祛三十六种风，治跌仆损伤。诸药合用，有祛风胜寒，活血通痹的良好止痛作用。浸酒搽于局部，吸收快，取效亦速。

2. 温阳益气，逐寒通痹

《灵枢·寿夭刚柔》谓：“病在阳者命曰风，病在阴者命曰痹。”风与痹虽皆由感邪所致，但外有表证者即为伤寒中风，乃阳受之故说风。若外无表证，而有筋骨疼痛之里证，乃邪走阴分而为痹。阴者，谓筋骨之里也。若素体阳气虚衰，风寒湿邪气得以乘虚而入则病痹。此时若不扶其阳气，顾护元阳，但为祛风解散，往往阳气愈虚，邪气留连，深入筋骨，病终不愈。其证关节恶风寒、自觉冷如冰，屈伸不利，疼痛如锥刺，得温稍减，历年不痊。余喜用孙思邈独活寄生酒方(出自《备急千金要方》，组成：独活、寄生、石楠藤、防风、附子、乌头、天雄、茵芋）或陈士铎之真火汤(出自《辨证录》，组成：白术、巴戟天、附子、牛膝、石斛、萆薢、茯苓）化裁，重在温阳逐寒，佐以祛风祛湿，若能得汗，营卫通畅乃愈。

临证治验

例：艾某，男，47岁，干部。四肢肘腕膝踝关节冷痛无汗恶风已10余年。经服多种中西药物，未能减轻病情。诊见四肢关节冷痛，遇风尤甚。时值盛暑，诸关节仍需裹以重棉，关节干燥无汗，动则嘎嘎作响，不红肿。每于夜间8点至凌晨痛剧，以至于不能入睡，常服镇痛片暂求缓解。舌红，苔白厚，脉沉缓。此乃阳气独虚，寒湿偏胜，着于关节，延为痛痹痼疾。治宜益气温阳逐寒法。处方：黄芪20g，桂枝、独活、苍术、茯苓、制川乌各10g，乌梢蛇、白芍各15g，细辛、红花、炙甘草各6g，人参再造丸6g，每日分2次服。

服9剂后，关节冷痛皆减，唯左腕肘关节仍于夜间痛甚。前方去苍术、茯苓，加薏苡仁30g，防风10g，细辛增至15g。人参再造丸续服。另用麻黄、桂枝、独活、姜黄各30g，细辛20g，煎汤早晚熏洗关节。治疗9天，诸关节皆得汗出，渐渐不疼，不恶风，唯左肘关节仍觉较冷。无口干舌燥，纳食颇佳，以益气温阳善后。停服再造丸。处方：黄芪20g，桂枝、细辛、白芍、当归各10g，制附片、姜黄、炙甘草各6g。熏洗方熏蒸左肘3日停，药服10剂而愈。

按：风寒湿邪入于骨骼，痹阻气血，卫阳失煦，故恶风冷痛，入阴尤甚。乃以益气温阳逐寒方，尤其重用细辛至15g，使其与独活相伍入于少阴，以逐沉痼之寒邪。配合人参再造丸，中有参、芪、桂、附以益气温阳，加以熏洗逐寒，使阳气来复，营卫和谐，玄府开，汗出邪去，10余年顽痹，竟得霍然。

3. 益气升阳，祛风蠲痹

李时珍说：“大抵人年五十以后，其气消者多，长者少，降者多，升者少，秋冬之气多而春夏之气少。”（《本草纲目》）说明老人常有元气不足，湿气下流，阴火上乘的亚健康状态，则易为风湿之邪侵袭。邪气客于经筋脉络，气血循行不畅，证见手不能抬举，肩臂筋疼，往往缠绵岁月难痊。余每用李东垣升阳益胃法，益气升阳，祛风蠲痹。

临证治验

例：闵某，女，56 岁。两上肢关节疼痛半年余，伴头昏胀痛、口干不欲饮，服中药已数十剂。阅前所服方药或养阴平肝如生地黄、玄参、菊花、天麻等，或和血祛风如当归、川芎、羌活、白芷等，皆多乏效。诊见头额重痛，右肩背至腕内筋骨皆疼，手不能抬举过肩。舌干苦如火燎，但不甚渴，肢软无力，不欲进食，小便微黄。察其舌质淡，舌尖部有小瘀点，苔白，脉沉滑。此乃气虚郁热，风邪袭于经隧所致。拟益气升阳、和血祛风，兼泻阴火。处方：黄芪、党参、葛根、防风、白芍、泽泻、黄芩、黄柏各 10g，当归、羌活、知母各 6g，升麻、甘草各 5g。3 剂，每日 1 剂。

二诊：服上药后，头痛、口干苦减轻，舌如火燎亦缓，唯右手肩、腰、臂筋仍痛，脉舌如前，上方去黄芩、葛根，加姜黄 6g，5 剂。

三诊：肩臑臂痛减轻，腕关节仍痛，头皮起小疱疹数个，余症俱减。原方去知母，加玄参 10g，并以艾绒（隔蒜）灸手腕骨。继服 10 剂，痛渐除，手能举。

按：老年元气衰减，阴火上乘，口干苦如火燎，然舌质淡而不红瘦，断非阴虚火炎。且风邪搏于筋脉而作痛，元气无力以祛之。故用东垣益元气泻阴火、升阳祛风法治之。胃气既衰，不任重剂，轻药缓图，乃获殊功。

4. 滋养肝肾，清热祛湿

痹痛屡止屡发，缠绵不得根除，病久化热伤阴，肝肾阴虚，筋骨不得滋养，伏邪未除，遇寒遇劳即发。其证关节痛或红或不红，筋急酸麻疼痛，难以屈伸，肢软无力，时或汗出，舌红苔薄黄，脉细数等。余仿《惠直堂经验方》之祛风药酒方（生地黄、当归、枸杞子、丹参、熟地黄、茯神、地骨皮、牡丹皮、川芎、白芍、女贞子、薏苡仁、杜仲、秦艽、续断、牛膝、桂枝、龙眼肉、黄酒）加减滋养肝肾之阴，清热祛湿取效。此证不宜用羌活、独活、细辛、防风等辛温药，以免耗伤阴液。当选秦艽、寄生、防己、老鹳草、豨莶草、络石藤等辛凉祛风除湿之品，并配滋养阴血药为方治之。

临证治验

例：柯某，男，37岁，沼山镇人。1997年7月14日初诊。腰及双膝痛已上十个月，转治转重。刻诊：腰髋骨内痛，双膝痛，午后及夜间尤重。膝以下小腿肌肉酸麻跳痛，行动加重。发燥自汗出，心慌，足膝畏风，手足发颤，肢软无力，饥而不欲食。小便少，大便秘结。舌红暗苔白厚，脉细数。查：血沉68mm/h，抗“O”大于500U，类风湿因子（－）。腰骶X射线摄片报告：骶关节间隙变窄。此病腰腿痹，乃心肾阴虚，湿热痹阻阳跻经脉，经气循行不通所致。法宜养阴益气，清热燥湿通痹。处方：生地黄20g，萸肉10g，太子参15g，生龙骨、生牡蛎各18g，磁石20g，牡丹皮10g，苍术10g，黄柏10g，薏苡仁30g，川牛膝10g，防己10g，甘草10g，5剂，每日煎服1剂。

1997年7月19日二诊：痛减十分之三，余症如前。守上方去苍术、黄柏、磁石、太子参，加黄芪15g，桂枝10g，白芍15g，寄生15g，12剂，每日煎服1剂。

1997年8月3日三诊：腰痛大减，双膝仍时发跳痛，发麻发软，心慌肢颤已止，汗已少，舌暗红苔薄白黄，脉细数。二诊方去龙骨、牡蛎，加乳香、没药各10g，6剂，每日煎服1剂。

1997年8月11日四诊：双膝仍痛，但减轻，发麻发软，余症已愈。舌红苔薄白，脉细稍数。续宜养阴益气，祛风和营，强筋舒筋。处方：生地黄 20g，萸肉 10g，山药 10g，牡丹皮 10g，黄芪 15g，桂枝 10g，白芍 15g，寄生 15g，怀牛膝 10g，鹿筋 10g，防己 10g，甘草 10g，12 剂。月后同乡来诊，谓其已外出打工。

按：此患者腰腿痹痛日久，并发心慌，肢颤，燥热汗出，肢软无力等症，此系心肾阴虚，湿热痹阻，正虚邪恋，必扶正祛邪。故首方养气阴与清热燥湿并投，服后初效。然病情已久，正虚邪少，故二诊去苦燥之苍术、黄柏及重镇之磁石，以补气之黄芪易甘平之太子参，并加桂枝、白芍、寄生，增强益气养阴、调营卫、舒筋脉之功力，痛大减。终以六味地黄合黄芪五物汤加寄生、牛膝、鹿筋、防己等补肝强筋舒筋之品而收功。

5. 养血荣筋，祛风散寒

张介宾说："诸痹者皆在阴分，亦总由真阴衰弱，精血亏损，故三气得以乘之而为此诸证。"又说："若筋脉拘滞伸缩不利者，此血虚血燥证也。"（《景岳全书·风痹》）是以大凡血气虚衰，经脉失荣，则易感风寒而病痹。故古人有"治风先治血，血行风自灭"之论。宜投以养血荣筋，祛风散寒之方。余尝用仲景当归四逆汤（出自《伤寒论》，组成：当归、桂枝、白芍、细辛、通草、甘草、生姜、红枣）或刘河间之防风六合汤（出自《医垒元戎》，组成：熟地黄、当归、白芍、川芎、羌活、防风）随症增减治之。

临证治验

例：徐某，男，50 岁，住西门外。1999 年 6 月 9 日初诊。患侧头痛及上下肢痛已 20 余年，近 2 年逐渐加重。经省地多方治疗不瘥。其证左眉棱骨上及左侧头胀痛，左肩及臑臂胀痛，左侧臀内及下肢至外踝骨亦胀痛，并皆发凉畏冷。近查血沉不高，红细胞中度集聚。血压 150/100mmHg。眼底检查：眼底动脉硬化 1 级。舌暗红苔白，脉沉缓不柔。此病偏风痹，乃血虚风寒侵袭，左侧脉络气血循行不畅所致。治宜养血荣筋，祛风散寒。处方：当归 10g，桂枝 10g，白芍 10g，细辛 6g，附片 6g，葛根 18g，威灵仙 15g，伸筋草 15g，青风藤 15g，桑寄生 15g，炙甘草 6g，4 剂，每日煎服 1 剂。

1999 年 6 月 23 日二诊：服上药头肢胀痛发凉减半，自谓从来所服药无此效验。效不更方，原方续加制川乌 10g，细辛 10g，连服 3 周而痊。

按：偏风痹 20 余年，胀痛冷逐日加重，诊为血虚风寒侵袭，脉络气血循行不畅所致。方取当归四逆汤养血荣筋，温经通脉，复加葛根配桂枝祛上焦风寒，威灵仙、伸筋草、青风藤、桑寄生散侧身风寒，舒筋活络，附片温阳，川乌逐寒止痛。若不养其血脉只祛外邪恐未能愈。

6. 祛寒胜湿，养血搜风，通络蠲痹

痹证有白虎历节风者，亦称骨痹。全身骨节疼痛，或关节肿胀疼痛，屈伸不利，晨起手握不紧，遇冷加重，得热则舒，夜痛尤重。舌淡暗，苔白或腻，脉弦细，或紧小，或沉弱。

病因虽为风寒湿邪，而用祛风散寒除湿之法，鲜收佳效。仲景尝谓："寸口脉沉而弱，沉即为肾，弱即为肝。"即邪气每乘肝肾阴阳不足而入客，与痰瘀搏结，着于筋骨之内，隐伏幽深，久病入络，非祛寒胜湿，养血搜风，通络蠲痹，难克顽痹。如香蝎丸（出自《普济方》，组成：川乌头、全蝎、黑豆、地龙、麝香）治此症，用虫蚁动药，松透病根。余特定白虎历节丸（制川乌 10g，淫羊藿 10g，独活 10g，细辛 6g，白术 15g，熟地黄 10g，当归 10g，怀牛膝 10g，鹿角霜 10g，乌梢蛇 10g，蜂房 10g，蜈蚣 3 条，全蝎 6g，海马 5g，炙甘草 10g，倍量为末，水泛丸，每服 5g，日 2~3 服）治之。

临证治验

例一：朱某，女，54 岁。患类风湿关节炎已 10 余年，时轻时重，痛剧时每服抗风湿镇痛药以济急。又患胃痛，时时嘈杂，每饥饿时发痛。近来左指肘关节肿痛发木，不红，活动屈伸受限，脘疼，得食痛缓，因疼痛而不欲食，甚以为苦。舌苔白厚，脉沉缓弱。此乃脾胃损伤，寒湿之邪久客骨骼，络脉痹阻。证属历节风。拟扶脾和胃合通络搜风法。处方：赤小豆、寻骨风各15g，白芷、鸡内金、甘草各6g，山药、海螵蛸、佛手各10g。3剂，水煎服，每日1剂。另用地龙、乌梢蛇、蜈蚣、全蝎各20g，乳香、没药各30g，制马钱子15g，麝香1g。研末，为蜜丸，如梧子大，每日饭后服，每次7粒，渐增至14粒。先服水剂，脘痛遂止。又以其方3剂量为末，每于饭前服2~4g。胃痛未发，顽痹亦得控制。

按：上述“胃痛方”是在沈仲圭先生经验方中加山药、寻骨风而成。善治胃痛及风湿痹痛，两相兼顾。蜜丸方中诸虫药与乳香、没药、麝香入络搜风，活血定痛。加马钱子“能搜筋骨入骱之风湿”(《外科证治全生集》)，并有健胃之功。

例二：王某，女，53岁。患类风湿关节炎已数年，时轻时重，曾多方诊治，均不显效。刻诊：形体瘦弱，面色乏华，颈肩肘腕指、胸肋背脊及膝踝足趾诸关节疼痛，手指小关节微肿，晨起手僵，手握不拢，饮食较差。脉细弱，舌淡，苔白。查：类风湿因子112.2IU/mL；血沉40mm/h；抗“O”80.5IU/mL；C反应蛋白4.83mg/L。此病历节日久，肝肾不足，邪入骨络所致。予白虎历节丸方，7倍量水泛丸，日3服。服完诸关节疼痛基本解除，面色亦转润泽。续取一料，日服1~2次，以资巩固。

按：骨痹者，全身筋骨疼痛，屈伸不利，久之关节变形，重者致残。余所订白虎历节丸，方用制川乌之力雄善走，逐风寒而祛痛；独活、细辛入少阴肾经，祛骨节间深入之风寒，以除痹痛；淫羊藿散风寒而补元阳；熟地黄、当归、怀牛膝补精血，益肝肾，荣筋骨；鹿角霜温肾通阳，并强腰脊；海马温肾壮骨而活血；乌梢蛇入络搜风胜湿；蜂房治僵挛，消肿胀；蜈蚣、全蝎搜风剔络定痛；

白术、炙甘草补脾胜湿，以固后天之本，并避免诸虫药以伤胃气。合方扶正祛邪，解除疼痛，改善恢复关节功能，故克顽痹。

五、痹病用藤类药物一得

李时珍说：“凡藤蔓之属，象人之筋，所以多治筋病。”（《本草纲目》）筋与肌肉骨节相连属，其病常互相影响。故藤蔓之药不独治筋病，对肌肉骨节痹病亦有较好疗效。根据藤类药物性味，用以治疗痹病所见的肌肉筋骨关节疼痛，具有通经活络，舒筋止痛的效果。今就常用藤类药物在痹病临床中的应用略述体会如下。

1. 天仙藤

天仙藤即青木香藤。性味苦温。功能行气化湿，活血止痛。风湿痹痛兼有湿肿者最宜。与苍术、木瓜合用，可增强化湿消肿之功。《本草纲目》谓其“流气活血”。故有较强镇痛作用。本品与威灵仙功用相似。不单用于痹痛，凡胃痛、肋痛、产后腹痛皆可取效，可与香附、乳香、没药等相伍。《仁斋直指方》有天仙散，治痰湿胃痛，用天仙藤、羌活、白术、白芷各9g，片姜黄18g，制半夏15g，为末每用9g，姜5片煎服，有效。本品同大黄合用能堕胎，孕妇慎用。汤剂用5~10g。

2. 石南藤

石南藤又称南藤、丁公藤。辛，温，藤叶臭而辣，功能祛风湿，通经络，强腰脚，止痛。治风寒湿痹，筋骨疼痛，腰痛。本品有较强镇痛效果。陈藏器谓其“补衰老，起阳，强腰脚”，故有强壮作用，白花蛇喜食其叶，善祛风邪强筋健骨，其治痹病，不论虚实，皆可选用。余常以之配伸筋草、鸡血藤同用。用于阳痿则与巴戟天、海马研末服。唯阴虚火旺者慎用。汤剂常用5~10g。

3. 海风藤

海风藤气辛香，微温，味苦。功能祛风湿，通经络，理气。治风寒湿痹，关节疼痛，筋脉拘挛，跌打损伤，哮喘，久咳。气动则为风，本品能理气，故善治游走行痹，肢节酸痛，每与防风、川芎等合用。其治筋脉拘挛则与鸡血藤、白芍相伍，可增强效果。内服汤剂，用量6~15g。

4. 鸡血藤

鸡血藤苦、微甘，温。功能生血活血，舒筋止痛。用治肢体麻木，腰膝酸疼，妇女闭经，月经不调等。可以利经脉，正风瘫。用治风寒湿痹常与桂枝、寄生配伍。其性偏温，阴虚火旺者慎用。用治风寒湿痹，配白芍、生地黄以纠其偏。《饮片新参》谓本品“祛瘀血，生新血”，可见其能行血补血，本药兼当归、延胡索、威灵仙、香附诸药之长，故凡痹证，无论虚实可酌情使用。汤剂内服10~15g，大剂量可用30g。

5. 青风藤

青风藤苦，平。功能祛风湿，利尿。治风湿痹痛，历节风，鹤膝风，麻痹，风肿，脚气。为治风寒湿痹之要药，与防己合用为佳。能舒筋活血，镇痛力强，尤对晨僵有较好改善作用。其治风病软弱，肢僵偏废之证，须与当归、白芍、枸杞子等合用为良。如强直性脊柱炎，则与狗脊、寄生、葛根相伍。《本草便读》说：“凡藤蔓之属，皆可通经入络，此物善治风痰，故一切历节麻痹皆治之，浸酒尤妙。”然本品有较强的释放组胺作用，故服后可出现瘙痒反应，应予注意。对气虚多汗，阴虚阳亢者，应配合益气或养阴药物使用。一般内服汤剂用量10~15g，大量可用至30g。

6. 络石藤

络石藤苦，凉。功能祛风通络，消瘀止血。治风湿痹痛，筋脉拘挛，痈肿，喉痹，吐血，跌打损伤，白浊，产后恶露不行。本品能祛风湿通经络，其善清热降泄，用于风湿热痹较好。治腰髋痛、利关节、舒筋脉、缓拘挛，得五加皮、牛膝良。若配射干、栀子，治毒气攻喉；内风痉挛者，则与平肝息风药同用。肠胃虚寒腹泻者慎用。汤剂用量6~10g，大剂量可用至30g。

7. 常青藤

常青藤苦，凉。功能祛风利湿，平肝，解毒。治风湿性关节炎，肝炎，头晕，口眼㖞斜，衄血，目翳，痈疽肿毒。用于风湿关节痛或腰脊酸痛，单取本品 10~15g，水酒各半煎服，有效。外用煎汤熏洗亦佳。其有平肝顺气解毒之功，故肝郁、肝炎亦常用之。可与八月札、败酱草等药同用，有缓解胁疼，收肝降酶之验。汤剂用量 10~15g。

8. 鸡屎藤

鸡屎藤酸，平，鲜者作鸡屎气。功能祛风活血，止痛解毒，消食导滞，除湿消肿。用于风湿痹痛，跌打损伤，腹泻，腹痛，食积，痢疾，肝脾大，无名肿毒等。其治风湿性关节炎可单用 50~100g，水酒各半煎服，有较好的消肿止痛之效。取鲜藤叶加酒醋捣敷红肿关节，消肿止痛收效佳。刘炳凡先生以之配伍常青藤、鸡血藤谓三藤汤，用于风湿性关节炎有良好效果。并用于癌症疼痛，有很强止痛作用（《刘炳凡临证秘诀》）。笔者还取其配山楂，治小儿食滞腹泻颇效。汤剂用量 10~15g。

9. 忍冬藤

忍冬藤甘，寒。功效与金银花相同，能清热解毒，而治经络湿热、筋骨酸疼尤为得力。因其能清络中之热、通络中之滞，故治风热痹、湿热痹而见肌肉肢节红肿热痛者为必用之药。其性平和，凡热痹无问虚实，皆可用以清热通络，消肿止痛。临床常配老鹳草、黄柏等同用。汤剂用量 30~60g，大量可用至 120g。

第三章
皮肤科疾病

第一节　紫癜证治经验

紫癜是血液溢于皮肤、黏膜之下，出现青紫色瘀点、瘀斑，压之不退色为特征的病证。西医学将其分为过敏性紫癜与血小板减少性紫癜两种。因为紫癜发病过程中，不但皮下出血，而且常伴鼻衄、齿衄，或呕血、便血、尿血等出血症状，所以我们认为无论是过敏性紫癜还是血小板减少性紫癜，都与血络损伤，血不循经密切相关。其不同点在于，过敏性紫癜多表现为实证、热证；血小板减少性紫癜多为本虚标实之证。而两者在辨证上，从病情的缓急、病程的长短、出血的色泽及兼证方面，可异病同治。

一、过敏性紫癜

陈实功论紫癜，谓："葡萄疫，其患多生小儿，感受四时不正之气，郁于皮肤不散，结成大小青紫斑点，色若葡萄，发在遍体头面。"(《外科正宗》)《医宗金鉴》指出紫癜的好发部位"唯以腿胫居多"。此论与西医学所称之过敏性紫癜相似。并常伴鼻衄、齿衄、便血、尿血及腹痛、关节痛等症。以学龄前儿童为多见。其发病 1 个月常并发紫癜性肾炎，引起血尿、蛋白尿。甚者可演变为肾衰竭而亡。

1. 病因病机

本病多因外感风邪，湿热内蕴，潜伏肌肤皮腠，或进食发风之物而诱发。风邪与热毒相合，灼伤血络，迫血妄行，伤于阳络则外溢肌肤，而为皮下紫癜；在上则鼻衄、齿衄。内迫胃肠，伤于阴络，则腹痛而便血；累及肾，则尿血。

血液妄行者，常责之于火热。火有虚实，实火者，热毒之邪；虚火者，阴虚火旺。然本病发病突然，易收没，伏邪未清，不二日又复发如前。其虽为斑紫，但又有微痒，具有风者善行而数变的特点。再其紫斑四周，有轻度水肿，风胜则浮，湿胜则肿，是其又兼风湿之邪。紫癜之见于肤下或便血尿血，皆为离经之血，即是瘀血。故本病病因病机复杂，不单为火热为病，实乃风热湿毒瘀合而为病。

2. 辨证论治

（1）风热湿毒

起病可有发热，微恶风寒，咽痛口干，腹痛，呕吐，肢痛等症，继则双下肢出现紫癜。其紫癜斑块大者成片，小者似疹，而微痒，初起红为紫，斑周微肿，久则变为青紫晦暗。分布不匀，四肢较多。常伴鼻衄、齿衄，严重者可伴呕血、便血、尿血。病程日久，失血较多者，则伴有面色苍白、头晕乏力、纳少神疲、肢软畏寒等症。若出血急暴，则出现肢冷汗厥等危证。本病常因反复发作而持续数月数年。

本病应重视早期防治于萌芽。在早期起病急骤多为实证，乃风火湿邪夹瘀，当以祛风利湿，清火解毒为法，先期防治，可以截断病情，不使向慢性转化。此病不同于阳明湿热发斑，若只清热凉血，风湿毒邪不能透发外排，反郁而不散，久之损其脏腑，转剧难痊。加用风药可托邪外透，由营血而转出气分，促其速愈。

余据其早期证候立法处方，自拟祛风凉血化瘢汤：荆芥10g，防风10g，牛子6g，苍耳子6g，黄柏6g，连翘10g，大青叶10g，赤芍6g，牡丹皮6g，紫草10g，蒲黄6g，地肤子10g，甘草6g，水煎服。若腹痛加延胡索、五灵脂；若关节痛加络石藤、牛膝；便血加槐花、地榆；尿血加小蓟、三七、琥珀。若衍变成慢性者，则当据脉证，或以益气摄血，或以滋阴降火，甚者扶阳救脱，随证治之。

临证治验

例：汪某，男，13岁。患过敏性紫癜已年余，经多方治疗，仍未愈。刻诊：面微浮，双足胫紫癜如豆大，泛发，色红略隆起。其特征服药对症可消，不二日复发如前。饮食可，大便行，尿黄。无寒热，舌红苔薄黄，脉稍数。查尿常规：红细胞（++ ~ +++），白细胞阴性，蛋白（+）。此病紫癜。病延日久，已无寒热外证，然红斑时伏时起，亦是风邪内伏之征。方用祛风凉血化癜汤加冲服云南白药1.5g，日3次，连服3周，紫斑消失，尿转阴而愈。

按：祛风凉血化癜汤由《医宗金鉴》之犀角解毒汤合《备急千金要方》之犀角地黄汤化裁而来。其方用荆芥、防风、苍耳子祛风，牛子祛风有化斑之用，四药领邪外透；黄柏、连翘、大青叶清热解毒；赤芍、牡丹皮、紫草凉血消瘀化斑；蒲黄行血止血；地肤子“祛皮肤中积热，除皮肤外湿痒”（《本草原始》），有清热利湿之功；甘草解毒调和诸药。今人研究证明，方用风药如荆芥、防风、苍耳子、牛子、地肤子等有抗变态反应作用。其用于风兼热毒邪夹瘀所致之紫癜，药证相符，故收敏效。加云南白药可增强和血止尿血之功。

（2）阴虚血热

皮肤下泛发赤色紫癜，小则如麻点，大则成条成片，高出皮肤，压之不退色，或微痒，或不痒，伴口干尿黄，舌赤苔白黄干，脉数或缓小。治宜养阴凉血，解毒止血消癜。自拟凉血消癜汤。组成：生地黄10g，赤芍10g，牡丹皮10g，紫草6g，玄参 10g，槐花 15g，金银花 15g，茜草 10g，甘草 6g。用法：每日 1 剂，水煎分 3 次服。忌食辛热发物。

方解：热毒之邪入于营血，损伤血络，血液溢于皮下，故发紫癜。方用生地黄、玄参养阴；赤芍、牡丹皮、紫草凉血；槐花、茜草止血；金银花透热解毒，甘草解毒并调和诸药。合用之有养阴凉血，解毒止血消斑之效。

临床运用：若大便溏薄者，去紫草、玄参；若阳明热盛者，加生石膏、知母；若伴发热者，加蝉蜕、夏枯草。

临证治验

例一：焦某，男，12 岁。1990 年 3 月 26 日初诊。四肢赤色疹点密布，已二旬，经治未退。现症上身泛发紫癜如豆大，略高出皮肤，压之不退色，微痒，脐腹时痛，大便行。舌红苔白，脉缓小。此紫癜，治宜养阴凉血，解毒止血消癜。用凉血消癜汤去紫草、槐花，加枳壳、升麻，连服 6 剂而平。

例二：涂某，男，13 岁。1986 年 10 月 21 日初诊。初起膝痛，足腿肿痛，艰于上楼下坡，经治月余未愈。近周续发全身散在紫斑，或如点，或如条状，不规则，3~9cm 长，高于皮肤，触之不痛不痒，双足胫小腿肿，按之如泥。不发热，饮食可，大便稍硬，尿微黄。舌尖红赤，苔白厚，脉数。查血常规：RBC3.67×10^{12}/L，HGB10.5g/L，WBC8.0×10^{9}/L，L38%，N62%，血小板计数（BPC）112×10^{9}/L。查尿常规：红细胞数少，白细胞极少。血沉 15mm/h。此证先病水而后及血，热毒伤于血络，溢于皮下，故发紫癜。法宜血水同治。方取凉血消癜汤去紫草、玄参、金银花、茜草，加防己、黄柏、木通、薏苡仁、土茯苓，服 3 剂。

1986 年 10 月 24 日二诊：紫癜退与肤平，色减淡。而腿肿痛依然。乃湿热下流，瘀阻络脉所致。转拟四妙散加防己、土茯苓、泽泻、半枝莲、豨莶草、旱莲草、赤芍，连服 4 剂。

1986 年 10 月 28 日三诊：紫癜已没，肿痛亦释，唯双膝小疼。予枳马丹（枳壳、马钱子），每服 0.5g，日服 3 次，连服 5 日，完全康复。

二、血小板减少性紫癜

1. 病因病机

本病有因热病后期热毒未清，郁伏于内，阴血耗伤所致者。其毒热不净，深入血分，壅遏脉络，迫血妄行，其证虚实兼夹。或因禀赋不足，后天失调所致者，其营气不足，血不归经，此种证型多呈慢性而以虚证为主。

2. 辨证论治

（1）血热动血

热病后期，余热伏邪未清，皮肤发起斑点，其色紫暗，并兼鼻衄、齿衄，或血尿，舌质红，苔黄干，脉细数。治宜滋阴清热解毒，凉血止血化斑。仍用凉血消癜汤。鼻衄者加白茅根 30g，血尿者更加大蓟、小蓟各 15g，旱莲草 10g。

（2）气虚失摄

皮下泛发紫红疹点，或成不规则片状，压之不退，亦可见于口腔内，则色较鲜红，伴面色乏华，精神疲倦。舌淡嫩，苔白或浮黄，脉缓弱。查血常规，血小板每多偏低。治宜益气养血摄血。自拟参芪二胶汤。组成：党参 10g，黄芪 10g，白术 10g，当归 6g，阿胶 10g，鹿角胶 6g，陈皮 6g，侧柏叶 15g，炙甘草 6g，大枣 5 枚。用法：每日 1 剂，水煎分 3 次温服。

方解：心主血，脾统血，肝藏血，肺朝百脉主气而布血，肾藏精而化血。若先天不足，或气虚脾失统摄，则血泛溢于皮下肌肤之中，发为紫癜。方用党参、黄芪、白术、大枣大补元气以摄血；当归养血，引血归经；阿胶、鹿角胶补精血，合侧柏叶以止血；陈皮健脾行气，使诸药补而不腻。合用之有益气养血摄血，消除紫癜之效。

临床运用：若伴心慌怔忡者，加酸枣仁、五味子；若伴口干虚热者，加地骨皮、麦冬；若皮下血溢殊甚者，茜草炭、地榆、棕榈炭等亦可选择加入。

临证治验

例一：陈某，男，8岁。5年前曾患血小板减少性紫癜，经多方治疗一两年渐愈。自上周出现盗汗，夜夜如是，至前日又发生紫癜，细碎小点，如麻如豆，或红或暗，或皮下青紫，头面身躯四肢均见。面色皖白，舌淡嫩苔薄黄，舌上有瘀小点数处，脉缓弱。查血常规：RBC3.1 × 10^{12}/L，HGB90g/L，WBC4.5 × 10^{9}/L，L40%，N60%，BPC40 × 10^{9}/L。此紫癜病，治宜益气养血摄血。乃用参芪二胶汤加五味子、地骨皮、炒地榆，先服3剂，盗汗止，紫癜未增多，原发有减淡，脉舌如前。仍守上方连服10剂，紫癜乃失。BPC110 × 10^{9}/L。

例二：卫某，女，10岁。泛发皮肤下紫癜1周，眼睑、喉、口腔皮下泛发如芝麻或大如指头紫斑，不痒不痛，饮食可，面黄乏华，舌上有紫红点，苔薄黄，脉弱。查血常规：RBC3.0 × 10^{12}/L，HGB70g/L，WBC5.8 × 10^{9}/L，L30%，N70%，BPC60 × 10^{9}/L。查尿常规：蛋白（+-）。肝B超：上界6肋间，剑下3cm，肋下1.5cm，肝厚7cm，脾厚2cm，较密－密集微波。肝功能正常。此紫癜病，治宜益气养血摄血。用参芪二胶汤加麦冬，连服3周，紫癜全没。复查血常规：RBC3.46 × 10^{12}/L，HGB100g/L，WBC6.9 × 10^{9}/L，L31%，N68%，E1%，BPC100 × 10^{9}/L。

第二节　风疹治疗经验

风为六淫之首，每易兼夹他邪侵犯机体致病。《素问·生气通天论》说：“故风者，百病之始也。”《素问·玉机真脏论》则说：

"风者，百病之长也。"华岫云认为："盖六气之中，唯风能全兼五气，如兼寒则曰风寒，兼暑则曰暑风，兼湿则曰风湿，兼燥则曰风燥，兼火则曰风火。盖因风能鼓荡此五气伤人，故曰百病之长……病之因乎风而起者，自多也。"（《临证指南医案》）风之伤人，自浅而深。皮肤乃机体之藩篱，风邪伤人，首当其冲。风邪潜入，留而不除，是为伏气。故诸多皮肤疾病，每因风邪或兼夹他邪气潜伏而引起。大凡皮肤疾病，据其临床表现，余常从风邪伏气致病立论，遣方亦常用风药，力主祛除伏邪，体现皮肤疾病从风论治的用药特色。

风疹以 5 岁以下小儿为多见。其症以发热、咳嗽、全身出现细沙样皮疹伴耳后枕部瘰疬为特征，常在冬春季节流行。若系妊娠初 3 个月内的妇女患风疹，其胎儿可发生先天性风疹，引起早产、死产及各种先天性畸形，预后严重，故必须重视孕妇的预防。

一、病因病机

由风热时邪引起。邪气由口鼻而入，伏郁于肺卫，蕴于皮腠，正邪相争，郁而发热；邪气入肺则咳，传脾则腹痛而泄泻；邪气与气血搏结，热毒炽盛，则发热而渴，疹色鲜红，若正气抗邪外达，疹毒外透，随之邪毒亦解，热退疹消而安。

二、证候特点

初起发热、流涕、咳嗽，或牙痛，偶尔咽喉疼痛、腹痛、呕吐、泄泻。一两天后出疹。

皮疹从颈部开始发生，一日内遍布全身，面及四肢远端稀疏，躯干部密集。疹色浅红，细如砂粒，有痒感。舌苔薄白，脉浮数。

三、论治

风热时邪外袭，伤于肺卫，故发热、咳嗽、流涕。邪气下迫胃肠，则腹痛呕泻。咽喉乃肺胃之门户，风热夹毒客之，经气郁滞故痛。风热毒邪入营，现于肌肤皮络，则疹发。脉浮数，乃风热在表之征。其治宜疏风清热，透邪外达，自拟疏风消毒饮。处方：蝉蜕 6g，荆芥 6g，防风 6g，连翘 6g，牛子 6g，升麻 5g，赤芍 5g，甘草 5g。若热毒盛者，加栀子、黄芩、玄参；呕者，加半夏、黄连；后项瘰疬者，加贝母、射干。

临证治验

例：夏某，男，4 岁，住城关。前日发热、咳嗽，以为感冒，服小儿感冒冲剂，热稍降，昨日呕吐 1 次，不欲食，不安，今日面部及上身皮肤泛发红疹，痒。察其咽喉红，苔白，脉浮。查血常规：白细胞正常，淋巴偏高。此风疹也。宜疏风解毒透疹。用疏风消毒饮，服 2 剂而安。

按：疏风消毒饮其方以荆芥、防风祛风解卫透疹；蝉蜕疏风热开肺气透疹；牛子疏风宣肺利咽透疹；升麻升清解毒，连翘清热解毒；赤芍凉营和血以助消疹；甘草解毒调和诸药。故共奏疏风清热透疹之效。景岳说：“疹子欲出未出之时，宜早为发散，以解其毒，则无余患。”（《景岳全书·疗疹》）肺主皮毛属卫，太阳主表，风药辛散发汗，蝉蜕、荆芥、防风、牛子、升麻多入太阴肺与太阳膀胱经，故为风疹必用之药。

第三节　瘾疹（荨麻疹）治疗经验

瘾疹病名首见于《素问·四时刺逆从论》，曰：“少阴有余，病皮痹隐轸。”后世又称风疹块，西医学称为荨麻疹，是一种常见的皮肤血管反应性过敏性皮肤病。其病特征是皮肤出现瘙痒性风团，突然发生，迅速消退，不留任何痕迹。急性者可在数小时或数日内痊愈，慢性者，可迁延数月数年，经久难瘥。

一、病因病机

《诸病源候论》说："邪气客于皮肤，复逢风寒相折，则起风瘙痒疹。"又说："夫人阳气外则多汗，汗出当风，风气搏于肌肉，与热气并，则生蓓蕾。"可见风寒、风热之邪由外潜入体内，伏邪未去，搏于肌肤，最易诱发本病。亦有饮食腥味发物，蕴热化风；或七情恼怒，冲任亏虚，气血失调，血虚化风，风与卫气相搏，郁于肌腠而发病。

二、证候特点

起始皮肤瘙痒，随即发出风团，呈鲜红色或苍白色，大小形态不一，常随搔抓而扩大增多。风团泛发，时隐时现。可见水肿性红斑块，消退后不留痕迹。可伴畏冷发热，或腹痛吐泻，若在喉部，可引起水肿，呼吸困难，甚至窒息。因于风热者，则脉浮数，苔薄黄；因于风寒者，其脉浮紧，舌苔白。夹湿热内蕴者，脉滑苔腻；兼气血不足者，脉沉细虚弱。

三、论治

1. 先期防治

此症每因外邪袭入与卫气相搏，郁于肌腠而发病。若卫气充实则能抗邪，病必不发。故余首重先期预防，治其萌芽。若屡犯此病者，可服保元御风散，或加僵蚕、蝉蜕。

2. 临证治疗

风邪袭表，郁于肌肤，营卫失和，风邪与气血相搏，气血循行不畅，则发风团瘙痒。其风团泛发，起没无时，游行不定，显然呈风性特征。其实证则夹寒夹热；其虚证则气虚血虚，或阴阳不足。而呈风象则一也。故其治疹宜疏风和营止痒。余拟养血祛风汤。处方：生地黄、当归、白芍、川芎、防风、柴胡、蝉蜕各10g，僵蚕 15g，茯苓 10g，枳壳 6g，甘草 10g，水煎服，日

1 剂。

若兼风寒者，去生地黄、蝉蜕，加麻黄、桂枝；若兼风热者，加金银花、连翘；若伴气虚者，加黄芪、党参；若伴阴虚有热者，加玄参、乌梅，去川芎、柴胡；若腹痛者，加乌梅、川椒、川楝子；若顽固性难愈者，去枳壳，加徐长卿、白鲜皮，或加全蝎、乌蛇。

临证治验

例一：程某，男，17 岁。昨运动出汗，脱衣受凉，至夜发风团瘙痒，并微热恶风。刻诊：肌肤泛发瘾疹，有红色搔痕。脉浮弦，舌红苔白。乃用上方去生地黄、蝉蜕，加麻黄、桂枝，服 2 剂而痊。

按：《素问·生气通天论》说："阴者，藏精而起亟也。"若机体阴血不足，亦易感受风邪异气，邪正相搏于肌肤，则发风团瘙痒。原方用当归、生地黄、白芍养血；防风、柴胡、僵蚕、川芎、蝉蜕祛风止痒；茯苓利湿消肿；枳壳行气；甘草调和诸药。今人药理研究指出，风药防风、柴胡、蝉蜕及枳壳、甘草均有良好的抗过敏作用。故合用之养血和营，祛风抗敏以止痒。本案因系寒凉引起，故取原方去寒性的生地黄、蝉蜕，而加辛温散寒之麻黄、桂枝，取效殊佳。

例二：朱某，女，63 岁。患风团瘙痒已上十日，服氯雷他定片，缓解半日旋发；服中药祛风解毒止痒等剂数剂，乏效。刻诊：身体清瘦，肌肤泛发瘾疹，以胸背为多，色淡红，夜发痒尤重，不能入睡。脉细，舌质淡，苔白。此属风邪乘血虚入客肌肤，与卫气搏结所致。治以养血搜风，佐以祛风为法。生地黄、当归、白芍、川芎各 10g，全蝎 5g，乌蛇、蝉蜕各 6g，防风、荆芥各 10g，乌梅、甘草各 10g，水煎服，其服 1 剂后，当日风团瘙痒已极少。次日续服 1 剂即不再发。

第四节　牛皮癣治疗经验

牛皮癣是以皮损肥厚顽硬，状如牛皮而得名，是以皮肤苔藓样变及剧烈瘙痒为特征的常见慢性皮肤病，古代称为顽癣，西医学称为神经性皮炎。

一、病因病机

《外科正宗》论顽癣说："皆由血燥风毒克于脾肺二经。"说明本病由外感风湿热毒引起。若风湿热毒之邪外侵潜伏，蕴结于肌肤，日久气血凝滞，肌肤失养，皮肤变厚作痒。或风热毒盛，日久耗伤阴血，血燥生风。或七情所伤，耗消营血，血虚肌肤失养，伏邪与气血搏结，可使病情加重，皮痒并皮肤增厚变硬。

二、证候特点

本病多见于中青年。初起肤痒，搔抓日久，则发生粟粒或绿豆大血疹，顶部扁平，散在分布，逐日增多，融合成片，皮肤逐渐变肥厚，皮纹加深，皮嵴隆起，形成苔藓样变。皮损颜色潮红，伴糜烂渗湿或结血痂，有时覆有鳞屑。瘙痒剧烈，夜间尤甚。大便秘结，小便黄，舌黄，脉弦数。久之则皮损颜色变淡，肥厚粗糙，皮屑，瘙痒伴头晕、失眠，舌淡苔薄白，脉濡细。

三、论治

此病乃由风邪夹湿热之毒侵袭，郁伏于肌肤，阻塞经络，与气血搏结，蕴结而形成。风甚则痒如虫行而起白屑，夹湿则糜烂渗湿，夹热则皮色红而有血痂。久之邪气留连，血气亏虚，而见诸营血不足，血燥生风之证。其治宜祛风搜风，以逐伏邪，并佐以清热胜湿解毒和血之法。若邪少虚多，则应养血祛风。余拟祛风克癣汤。处方：蝉蜕10g，乌梢蛇10g，全蝎6g，黄连6g，苦参10g，白鲜皮15g，地肤子10g，金银花30g，野菊花10g，赤芍12g，甘草10g，每日1剂，水煎服。

若血虚者，加当归、生地黄、首乌；失眠加酸枣仁、桃仁、柏子仁、合欢皮。

另用克癣液：生南星60g，乌梢蛇30g，白鲜皮30g，黄柏15g，冰片3g，以白醋300mL浸液，1周后，外搽。

按：祛风克癣汤据病机立法处方。其方中用蝉蜕、白鲜皮祛风止痒，复加乌梢蛇、全蝎入络搜风；黄连、苦参清热燥湿杀虫；地肤子合白鲜皮利湿止痒；金银花、野菊花清热解毒；赤芍活血；甘草解毒调和诸药。合用之共奏祛风清热，胜湿解毒止痒之功。其用风药可领诸药逐邪从皮外而解，其方力宏，故能克癣取效。唯此病根深顽固，若服数周后，病情好转，煎服不便，可制为丸剂，一二料方可除根。

临证治验

例一：周某，男，50岁，工人。2002年2月8日初诊。后项发际下大片癣痒数年，西医诊为神经性皮炎，屡治不愈。刻见其癣如牛项下皮粗糙隆起，瘙痒脱白屑，周边糜烂，有边痂，心烦不安。舌红苔白，脉缓。此牛皮癣也。用祛风克癣汤10剂内服，外搽克癣液，日数次。

2002年2月25日二诊：癣痒大为减轻，续服原方10剂，外液续搽。上药服完，数年顽疾痊愈。皮肤基本复原。2个月后饮食辛辣，又有萌发之状，续服药1个月愈。至2006年春，又发痒不已，仍取原方加党参、当归十倍量水泛为丸。每服9g，日3服，至今未再发。

例二：胡某，女，42岁，务农。2002年4月10初诊。双上肢腕至肘外侧皮肤瘙痒已一两年，久治不愈。其症自外关长约50cm，宽约10cm，皮肤粗糙，增厚，皮纹加深，色黄褐，起白屑，剧痒，搔之有血痂。舌红苔白，脉弦。乃牛皮癣。仍用祛风克癣汤内服、克癣液外搽。服 15 剂，症见缓解。因煎服不便，乃取上方为丸，加当归、川芎，每日 3 服，每服 9g，白开水送下。连续服药 1 年，皮肤始渐复原而愈。

例三：陈某，女，56 岁，西长岭人，务农。2007 年 3 月 13 日初诊。两侧面部、四肢及肚腹部肌肤泛发瘙痒已两三年，久治不愈。刻诊：其症上述部位散在皮肤粗糙，增厚，皮纹加深，色淡黄褐，损害面积大小形状不一，阵发剧痒，搔之起白屑，有血痕。舌红苔白，脉弦。此乃牛皮癣。予祛风克癣汤增减：土茯苓 20g，乌梢蛇 15g，全蝎 6g，黄连 10g，苦参 6g，白鲜皮 15g，桂枝 10g，金银花 30g，野菊花 10g，赤芍 15g，甘草 10g，每日 1 剂，水煎服。另用克癣液：生半夏 100g，乌梢蛇 30g，黄柏 20g，苦参 30g，以白醋 300mL 浸液，外搽。效果：2014 年 3 月 10 日，因胃病来诊，谓皮癣连服上方 30 剂后，便痊愈，至今未发。

第五节　火带疮（带状疱疹）治疗经验

带状疱疹，中医名火带疮，俗名龙涎疮、缠腰火丹等。本病多发于春秋季节，以成年人为多。多数患者愈后不再发，极少数患者可再次复发。

一、病因病机

此病乃外感湿热毒邪伏气为病。邪气侵入人体，可以潜伏数年乃至多年而不发病。每因体虚偶感风寒之邪；或因饮食不节，肠胃损伤；或因情志失调，肝郁化火。乃至湿热毒邪伏气外发，浸淫肌肤血络，而见红赤斑疹；玄府津液滞留与毒邪互结则起黄白水疱；邪阻络脉，经气不通则痛。若年老体弱，肝脾不足，邪毒滞留，气滞血瘀，则疱疹消失后损伤皮络而疼痛如掣，数月才能消失。

二、证候特点

起先有轻度发热、疲倦、全身不适、饮食乏味，颜面或胸肋或腰背或大腿内侧等处，皮肤灼热疼痛。经一两日后，疼痛部位发生不规则红色斑，继而出现群带状的粟粒或绿豆大的丘疱疹，并迅速变成水疱，内含清液，疱壁发亮。数日后，水疱浑浊化脓，或部分破裂，形成霉烂，最后干燥结痂，痂脱而愈，病程约2周。可有暂时性淡红色斑或色素沉着，不留疤痕。少数患者仅见红斑和刺痛，并无水疱。

三、辨证论治

1. 急性期

症见皮肤起红斑、水疱，如带状排列，灼热疼痛。伴口苦口干，便秘尿黄，舌红苔黄，脉数或弦滑。此病火带疮，乃湿热毒邪伏气外发所致，治宜清热燥湿，凉血解毒。余拟凉血金花汤内服。药用黄连10g，黄芩10g，黄柏10g，栀子10g，大黄6g，金银花15g，连翘10g，赤芍10g，牡丹皮10g，白鲜皮15g，甘草10g。用法：每日1剂，水煎分3次服。

外用方：雄黄、大黄、白芷各30g，研细末，香油调和如糊状，搽患处，日两三次。

方解：内有蕴热，外感湿热邪毒浸淫肌肤，入于血络，则发水疱红斑；湿热阻滞经络，经气不通故致疼痛。本方用黄芩、黄连、栀子、黄柏、大黄清热燥湿，以泻三焦之邪；金银花、连翘清热解毒；赤芍、牡丹皮、白鲜皮凉血清热；甘草解毒以调和诸药。合用之有强大的清热解毒作用。若口干欲饮，有伤阴之征者，加玄参、天花粉。外用方有泻火解毒止痛作用。

2. 缓解期

（1）络脉瘀滞

皮疹消退后，遗留肤色暗红，患处疼痛如针刺不已，舌暗红或衬紫，苔白，脉弦或紧。此病火带疮，乃余邪未尽，络脉阻滞不通所致。治宜活血通络。余拟活络消痛饮。方用忍冬藤 40g，乳香 10g，没药 10g，丹参 10g，三七 10g，延胡索 15g，甘草 6g。每日 1 剂，水煎服。

方解：此方用忍冬藤、甘草解毒以清余邪；乳香、没药、丹参、三七、延胡索活血通络止痛。

（2）血虚络阻

皮疹消退后，遗留肤色暗红，患处掣痛时止时作，饮食乏味，神倦乏力，舌暗红或淡紫，苔白，脉细或弦缓。此病火带疮，乃余邪未尽，肝脾不足，络脉阻滞不通所致。治宜补养肝脾，活血通络，散结止痛。余拟逍遥活血止痛汤。药用柴胡 10g，当归 10g，白芍 30g，白术 10g，茯苓 10g，乳香 10g，全蝎 6g，鼠妇 10g，甘草 10g。每日 1 剂，水煎服。

方解：此方用逍遥散补养肝脾以荣筋；加乳香活血定痛；全蝎散结通络，镇痉止痛；鼠妇活血解毒，并有良好的镇静止痛作用。合方收扶正荣筋，活血散结，通络止痛之效。

（3）阴虚络痹

皮疹消退后，遗留肤色暗红，患处掣痛时止时作，兼口舌干燥，尿黄，大便秘结，脉细或虚数者。此病火带疮日久，致阴虚络脉失荣。治宜养阴荣筋，佐以活血通络。方拟加味一贯煎：生地黄 18g，北沙参、麦冬、当归身各 10g，枸杞子 10g，川楝子 10g，鼠妇 10g，甘草 10g。

方解：方中重用生地黄滋阴养血，滋水涵木。当归、枸杞子养血滋阴柔肝；北沙参、麦冬滋养肺胃，养阴生津，佐金平木，扶土养木；川楝子泄肝热，理气痛；鼠妇活血通络，镇静止痛；甘草解毒并缓其急迫。诸药合用，使肝阴得养，筋络得荣，则疼痛可释。

临证治验

例一：徐某，男，63 岁。1998 年 7 月 14 日初诊。右侧腰至胁下大面积疱疹已 4 天，经医用抗感染治疗，局部灼热疼痛不缓解。刻诊：疱疹大者如雀卵，小者如大豆，外面隆起，基底色赤，有单个，有连成片者，宽约 70cm，长约 200cm。大便行，尿黄。舌红苔黄，脉缓。此火带疮也。用凉血金花汤，取 3 剂，每日煎服 1 剂，外搽外用方。

1998 年 7 月 17 日二诊：第一日夜仍痛，次日渐松，现大疱疹已下陷。仍用原方 3 剂。

1998 年 7 月 20 日三诊：其子来说：大部分疱疹脱皮，极少未消，脱皮处皮色红赤而痛。用上方去金银花、连翘、大黄、白鲜皮，加生地黄 15g，地骨皮 15g，取 4 剂；外用青黛香油调搽患处，病即愈。

例二：余某，男，67 岁，教师。腰部患带状疱疹，已经静脉滴注抗感染等法医疗半个月，花费 2000 余元，至今仍见左背胛横斜如带状红赤，有小黄疱未消，疼痛殊甚。便秘口干，舌红苔黄，脉缓硬。此火带疮，仍用凉血金花汤去白鲜皮加没药 10g，另用外用方外搽。连服 7 剂而痊。

例三：陈某，男，68 岁，农民。右背胛患火带疮，经治已 2 个月，疹消退，遗留皮下暗紫色，日夜疼痛如针刺，诸药不效。乃用活络消痛饮，取 5 剂，每日煎服 1 剂，服完痛愈。

例四：姚某，女，70 岁。原患肝硬化腹水已年余，病情尚稳定，仍在治疗中。两周前患右胸肋部带状疱疹，经治疗皮疹消退后，遗留肤色暗红，患处掣痛时止时作，饮食乏味，神倦乏力，下腹部膨膨若有水，尿短微黄，舌淡紫，苔白，脉细弦。此病火带疮，乃余邪未尽，肝脾不足，络脉阻滞不通所致。用逍遥活血止痛汤加大腹皮、葶苈子、防己、泽泻、茯苓皮，服完 7 剂，痛渐缓解。

第四章
妇科疾病

第一节　对妇女生理特点的认识

妇人以其有胞宫为生理特点。胞宫乃奇恒之腑之一。《素问·五脏别论》说："脑、髓、骨、脉、胆、女子胞，此六者，地气之所生也。皆藏于阴而象于地，故藏而不泻，名曰奇恒之腑。"张隐庵说："女子，玄母也；胞者，养胎息，结灵胎者也。"（《黄帝内经素问集注》）。因有胞宫，故具备了孕胎的功能。《素问·上古天真论》又说："女子七岁，肾气盛，齿更发长。二七而天癸至，任脉通，太冲脉盛，月事以时下，故有子……七七任脉虚，太冲脉衰少，天癸竭，地道不通，故形坏而无子也。"妇人生有胞宫，必二七之时，肾气盛满，天癸成熟，冲任通盛，月经按时来潮，才具备正常生育能力。冲任之脉属于奇经，故胞宫正常孕胎与奇经有着密切的联系。妇人调经种子，首重奇经。

《灵枢·五音五味》说："冲脉、任脉皆起于胞中。"可见冲任与女子胞有着密切的联系。《灵枢·逆顺肥瘦》又说："夫冲脉者，五脏六腑之海也。"五脏心主血，肝藏血，脾统血，肺朝百脉而布血，肾藏精而化血，凡脏腑之血皆归冲脉。冲为五脏而藏血，乃至阴之体，以冲阳为用，其脉以至盛平谧为恒常。女子以血为体，唯太冲脉盛，导入胞宫，血气充盈，月经才能应时而下。故叶天士说："凡经水之至，必由冲脉而始下。"（《临证指南医案》）

任脉起于胞中，总任诸阴，为阴脉之海，乃生养之本。其以阴血为体，阳气为用。女人任脉通畅，血注于胞，维持月经的正常来潮。任脉虚则地道无输，血气无流，月事不行。任脉实，则地道不通，血气闭阻，月事亦不通行。冲为血海，任主胞胎，冲任相资，则月经正常而能孕育。

李时珍说：督脉“起于肾下胞中”（《奇经八脉考》），上行至脑巅。督脉为阳脉之海，主阳气通于命门。其以阳气为本体，以阴精为用。督阳能化精、行精、摄精，故天癸之行，月经之潮与督阳关系至切。陈士铎说：任督二脉，“为胞胎之主脉，无则女子不受妊”（《石室秘录》）。唐容川说：“肾中天一所生之癸水，入于胞中，全在督脉导之使下也。肾气至胞，任脉应之，则心胃之血乃下会于胞中，此为任督相交，心肾相济，道家坎离水火交媾之乡，即在于此。”（《中西汇通医经精义》）《难经·二十八难》说：“带脉者，起于季胁，回身一周。”带脉约束诸脉，其下系于胞。傅青主说：“带脉者，所以约束胞胎之系也。”（《傅青主女科》）任督二脉属于胞，总领阴阳，带脉之系胞与此阴阳二脉相维系，共司女子胞的正常行经孕胎之职。带脉者，其以阴血之质，以阳气为用。带脉气弱则胎易坠，带脉血伤则胎不牢。

冲任督带乃奇经之属，其血气来自脏腑十二经脉。奇经如深湖含蓄，有蓄溢调节正经气血的功能。女子胞与冲任督带密切相关，由于脏腑气血虚实常病涉奇经，从而必然影响女子胞。况冲脉隶于阳明，冲任督带隶于肝肾，八脉与脏腑原有直接联系。余尝论妇人病机说：若阳明脉衰，则冲血无贮，病经迟浮肿；中气虚馁，则冲脉失摄，发为崩中漏下；肾阴虚损，冲任必涸，而经迟经闭；阴虚火旺，冲任失涵，致经期超前；肝气厥逆，冲阳上逆，妊娠子眩；肝气失疏，则任脉气滞，发为痛经癥瘕。心气大动，任脉不守而暴崩；心气郁闭，任脉不通而闭经。肾命亏虚，则督阳不充，不能摄精成孕；肾命阳虚，带脉失暖，则带下清稀；脾土不旺，带脉无力，则胎孕不固。等等诸证，不一而足。

再"妇人之生，有余于气，不足于血。"(《灵枢·五音五味》)血乃五脏所化生，下归血海而为月经，上输于乳化为乳汁。故妇人病多血虚不足。然因六淫七情所伤，亦可引起血寒、血热、血瘀之证。而血之与气，互存互资，互动互行。血病者，必及于气；气病者，亦必及于血。故妇人之病，气虚不足亦恒见之。且六淫、七情之伤，亦可致气陷、气逆、气滞之证，影响冲任督带，病及胞宫，月经失调，过多过少，崩漏经闭，不孕滑胎，诸症迭陈。故妇人病必究奇经八脉，而脏腑气血虚实逆顺亦不容忽视。调其阴阳，以平为期，未可执偏而论。

第二节　月经先期

月经之行，应月而潮，此天人相应也，是为常态。若月经周期提前 1 周以上，甚或 1 个月两潮者，称月经先期。其病机证治，涉及四种。

一、脾气虚弱

经行先期，量多色淡，神疲肢软，心悸短气，或纳少便溏，舌淡苔白，脉弱。乃劳倦伤脾，气虚不足，统摄无权，冲任失固。治以补气摄血，固摄冲任。方如归脾汤。

二、肾阴亏虚

月经先期，量少色红，颧红面赤，手足心热，舌红少苔，脉细数。乃素体阴虚，肾阴不足，虚火内扰，冲任不谧，血行先期。治以养阴清热，以调冲任。方如二地汤（出自《傅青主女科》，组成：生地黄、玄参、白芍、麦冬、阿胶、地骨皮）。

三、肝郁化火

经行先期，量或多或少，色红或黯，经行不畅，乳胀，少腹胀痛，口苦咽干，舌黄，脉弦数。乃恼怒伤肝，气郁化火，扰动冲任，迫血妄行。治以疏肝清热，以安冲任。方如丹栀逍遥散（出自《薛氏医案》，组成：当归、白芍、柴胡、白术、茯苓、炙甘草、牡丹皮、炒栀子、薄荷、生姜）。

四、阴虚血热

月经先期而至，色鲜红量多，心烦颧热，口干，舌红苔干白或薄黄，脉数或细或滑。乃心肾阴虚，下焦实热，以致任脉不守，冲脉大动，月经先期而行。治宜滋阴清热，平冲安任。余拟滋阴清经汤：生地黄 15g，阿胶 15g，白芍 10g，黄柏 10g，海螵蛸 15g，茜草 10g，仙鹤草 15g。每日 1 剂，水煎分 3 次温服。此方用生地黄、阿胶滋心肾之阴以安任；白芍、黄柏酸苦泄热平冲；海螵蛸味咸入下焦冲任以涩血；茜草苦寒，凉血止血；仙鹤草味苦涩平，可清热安神止血，能调妇人月经或前或后，此药又名脱力草（《滇南本草图谱》），民间用治脱力劳伤贫血（《现代实用中药》），与红枣共煎服之，故取之泻火止血调经，而又不伤血且养营也。若阴虚热盛，血出灼热者，加地骨皮、牡丹皮；若兼脾胃不足者，加山药、甘草；若血量多者，加地榆、侧柏。本方亦可用治阴虚血热之月经延长、崩中漏下。出血甚多者，可重加赤石脂、贯众炭。

本病治疗，属虚热者，则养阴清热。属实热者，则清热凉血。若脉证无火，则补中气以摄冲任。或补命门，以温督脉。用药切忌过用寒凉或温燥动血，总以调理冲任，平秘阴阳为要。

临证治验

例一：伍某，女，35 岁。两三个月来，月经超前而至。刻诊：腰酸，经行血色暗红，心烦，脉细，舌淡红，苔薄黄。取用滋阴清经汤服 5 剂。月经六天净，下个月经行如期。

例二：周某，女，37 岁。月经提前上十日，值经期，经前心烦，乳胀，腰胀，面发燥热，尿黄，脉弦稍数，舌苔薄白。取滋阴清经汤加牡丹皮 6g，栀子 6g，连服 4 剂。下个月来诊，月经如期，唯仍乳胀，续取此方加川楝子 6g，服 3 剂而安。

第三节　月经延长

月经周期正常，行经天数延长 7 日以上，甚或半个月之久而不净者，病为月经延长。其病机证治约为四种。

一、脾虚失统，冲脉不固

行经时间延长，漏下难净。色淡清稀，神倦肢软，心悸少寐，小腹空坠，舌淡苔薄，脉缓弱。治宜益气固冲，温经止血。方如归脾汤加姜炭、艾炭。

二、阴虚血热，血海不宁

经行淋沥难净，量少色红，颧红，五心发热，咽干，舌红少苔，脉细数。治宜滋阴清热，凉血固冲。方如清经汤（出自《傅青主女科》，组成：黄柏盐水浸炒、青蒿、牡丹皮、地骨皮、大熟地黄、白芍、白茯苓）。

三、瘀阻胞宫，血不归经

经行日久不净，血量时多时少，色黯红夹瘀，小腹痛拒按，舌红衬紫，脉弦或涩。治宜祛瘀行滞，活血止血。方用少腹逐瘀汤（出自《医林改错》，组成：当归、赤芍、川芎、肉桂、蒲黄、五灵脂、小茴香、没药、炮姜、延胡索）。

四、肝失疏泄，冲任失职

行经延长，绵绵不断，少腹隐痛，恶心少纳，口干少饮。苔白，脉沉弦。治宜疏肝健脾，养任安冲止血。余拟地胶逍遥汤：

地骨皮 10g，阿胶 15g，柴胡 6g，当归 10g，白芍 10g，白术 10g，茯苓 10g，茜草 10g，地榆 10g，甘草 6g。每日 1 剂，水煎服。此方用地骨皮、阿胶滋肾涵木，以养任脉；柴胡、甘草、当归、白芍、茯苓、白术两调肝脾以安冲脉；茜草、地榆以止血。合用之有调和肝脾，养任安冲，缩短行经时日之效。若伴乳房胀者，可加玫瑰花、佛手；若伴小腹痛甚，血瘀有块者，可加川芎、蒲黄、五灵脂；若血甚多者，可加赤石脂、贯众炭。

临证治验

例：吴某，女，20 岁。1988 年 12 月 21 日初诊。月经 14 岁初潮，先后无定期数年，智力欠佳，反应稍迟钝，平素经期十余日。刻诊：经行已 20 日未净，并乏味纳少，恶心，苔白，脉弦右小。取地胶逍遥汤服 3 剂。

1989 年 1 月 19 日二诊：上个月服完药月经即净，本月经行如期，5 天净，今无明显不适，仍用上方去地榆、茜草、地骨皮，加熟地黄、酸枣仁 3 剂善后。

第四节　闭经

女子年逾 18 岁而月经尚未来潮，或月经周期建立后，又中断 3 个月以上不来月经者，称为闭经。前者为原发性闭经，后者称继发性闭经。古人论闭经，有血枯、血隔之别。张介宾说：“盖隔者，阻隔也；枯者，枯竭也。阻隔者，因邪气之隔滞，血有所逆也；枯竭者，因冲任之亏败，源断其流也。”（《景岳全书·妇人规》）余拟证治如下。

一、血气瘀滞，冲任不通

血隔者，其症月经闭止不行，胸腹胀满，少腹疼痛，按之不减，脉涩，舌质紫黯，脉沉弦或涩。证属血气瘀滞，冲任不通，经闭不行。治宜活血化瘀，调冲通任。方如大黄䗪虫丸。

二、冲任亏虚，胞脉失荣

血枯者，其症月经闭止不行，面色萎黄或苍白，头昏目眩，时有潮热，纳减食少，心悸气短，舌淡苔薄，脉多软缓无力。证属心脾不足，气血亏虚，无以灌注冲任。治宜大补气血，充养冲任。方如八珍汤（出自《正体类要》，组成：党参、茯苓、白术、炙甘草、熟地黄、白芍、当归、川芎）。

三、肝肾阴虚，冲任无储

肝肾阴虚，精血亏损，冲任无储。治宜滋养肝肾，以润奇经。可用归肾丸（出自《景岳全书》，组成：熟地黄、杜仲、菟丝子、枸杞子、当归、山茱萸、山药、茯苓）加龟板、阿胶。

四、肾命阳虚，胞络不通

月经之行，与天癸及冲任二脉相关，亦与命门督脉阳气有关。唐容川说："肾中天一所生之癸水，入于胞中，全在督脉导之使下也。肾气至胞，任脉应之，则心胃之血乃下会于胞中。"（《中西汇通医经精义》）可见督脉阳气导天癸下入胞中，并任通冲盛，气血调和，月经乃应时而下。若因外伤（刮宫、引产）或内伤（病后）或先天不足，致使督阳不充，冲任虚衰，月经必然闭止不行。余每见妇女或刮宫引产，或病后，或先天不足，月经闭止不行，以致不孕者；或注射黄体酮即行经，不注则经不行者；或无不适症状，或腰背酸痛，足膝酸软，或头昏面黄不华等症，乃用温督调元，补任通经之法。余拟调元通经汤治之。处方：淫羊藿 15g，仙茅 10g，制首乌 12g，当归 10g，鹿角霜 10g，黄芪 10g，桂枝 10g，白芍 10g，茯苓 10g。每日煎服 1 剂，分 3 次，空腹服，连服 5~7 天。

方解：方用淫羊藿、仙茅暖命门，壮督脉之阳，鹿角霜通督脉之气，以导天癸下行于胞脉；用制首乌、当归、白芍补任脉阴血；黄芪、桂枝益冲脉阳气；桂枝、白芍又可调营卫，亦即调和气血；茯苓引诸药入于下焦胞脉，叶天士谓茯苓乃松之余气所生，长于至阴之地，为阳明木药，能引诸药入于至阴之界也。于是，督阳温暖，冲任充盛，阴阳调和，元气充沛，月经即可通行。

临床运用：若精血虚者，加菟丝子 15g，枸杞子 10g，熟地黄 10g；阳明不足者，加党参 15g，炙甘草 10g；气滞血瘀者，加香附子 10g，川牛膝 10g，海螵蛸 10g，茜草 10g，茺蔚子 6g，白芍易为赤芍；内有虚热者，加生地黄 10g，白薇 6g，地骨皮 10g，减淫羊藿、仙茅、桂枝用量。服药期间，忌食生冷食物，冬日禁用冷水。本方亦可用于月经后期，以及督脉阳虚带下清稀者。

临证治验

例一：余某，女，22 岁。14 岁月经初潮，月经如期而至，5~7 天净。自去年起饮冷不慎，经行腹痛，每月经期推迟 10 余日方行。刻诊：已 40 余日未行，腰酸腹胀，黄带时下。舌淡苔白，脉数。乃取调元通经汤服 3 剂，月经即行。血不甚畅，续用当归芍药散 3 剂。以后月经如期以行。

例二：周某，女，30 岁。结婚 1 年未孕，月经每 40 余天而行，血色暗红，四五天净。刻诊：月经已 40 余天未行，腰腹痛。舌红苔薄黄，两尺脉弱。取调元通经汤加菟丝子 12g，服药 3 剂即经行。

二诊：右少腹隐疼，舌红苔薄黄，脉缓。予黑逍遥散加香附子、茺蔚子，3 剂善后。后经行如期而怀孕。

例三：何某，女，17 岁。1998 年 7 月 9 日初诊。13 岁月经初潮，后数年月经前后不定期，无任何不适，亦未介意。去岁月经闭止，经注射黄体酮则行，血块殊多。次月不注又闭止。发育尚可，刻诊无明显不适。舌淡极少白苔，脉沉弱。乃用调元通经汤加菟丝子 10g，熟地黄 10g，取 5 剂。

1998 年 7 月 18 日二诊：服完第 4 剂月经即行，血色红颇顺，续服完第 5 剂，口稍干，5 天血净。续予八珍汤去白术加麦冬 3 剂善后。下个月应期经潮。

例四：陈某，女，24 岁。1998 年 9 月 17 日初诊。14 岁月经初潮，月经每推迟，一般六七天净。结婚 2 年未孕。刻诊：经停 4 个月，乳胀乳头微痛，唇周多痤疮。舌红瘦，苔薄黄，脉沉左弦。诊为闭经。用调元通经汤，以赤芍易白芍，去仙茅，加菟丝子 10g，取 5 剂。

1998 年 9 月 24 日二诊：服完 4 剂后月经通行，量稍多，舌象如前，脉转小。拟滋阴清经汤去黄柏、仙鹤草加茯苓 3 剂，善后，次月按期行经。

例五：吴某，女，41 岁。1998 年 11 月 18 日初诊。数月前一直服避孕丸。停服后月经不行，经注射黄体酮后行经。至第 2 个月经水又不行，复注射黄体酮，连续 5 日后，仍无经潮。至今已 2 个多月。自觉腰部偶发刺痛一阵，右少腹隐痛。经 B 超提示：左侧附件可见 4.5cm×2.4cm 无回声区，区内可见细小散在强光点，并有直径 0.6cm 强光团回声，疑为附件囊肿。然局部按压痛不明显。大便行，食可，尿利。舌苔薄白，脉沉。诊为闭经。用调元通经汤加丹参 10g，川牛膝 10g，服 6 剂而月经通行。

例六：吕某，女，24 岁，未婚。月经闭止不行已 3 个月。腰腹不痛，饮食如恒，苔白，脉沉小。用调元通经汤加菟丝子 15g，茺蔚子 10g，川牛膝 10g，7 剂。数日后因他恙来诊，谓服药后经行，5 日经净颇适。

第五节　痛经

痛经是指妇女在经前、经期或经后发生以小腹疼痛为主，或痛引腰骶，或痛引胁肋，或伴头晕头痛，恶心呕吐，甚或昏厥的一种病症。亦称经行腹痛。其病产生的原因，有寒者，有气郁者，有血结者，有血虚者。其痛发于经前、经期者多实，或虚中夹实；经后疼痛者多虚。其痛在小腹正中者，多为血瘀或血虚；痛在少腹两侧者，多为气滞；痛而拒按者属实；痛而喜按者属虚；痛甚于胀者多为血瘀；胀甚于痛者多为气滞；阵发大痛者多为气滞血瘀；绞痛难忍者多为寒瘀凝滞。余治疗痛经，据证常分为四法。

一、先期防治

痛经多因伏气稽留下焦，影响冲任，气血不畅所致。可于经前常服当归芍药散，养肝调血，健脾除湿，以益冲任。《金匮要略》说："妇人腹中诸疾，当归芍药散主之。"《素问·八正神明论》说："上工救其萌芽，必先见三部九候之气，尽调不败而救之，故曰上工。"此法是也。

二、寒滞冲任

经前或经期小腹冷痛，痛连腰脊，行经量少，色瘀有块，苔白，脉沉或紧，乃受寒饮冷，寒滞冲任，血凝不运所致。治宜温经化瘀，通利冲任。方如少腹逐瘀汤。

三、冲任脉虚

经期或经后小腹隐痛，得按痛减，量少色淡，神倦肢软，舌淡苔薄，脉细弱者，乃气血不足，冲任空虚，胞脉失养所致。治宜益气养血，以灌冲任，濡养胞脉。常用八珍汤。

四、肝郁血滞

经前或经期小腹胀痛，行经量少，淋沥不畅，乳肋胀痛，痛甚则呕，舌黯红，苔薄白，脉沉弦者，乃情志不调，肝失疏泄，任脉不畅，故行经腹痛，乳肋胀痛；肝气乘脾，冲脉气逆则痛而呕；气血不畅，经水淋沥。治宜疏肝和血，平冲调任。自拟疏肝调经汤：柴胡 10g，枳壳 10g，赤芍 10g，香附 10g，青皮 6g，白术 10g，当归 10g，茯苓 10g，木瓜 6g，炙甘草 6g。每日 1 剂，水煎分 3 次温服。

方解：柴胡、枳壳、香附、青皮疏肝行气，赤芍、当归和血调经，合用之以通调任脉血气；木瓜酸收敛肝平冲；白术、茯苓、炙甘草扶中以御肝乘，并益冲脉。若痛甚血下如腐肉片状，瘀下则痛轻者，可加五灵脂、蒲黄；若兼脉数血下色鲜红者，可加栀子、牡丹皮。

临床治验

例：郑某，女，28 岁，职员。1989 年 9 月 26 日初诊。14 岁月经初潮，20 岁前经期不准，亦不注意。20 岁以后时发行经腹痛，但可耐受，亦未注意。近因工作紧张，每月行经腹痛逐渐加重。结婚已半年，服药 20 余剂，但不效。此次经行小腹胀痛，简直难以起床，又腿酸软，呕吐不能饮食。舌质暗红苔白，脉沉弦。予疏肝调经汤 3 剂。

1989 年 10 月 18 日二诊：月经提前 4 天而至，腹疼较上个月大减，腰酸胀，舌红苔薄黄，脉弦，左滑右细。仍用前方去青皮、木瓜，加牡丹皮 10g，3 剂而愈。

第六节 崩漏

妇女在非行经期阴道大量出血，或持续淋沥不止者，称崩漏。前者称崩中，后者谓漏下。如《诸病源候论》说“非时而下，淋沥不断，谓之漏下”“忽然暴下，谓之崩中”。

崩漏是妇科常见重症之一。此病在女子青春期发生，乃因肾气初盛，发育未臻完善，冲任失固，胞脉不约所致；若生育年龄妇女病此，多责之肝脾失调，以致冲任功能紊乱；若绝经期妇女病崩漏，多因肾气渐衰，封藏失职，冲任失约所致。由于崩漏一病，大量下血，其情凶险，故古人治此症首重止血，而有塞流、澄源、复旧之治法。然而证诸临床，不可刻舟求剑，需详审病机，辨证求因以治之。若崩中血注甚暴者，急宜收涩止血，甚者用独参汤益气固脱。其因于血热，热伤冲任，迫血妄行者，则宜清热凉血，安冲固经。若脾虚气陷，统摄无权，冲任不固，治宜益气摄血。若肾阴虚损，虚火妄行，冲任不固者，必补肾安冲。若瘀血阻胞，冲任不藏者，治宜消瘀活血，以安冲任。诸多证情，虚实夹杂，寒热各异；急则治标，缓则治本。医者必谨慎权衡，灵活运用。

一、阴虚内热

经漏淋沥，腰脊痿软，心动悸，腹中热，腰膝跗骨皆热者，用滋阴配阳法治之。拟三才阿胶丸：人参60g，生地黄60g，天冬60g，阿胶60g，柏子仁40g，茯神60g，酸枣仁60g，白芍60g，莲肉80g，知母60g，牛乳粉60g，炼蜜为丸，饭前空腹淡盐汤送下6g。

方解：产育之伤，任脉失固，以致漏下。经漏不已，五液皆涸。心失所养，故动悸。任脉隶于肝肾，血去阴伤，骨骼失养，虚阳浮动，故腰脊痿软，跗骨皆热。任络散于腹，阳浮故腹中热也。久延枯槁不复，亟宜养阴配阳，固补任脉。方用人参、生地黄、天冬配阿胶、白芍、知母育阴止漏，佐莲肉以固任脉，柏子仁、酸枣仁、茯神养心宁神，牛乳粉合阿胶乃血肉有情之物以补其虚。使阴血充则虚阳敛；任脉固，漏下可止。

二、任督阳虚

经事淋沥，下焦畏冷，膝跗酸软无力，形瘦肤干者，乃任督阴阳两损所致。治必阴阳两顾。拟投鹿蛇紫姜汤：鹿角霜10g，蛇床子 10g，人参 10g，紫石英 18g，炮姜 3g，艾炭 6g，沙苑子 10g，枸杞子 10g，茯苓 6g，水煎服。

方解：月经之行赖任脉以固之，复赖督脉以摄之。若督脉阳虚，则胞宫不暖。任脉体阴而用阳，阳虚失摄，故漏下淋沥不断，阳虚失煦则下焦畏冷。精血虚损，筋骨肌肤失养，故膝跗酸软无力，形瘦肤干。治用益气培阳，温精固下。方以人参益气，配鹿角霜通补督阳；沙苑子、枸杞子温养任脉精血；紫石英、炮姜、艾炭暖任脉以摄血；茯苓引诸药入下焦奇脉。俾阳充能摄血而止漏，精复能养骨而充肤也（《奇经证治条辨》）。

三、脾虚失摄

崩漏之血，由冲任而来，必冲脉大动，方致血气妄行，因冲脉隶于阳明，故治此症尤重脾胃，必中气健，冲任安，其病可挽。程国彭尝说："此等症候，无不由脾气先损，故脉息虚浮而大，须令脾胃健旺，后天根本坚固，乃为可治。设或过用寒凉，反不能摄血归经，是速其危也。"（《医学心悟》）余因而推重益气健脾摄血之归脾汤，化裁为加减归脾汤，治疗血下如崩，或漏下淋沥不净，血色淡红，面白虚浮，气短懒言，少纳肢软，心慌，舌淡胖苔白润，脉弱或细或芤或虚数。其方组成：黄芪 15g，党参 15g，白术 10g，酸枣仁 10g，杜仲 10g，当归 6g，阿胶 20g，贯众炭 20g，地榆炭 15g，艾炭 6g，炙甘草 10g。

方解：方用党参、黄芪、白术、炙甘草大补脾元以固冲；当归、阿胶养血安任以止血；酸枣仁养血宁心；贯众炭、艾炭收涩止血。若血出殊多者，加赤石脂；若夹瘀或腹痛，B 超提示有子宫肌瘤或内膜增生肥厚者，加五灵脂、蒲黄、茜草、海螵蛸；若兼腰酸肢冷者，加杜仲、鹿角胶。

临证治验

例一：罗某，女，49 岁。停经 3 个月，做甲状腺手术后月经通行，7日净，不二日复又血行不止，已半个月，血量颇多，色红夹瘀下。腰腹不痛，面色㿠白无华。经医用药3日反有增多之势。并头昏心慌，肢软无力，饮食可。唇白无华，舌淡边有齿印，苔白。脉沉弱。查血常规：RBC2.31×10^{12}/L，HGB62g/L，WBC7.5×10^{9}/L，L45%，N44.7%。病为崩漏，取加减归脾汤3剂，服完血止。再用加减归脾汤去炭药，加熟地黄、枸杞子、枣皮等调理善后。

例二：牛某，女，51岁，医生。本月经行20日不已，经用止血针剂及刮宫术仍不止，其血色鲜红，脉沉弱，小腹稍胀，目干涩，气短，食可，面微浮，乏华，舌淡边有齿印，苔薄白微黄，脉沉弱。B超：子宫肌瘤5cm×6cm。此所谓癥瘕害，而气血大伤。乃用益气摄血合消瘀止血法：黄芪15g，党参15g，当归10g，地骨皮12g，海螵蛸15g，茜草10g，五灵脂10g，蒲黄10g，桃仁炭10g，贯众炭30g，赤石脂30g，3剂，服完血净。

第七节　经行浮肿

每值经期前后或正值经期，出现四肢、面目浮肿，经净渐消者，称为经行浮肿。论其病因机理，浮肿之生，与脾肾相关。以脾主湿，肾主水故也。脾肾功能失调则水液运化失常，泛溢肌肤形成水肿。况血水互化，经行不利，血病及水，故妇人经期，可发浮肿之病。其脉证常见者有三。

一、阳虚水泛

嗜食生冷，或素体阳虚，行经之际，阴血下注，督脉阳虚，脾肾气化失职，水湿不运，泛溢为肿。其证经期经行量多，面浮肢肿，腹胀纳减，腰膝酸软，大便溏薄，舌淡苔腻，脉细或沉缓者。治宜温肾以充督阳，健脾以化水湿。方用真武汤（出自《伤寒论》，组成：附子、白术、茯苓、生姜、芍药）合黄芪防己汤（出自《金匮要略》，组成：黄芪、白术、防己、甘草）。

二、血虚水停

情志抑郁，或素体湿胜，肝气失疏，脾运失健；经行之期，冲任失调，致肝脾失司；肝主藏血，脾主制水，血不利则病水，乃发浮肿。其证行经经色暗红不畅，面浮肢肿，腹胀纳减，或胁胀，或少腹胀，尿短，舌红苔白腻，脉沉缓。治宜养肝和血调任，健脾益冲消水。自拟泽兰归芍汤，组成：泽兰 10g，益母草 20g，防己 10g，车前仁 15g，当归 10g，白芍 10g，川芎 10g，苍术 10g，茯苓 15g，泽泻 15g。每日 1 剂，水煎分 3 次温服。

方解：方从当归芍药散化裁来，以当归、白芍、川芎、泽兰、益母草养血和血，利气行水。用苍术、茯苓、泽泻、车前仁、防己健脾渗湿利水。冲任得调，经畅行而水肿随消。

临床运用：若便溏，肢冷者，可加附片、干姜；若伴胸闷胁胀满者，可加柴胡、桑皮。

三、阴阳两虚

其有督脉阳虚，冲任不固，久漏不已而致肿者。其证经漏日久，面浮跗肿，肤乏华色，形神日羸，纳谷日减，便坚不爽，脊膂腰髀酸软如坠，色脉俱夺者。治宜通补奇脉阴阳。方拟龟鹿人参汤送服乌贼丸。龟鹿人参汤组成：龟胶 10g，鹿角霜 10g，阿胶 10g，柏子仁 6g，生牡蛎 15g，锁阳 10g，人参 10g，诸药煎汤，胶、参另炖汁，兑分 2 次服。乌贼丸组成：乌贼骨（海螵蛸）四分，米醋炙去甲，另研水飞；茜草一分，分细末，雀卵量末捣丸，每服 6~9g。服前先饮淡鲍鱼汤一小杯。

方解：叶天士说："经水必诸路之血贮于血海而下。其不致崩决淋漓者，任脉为之担任，带脉为之约束，刚维跻脉之拥护，督脉以总督其统摄。今者但以冲脉之动而血下，诸脉皆失其司。”以致经漏不已。漏久阴血大亏，阴损及阳，督任维带俱形不足，气血不华，阳失护持，故色脉俱夺，脊膂腰髀酸坠。下损及中，胃纳不健，故入谷日减。肠腑失濡，便坚不爽。亟宜通补奇脉阴阳。方用鹿角霜入通督脉阳气，锁阳温养以佐之；龟胶走任脉以养肾水，阿胶味咸色黑，养阴以助之；牡蛎固下，合阿胶以消虚肿；柏子仁芳香悦脾，养血润燥；人参补气，生津以起虚羸，合龟胶、鹿角霜为两补奇脉阴阳之方。《黄帝内经》有四乌鲗骨一藘茹丸，乃咸味走下，通以济涩，秽浊厚味之物，引入下焦奇经。俾督阳总摄，而八脉护持，漏卮可固，虚损能复（《奇经证治条辨》）。

临证治验

例：黄某，女，35 岁，职员。经行身肿，经净肿消，已有数月。刻诊：行经 2 日，面浮，四肢发肿，手握不拢，足胫按之凹陷，少腹稍胀，尿短微黄。舌红苔薄黄，脉沉。予泽兰归芎汤 5 剂，服后经量增多，尿长肿消。下个月经行未再发肿。

第八节　经行神志失常

妇人平素神识正常，唯经行前后神志发生改变，或抑郁不乐，或痴笑不停，或烦躁易怒失眠，或谵语妄言，经净后数天，又恢复如常人，此为经行神志失常之病。《金匮要略》说：妇人“经候不匀……奄忽眩冒，状如厥癫；或有忧惨，悲伤多嗔，此皆带下，非有鬼神”。首先记述了行经期间神志发生改变的疾病。其与热入血室神志改变发生谵语病因病机不同。热入血室系经水适来，热邪乘虚入于血室，又随冲任入厥阴而上扰神魂所致。此则不因外邪，乃经行期间任督阴阳失调所致。

一、肝郁气滞

其轻者，表现为经前紧张证候。经前 7~10 天开始情绪烦躁，易怒，头痛，失眠，乳房胀痛，胸闷胁胀，或口苦，腹泻，经后即渐恢复。舌红苔白或黄，脉弦细。经前冲任脉盛，下以贯胞。此时易致肝血不足，肝郁气滞，魂不归舍，横乘脾土，故发诸症。治宜养血疏肝，理气扶脾。自拟加味逍遥散主之。组成：柴胡 10g，当归 10g，白芍 10g，白术 10g，茯神 10g，川芎 10g，酸枣仁 30g，香附子 10g，枳壳 10g，黄芩 6g，炙甘草 6g。用法：行经前每日 1 剂，水煎分 3 次温服。

二、元神失常

其重者，证见经行前后神志恍惚，或痴笑不停，或默默晃语，夜寐不宁，易惊易醒，月经净后数天，又恢复如常人，舌红苔白或黄，脉或滑、数、细、弦。夫经行之期，督导任通，血气下行，以充于胞。若气血不足之人，冲血再下则阴虚而生内热，热随任督上逆，困扰元神，神明失常，故发是症。经后血气来复，任督阴阳调匀，复如常人。其病随经行如期而作也。治宜养血清热，安督调任，宁神定志。自拟加减柴胡龙牡汤。组成：柴胡 15g，桂枝 10g，半夏 15g，黄芩 10g，党参 10g，当归 10g，白芍 10g，远志 10g，茯神 18g，生龙骨 15g，生牡蛎 15g，生姜 10g，大枣 5 枚。用法：行经期每日 1 剂，水煎分 3 次温服。

方解：方取当归、白芍养血以安冲任；柴胡、黄芩清热；生龙骨重镇安督，生牡蛎潜阳撤热；党参、远志、半夏、茯神、龙骨、牡蛎益气宁神定志；桂枝、白芍、生姜、大枣调和营卫，亦即调和气血；合用之可补冲任之气血，调任督之阴阳，清虚热而安神魂。

临床运用：若大便秘结，加大黄；若失眠者，加酸枣仁、川芎。

临证治验

例：赵某，女，20岁，住程潮铁矿。1994年3月18日初诊。每月经行前至经净后数日精神恍惚已7年。13岁月经初潮，以后月经按时而至，5天左右干净，腰腹不痛，经期纳食减少，语言亦明显减少，问之不答，神情默默，或无故痴笑，自经前四五日至经后四五日均如此，再复如常人。刻诊：体稍胖，月经未潮，无明显不适，舌正常，脉沉。乃用加减柴胡龙牡汤10剂，嘱日服1剂，并于下个月经行前再诊。

1994年4月5日二诊：本月3日经行，此前并无神志失常之态，至经行干净，神志亦正常。嘱下个月再服5剂，巩固而愈。

第九节 不孕症（输卵管不通）

生育年龄之妇，男方健康，婚后不避孕同居一年以上不孕者；或曾孕育而又连续一年以上不孕者，是为不孕症。前者称为原发性不孕症，古称无子（《脉经》）；后者称为继发性不孕症，古称断绪（《备急千金要方》）。

中医传统治疗不孕症，多从宏观辨证施治，分为肾虚、肝郁、痰阻等证型。其包括了由于奇经功能失调和胞宫冲任器质性病变所致不孕。但往往未能明确病变实质所在，亦有治难中肯者。古代名医扁鹊医术高超，其具有特异功能，“视见垣一方人。以此视病，尽见五脏癥结”。其“过邯郸，闻贵妇人，即为带下医”（《史记·扁鹊仓公列传》），享誉一方。张仲景诊妇人停经3个月，而复漏下不止，因其脐上跃动，诊为“癥痼害”，是为伏邪，是从证候“以意候之”（《伤寒论·伤寒例》）的诊断，类似今之子宫肌瘤。扁鹊诊治从微观，仲景诊治从宏观，都有确切的疗效。朱丹溪论胞宫说：胎孕“所藏之处，名曰子宫。一系在下，上有两歧，一达于左，一达于右”（《格致余论》）。其所谓一左一右者，乃指两侧卵巢输卵管而言。今有妇人病输卵管阻塞者，影响正常排卵，则不能摄精成孕。若从宏观辨证，或识其虚，或识其实，然而终不能明辨其为输卵管阻塞之所致。今可借助西医学仪器明确病变部位，复结合证候辨证施治，辨病辨证相结合，可提高医疗效果。

一、冲脉虚寒

证候：少腹冷，久不受孕。月经后期，行经腹痛，血行不畅，或血多，或量少色暗，或唇口干燥，但欲嗽水不欲咽，或午后低热，舌淡红，脉弦或细涩等。B 超或 X 射线摄片检查输卵管不畅或阻塞者。

治法：温经养血，调理冲脉，行瘀通闭。

方药：自拟温经甲通汤。组成：吴茱萸 10g，生姜 10g，当归 10g，赤芍 10g，川芎 10g，牡丹皮 10g，半夏 10g，桂枝 10g，麦冬 12g，党参 10g，甘草 6g，阿胶 10g，穿山甲 6g，路路通 15g。

用法：每日水煎服 1 剂，分 3 次温服。或蜜丸服，每日两三服，每服 6~9g 亦可。1 个月后做 B 超复查。

方解：其因冲脉虚寒，血气瘀滞，致月经不调、崩漏、痛经、输卵管阻塞而不能摄精受孕。本方乃温经汤加穿山甲、路路通而成。方用吴茱萸、桂枝、生姜温经散寒；赤芍、当归、川芎养血；党参、甘草补气；阿胶、麦冬润燥；半夏化瘀散结，牡丹皮活血消瘀；穿山甲、路路通入冲络以通地道。故能治经血不调，通输卵管之阻塞，地道通自能摄精成孕。若无寒冷之象者，可去吴茱萸、生姜；若无燥热之症，可减麦冬、阿胶。

二、冲脉湿热

证候：小腹隐隐疼痛，腰肌酸痛，黄白带下，心烦，尿黄，纳食欠佳，婚后多年不孕。舌质暗红，苔白腻，脉沉弦。B 超或 X 射线摄片检查输卵管积水不畅或阻塞，或卵巢囊肿者。

治法：清热利湿，豁痰通闭。

方药：自拟调冲通闭汤。组成：瞿麦 15g，木通 6g，车前子 10g，萹蓄 10g，滑石 15g，萆薢 12g，黄芩 10g，乌药 10g，香附子 10g，木香 5g，生半夏 10g，青礞石 15g。

用法：每日水煎服 1 剂，分 3 次温服。或蜜丸服，每日两三服，每服 6~9g 亦可。1 个月后做 B 超复查。

方解：此因湿热下注，与气血搏结，痰凝络阻，邪伏下焦，冲脉不通，故日久不能摄精成孕。方从八正散化出。用瞿麦、萹蓄、车前子利湿而兼泄热，《神农本草经》谓瞿麦主关格癃结、决痈肿，故擅长治疗囊肿而化之；木通利湿通闭；滑石利窍散结；萆薢祛浊分清；黄芩清热解毒；乌药、香附子、木香行气化湿；生半夏、青礞石化痰散结。药入下焦奇脉，共奏清热利湿，豁痰通闭之功。伏邪清除，囊消肿化，地道通畅自能摄精成孕。

临床治验

例一：左某，女，28 岁。2001 年 5 月 24 日初诊。25 岁时曾人流 1 次。结婚后不避孕 2 年未孕。月经如期而行，经期小腹稍胀。近经检查输卵管双侧不通并盆腔炎。刻诊：月经未潮，腰酸胀，平素黄白带多。舌红苔薄黄，脉缓，发育偏胖。其因曾人流而损伤胞宫，冲任虚寒，血气瘀滞，致行经腹胀；杂以湿热下注带脉，平素黄白带多。邪伏冲任，输卵管阻塞而不能摄精受孕。乃疏温经甲通汤去吴茱萸、生姜，加土茯苓、败酱草。连服 1 个月，第 2 次经净后 4 日妇科通液检查，双侧输卵管通畅。遂停药，3 个月后有妊。

例二：全某，女，25 岁，工人。2002 年 2 月 7 日初诊。婚后 1 年未孕，月经愆期。刻诊：经前乳房胀，阴中坠痛，白带时下，面多痤疮。婚前曾人流一胎。舌边瘀暗，苔薄白黄，脉沉缓。输卵管 X 射线造影检查：双侧输卵管不通。乃取温经甲通汤先服 5 剂，经净无不适。又续服 2 周。至 2002 年 3 月 3 日经潮 6 天而净。后 3 日复做通液检查：双侧输卵管已通畅。续予温经汤原方去吴茱萸、生姜，5 剂。后停药，4 个月后怀孕。

例三：胡某，女，31 岁。2005 年 6 月 4 日初诊。结婚后 3 年未孕，月经如期而行。半年来小腹隐疼，腰酸痛，黄白带下，气腥，心烦，尿黄，颇不欲食，苔白腻微黄，脉沉缓细。B 超检查左侧输卵管积水不通畅，右侧卵巢囊肿（5cm×4.5cm×5.5cm）。此因湿热之邪下注，与气血搏结，痰凝络阻，邪伏于下，任脉不通，故日久不能摄精成孕。乃用调冲通闭汤先服 3 周，腹痛减轻，带下减少。续用原方蜜丸，每丸 9g，日 3 服，连服 5 周。腹痛已除，白带亦净。B 超复查，囊肿、积水消失。伏邪清除，囊消肿化，地道通畅，自能摄精，半年后怀孕。

第十节　恶阻

妊娠早期出现恶心呕吐，头晕厌食，甚或食入即吐者，称为恶阻，亦称妊娠呕吐。其病多发生在妊娠一个半月至三个月。轻者食调可愈，重者呕吐频繁，滴水难进，肌软无力，目眶下陷，形成脱水。甚者引起发热、黄疸、尿酮体阳性，进而昏迷，危及生命。为避免影响孕妇健康和胎儿发育，应及时治疗。其病机因妊娠聚血养胎，胞宫内实，冲脉隶于阳明，胎中热气随冲气上逆犯胃，胃失和降所致。其中尤以平素胃气虚弱，或嗜食辛辣肥甘，胃肠积热，病此者为多。然临证有因胃气虚而呕吐者，有因胃阴虚而呕吐者。

一、胃气虚呕吐

证候：妊娠呕吐不止，呕出清水痰涎，不欲饮食，头昏肢软乏力，舌淡红边有齿印，苔白或微黄，脉滑。

治法：益胃气，安冲止呕。

方药：自拟益胃气安冲止呕汤。组成：干姜 10g，党参 10g，半夏 12g，白术 10g，黄芩 6g，陈皮 6g，生姜 3 片。

用法：每日 1 剂，水煎温饮，每服 50 ~ 80mL，日两三服。

方解：方用党参、白术益胃气而安冲；干姜、生姜、半夏、陈皮和胃降逆平冲。妊娠之期血壅，每有热盛而宜凉，故少用黄芩清热，且监制姜、夏之温。而白术、黄芩为安胎圣药，合用之可补中和胃，安冲止吐，免呕甚而伤胎气。

临证运用：若无热象者，去黄芩。

二、胃阴虚呕吐

证候：妊娠恶心呕吐，口苦心烦，口干喜冷饮，倦怠嗜卧，多梦不安，小便黄短，大便干燥，舌质红，苔干白或微黄干，脉滑或细数。

治法：益胃阴，安冲止呕。

方药：自拟益胃阴安冲止呕汤。组成：石斛 15g，天花粉 10g，麦冬 10g，枇杷叶 10g，黄芩 10g，黄连 5g，半夏 10g，竹茹 15g，芦根 30g。

用法：每日 1 剂，水煎温饮，每服 50 ~ 80mL，日两三服。

方解：方用石斛、天花粉、麦冬滋养胃阴而润燥止渴，枇杷叶降胃下气止呕，黄芩、黄连清胃热，半夏、竹茹和胃止呕吐，芦根养阴清热利尿。合用之能益胃阴清胃热，安冲降逆气而止呕吐。

临证治验

例一：邵某，女，23 岁。妊娠 2 个月，恶心呕吐已 20 余日。饮入即吐，食入亦吐。曾用静脉滴注及西药不效。刻诊：症如上，并消瘦肢软，动则发昏，面色无华，不欲饮食，食入呕出，不渴。舌红苔白，脉小滑。用益胃气安冲止呕汤服 2 剂而呕止食进。足月顺产。

例二：胡某，女，24 岁。怀孕 2 个月，近发呕吐已 1 周，守不药之戒，延数日而呕不止，食入即呕出。舌红苔薄黄，左寸滑大。用益胃气安冲止呕汤去干姜，加黄连 3g，服 2 剂而安。

第十一节　胎漏、胎动不安

怀孕以后，阴道不时少量下血，或时下时止，或淋沥不断，但无腰酸、腹痛、小腹胀坠等现象者，称为胎漏，亦称漏胎。若先感胎动腹坠腰酸，阴道少许流血，称胎动不安。两者常相联系。李时珍说："漏胎不止，血尽则胎死。"（《本草纲目》）因此对胎漏和胎动不安的及时治疗，是防止堕胎和小产的关键。妊娠之期，阴血不足，或因饮食失节，或因将护失宜，致内伤产生寒热，是为伏邪。邪伏下焦，下扰血海，损伤胎元，致血液妄行而下溢，发为胎漏。传统论治胎漏，有责之气血虚弱，胎失所养者。有责之阳热内盛，下扰血海，迫血妄行者。或跌仆劳力，影响冲任督带，胎元受损者，皆可形成胎漏。其治疗或补虚，或泻实，调理冲任，固护督带，止血安胎，以救其萌芽为上策。

一、先期防治

证候：体弱或有习惯性流产者，于妊娠起始，即当先期预防。

治法：养血调肝，健脾除湿清热。

方药：当归散（出自《金匮要略》，组成：当归 10g，黄芩 10g，白芍 10g，川芎 10g，白术 6g。为末）。

用法：酒服 3g，或温水送服。每日 2 次。

方解：《灵枢·官能》说："是故上工之取气，乃救其萌芽。"《金匮要略》说："妇人妊娠，宜常服当归散主之。""妊娠常服即易产，胎无疾苦。产后百病皆主之。”方中当归、白芍补肝养血，合川芎能疏气血之滞；白术健脾补气，黄芩坚阴清热。合而用之，可奏养血健脾，祛湿清热安胎之效。

二、气虚冲任不固

证候：妊娠期阴道少量下血，色淡红，质稀薄，神疲肢倦，气短懒言，面色㿠白，舌淡，苔薄白，脉滑无力。

治法：益气养血，固冲止血。

方药：固下益气汤（出自《临证指南医案》，组成：人参10g，白术10g，熟地黄10g，阿胶10g，白芍10g，炙甘草6g，砂仁5g，艾叶炭6g）。

用法：每日1剂，水煎温饮，每服80～100mL，日两三服。

方解：气虚冲任不固，摄血无力，因而阴道不时少量下血；气虚火衰不能化血为赤，故血色淡红而质稀薄；气虚中阳不振，故神疲肢倦，气短懒言；气虚阳气不布，故面色㿠白。舌淡，苔薄白，脉滑无力，为气虚之征。方用人参、白术、炙甘草补中益气，固摄冲任；熟地黄、白芍补血濡养胎元；阿胶、艾叶炭养血止血安胎；砂仁理气安胎，且使补而不滞。全方有益气养血，固冲止血之效。

三、血热冲任不固

证候：妊娠期，阴道下血，色深红或鲜红，质稠，心烦少寐，口渴饮冷，溲黄便结，面红唇赤，舌红，苔黄，脉滑数。

治法：清热凉血，固冲止血。

方药：加味阿胶汤（出自《医宗金鉴》，组成：阿胶10g，艾叶炭5g，生地黄10g，白芍10g，当归6g，杜仲10g，白术10g，黑栀子6g，侧柏叶15g，黄芩10g）。

用法：每日1剂，水煎温饮，每服80～100mL，日两三服。

方解：邪热内盛，热扰冲任，迫血妄行，故阴道下血而色深红或鲜红，质稠；热扰心神，故心烦少寐；热伤津液，故口渴饮冷，溲黄便结；热邪上扰，故面红唇赤。舌红，苔黄，脉滑数，为邪热内盛之征。方用黑栀子、侧柏叶、黄芩清热止血安胎；生地黄、白芍养血凉血安胎；当归补血归经；杜仲、白术补肾健脾以固胎；阿胶、艾叶炭养血止血安胎。全方有清热凉血，止血安胎之效。

四、脾肾不足，外邪入客

证候：妊娠早期，阴中流血，色红，或腰酸不适，神倦肢软；或心烦口干，小腹坠胀；舌红苔白干，脉滑数。

治法：滋肾健脾，补益奇经，清热解毒，固带安胎。

方药：自拟养血安胎饮。组成：阿胶 15g，白芍 10g，桑寄生 15g，白术 10g，黄芩 10g，蛇床子 10g，甘草 6g。

用法：每日 1 剂，水煎温饮，每服 80 ~ 100mL，日两三服。

方解：宋代陈自明尝指出“妊娠胎动，或饮食起居，或冲任风寒”（《妇人大全良方》）所致，此论具有特别的临床意义。其论表述了外感时邪，邪毒入客冲任胞脉，以致络脉不宁，阴血下溢而成胎漏的病因机理。今人发现胎漏有因巨细胞病毒感染所致者，似与此论不谋而合。余综合古今之论，针对胎漏脉症，认为此病乃脾肾不足，奇脉失和，外邪得以乘虚入客胞脉所致。方用阿胶、白芍滋肾益血以养冲任，且宁络止血；桑寄生、蛇床子补肾固带以系胞脉；白术、黄芩健脾清热以强带脉而安胎；甘草调和诸药。方中蛇床子《神农本草经》谓其“苦平”，《本草正》言其“味微苦气辛，性温”。古人取其温子脏，祛风冷。《日华子本草》论其“暖丈夫阳气，助女人阴气”。古训胎前宜凉，其虽为补命门肾阳之药，然有白芍酸寒以监制之，则不嫌其温。今人发现蛇床子有良好的抗巨细胞病毒作用，黄芩清热解毒，故配合而用之，增强祛邪效果。诸药合用有扶正抗邪，止漏安胎之效。若阴虚下血多者，加女贞子、旱莲草，或侧柏、地榆；若腰酸腹坠者，加续断、菟丝子。

临证治验

例一：杨某，女，25岁。1996年5月14日初诊。怀孕2个月即动红流血，经医用黄体酮、维生素E等治疗，血稍减而始终不净。今已3个月，阴血时下，腰酸小腹时痛，不欲饮食。舌嫩红苔薄白，脉滑数。此胎漏病，不治将有流产之虞。取养血安胎饮加续断10g，地榆12g，服3剂血止。黄水不净，复于原方加菟丝子10g，山药15g，继服5剂而安。

例二：黄某，女，25岁。2000年12月31日初诊。妊娠3个月，阴中流血，量不多，色鲜红，口干，便秘，腰腹不痛，舌尖红苔干白，脉沉数。5个月前曾怀孕于2个月后流产。查巨红细胞病毒IgM，抗CMV-IgM阳性。病为胎漏，不止将再次流产。此阴虚血热所致。乃取养血安胎饮加女贞子15g，旱莲草10g，连服10剂而血止。复查抗CMV-IgM阴性。足月顺产。

第十二节　乳腺增生症

乳腺增生症是西医学名称，是乳房的一种慢性非炎症性疾病。其特点是乳房肿块，经前肿痛加重，经后减轻，好发于30~40岁妇女。本病在病理形态上包括小叶增生和慢性囊性增生，故又称为乳房囊性增生病或慢性囊性乳房病，属于中医学的乳癖或乳中结核范围。

本病发生原因，其一，多由于郁怒伤肝，肝郁气滞；思虑伤脾，脾失健运，痰湿内蕴，肝脾两伤，痰气互结；气血凝滞，阻于乳络，以致历历成核。其二，或日久肝血不足，肾阴亏损；或肾阳不足，督脉冲任失调，痰湿内结所致。然其乳核结节并非一朝形成，气滞痰聚在先已是伏邪，久蛰而成病。本病以痰核内结致痛为特点，又常有阴阳不足的症状夹杂其间。

一、先期防治

气滞痰聚在先已是伏邪，凡月经前乳房胀痛者，或体检发现乳腺小叶增生者，皆应先期防治。

治法：温化痰瘀。

方药：自拟麻黄消癖散。

组成：麻黄 90g，细辛 90g，蜂房 60g，僵蚕 60g，京三棱 90g，蓬莪术 90g，生南星 150g，生半夏 150g，猪牙皂 60g，冰片 9g。

用法：前 9 味烘干，与冰片共研细末，每用 60g，分装两小棉布袋中，扎口，戴于两乳房上，外罩乳罩。白日戴，夜睡前取下。每 3 日换药散 1 次。亦可不服药，单敷此散。本方外用不可口服。

二、气滞血瘀痰阻

症见乳房肿块成片状，或条索、砂粒状弥散，胀痛，经前加重，经后胀痛减轻或消失，肿物亦缩小。舌淡红苔白，脉缓或细或涩。

治法：疏肝散结。

方药：自拟柴芍橘星汤。

组成：柴胡 10g，当归 10g，白芍 10g，白术 10g，茯苓 10g，川芎 10g，橘核 15g，生南星 15g，甘草 6g。

用法：每日 1 剂，水煎分 3 次温服。每次月经干净后第 7 天开始服药，连服 2 周，为 1 个疗程。未愈，可续第二三个疗程。

方解：本病多由情志不遂，思虑伤脾，肝郁脾虚，湿阻化痰，气滞血瘀所致。治以疏肝和血，化痰散结。方以柴胡、川芎疏肝行气。当归、白芍养血和血。白术、茯苓健脾化湿。生南星《神农本草经》说主结气、结聚，善燥湿化痰，消肿散结，《太平惠民和剂局方》三生饮即生用以治中风痰盛；《魏氏家藏方》上清丹亦生用为丸，治风痰头痛；余常生用之，煮之即熟用，并无麻毒之弊。橘核疏肝散结。甘草调和诸药。合用之可行气和血，祛痰散结，以治乳腺增生胀痛，消其肿核。

临床运用：若经行后期，经前乳胀加重者，乃督阳不暖，可加鹿角霜、淫羊藿；若伴经期超前，阴虚火旺者，乃任阴失调，加生地黄、玄参；若伴痛经，瘀滞较重者，加桃仁、红花。本症不伴有纤维腺瘤者，不可久用三棱、莪术等消破之品；必用之，应合用参、芪以防其暗伤气血。肾阳不足者，加淫羊藿、附片等。

临证治验

例一：艾某，女，37 岁。双侧乳房片状不规则肿块胀痛，遇寒加重，月经如期，行经乳痛不加重。乳透：双侧腺小叶增生。舌苔白厚，脉右寸独滑，左弦数。用柴芍橘星汤连服 14 剂。胀痛大减，乳腺肿块化薄而软。下个月续服 14 剂而痛失。

例二：周某，女，32 岁。双侧乳房肿块如结节如条索状，痛无定时，行经前刺痛，月经稍推迟，量少，小腹胀，夜尿多。舌淡红苔白，脉缓小。乳透：双侧乳腺小叶增生。用柴芍橘星汤加鹿角霜 10g，益智仁 6g，连服 2 周，痛已少。下个月月经如期而至，已不刺痛，仍用原方加鹿角霜、制首乌再服 2 周而肿块已化。

例三：童某，女，37 岁。经前乳房胀痛，已数月，乳透：双侧乳腺小叶增生。经用麻黄消癖散外敷 3 周，第 2 个月行经即无胀痛之感。

第十三节　带下病的奇经证治

带下乃独立病名，为妇科带见疾病。狭义带下指妇女阴中有白滑之物流出。自《诸病源候论》论述带下病源与证候，认为劳伤冲任，风冷入于胞络，气虚失约，血与秽液相兼而成带下；且以五色应五脏，对后世论治带下病有较深远之影响。如《妇人大全良方》有五带分属五脏之论，傅青主按五色分为五带组方治疗，后人多遵之。余认为，带下之物以白、黄、绿色居多，以湿热之邪伤下与卫气搏结而形成为常见；若见红、紫或黑色者，则为病邪进一步伤及局部阴络，络损血溢于下所致。故朱丹溪说："带下，赤属血，白属气，主治燥湿为先。"(《丹溪心法》）以此观之，则其病之症结不一定以青、赤、黄、白、黑责之五脏，若是，颇有牵强之嫌。况傅青主在其所拟治疗黄带之易黄汤中说："此不特治黄带方也，凡有带病者均可治之。"(《傅青主女科》）如是，已显露带下可不分五脏五色分治之端倪。余认为，女子胞宫主月经与孕育，津液由女阴中流出，故带下病与胞宫、附件、阴道病变关系密切。奇经八脉之冲任督三脉皆起于胞中，带脉则约束之，并以系胞。冲任督带四脉在月经的产生和调节，以及正常胎孕过程中起着极为重要的作用。冲任督带乃奇经之属，其血气来自脏腑十二经脉。奇经如深湖含蓄，有蓄溢调节正经气血的功能。脏腑气血虚实致病若涉奇经，则影响女子胞、附件、阴道。故冲任督带四脉失调实为带下病的关键所在。治疗带下也应以冲任督带四脉辨证为主，参合脏腑寒热虚实阴阳以调治。张子和论妇人带下言及冲任督带四脉，惜其所述简略，语焉不详。今据余所著《奇经证治条辨》，并结合临床经验，举例分述于下。

一、冲脉病带下

冲脉下起于胞宫，夹脐上行于胸，后行于背里。冲脉为血海而藏血，乃至阴之体；其脉以充盛平谧为恒常，以冲阳为用，气行乃顺。冲脉发于气街，与阳明并行，受阳明之气血灌注，导于胞中。冲脉又隶于肝肾，肝气春升，有益冲阳之升；肝主疏泄，有助冲脉之畅行。肾藏精主水，肾阴充沛，能涵纳冲阳而不妄动；肾阳温暖，则冲脉得其温煦而血气冲和。若阳明脉虚，则冲脉无储；肝气厥逆，冲脉上冲；肾阴内损，冲脉必涸。如妇人情怀所伤，冲脉气机失调，冲络不畅，则病经水后期，津血变为秽液而带下黄白淋沥。其症常见于西医之输卵管炎、附件炎、子宫内膜炎等疾病，此类疾病常伴有明显带下。余认为此类疾病带下，若实证，经后带下黄白，气从上逆，痛及胃脘心下，或腰胀少腹痛等。治当以辛香入络，苦温通降，平调冲脉之法，为拟乌附金铃子汤（乌药、香附子、川楝子、延胡索、郁金、降香、茺蔚子、椿白皮、茯苓、山楂）。若虚证，如人年四十以上，天癸将止，而下阴淋沥不断，或赤或黄或白，夜不安寝，胸前汗出，乃阴虚阳动，冲任不摄，阳跻独满所致。当补肾水以益任阴，降虚火而安冲阳。方如大补阴丸（出自《景岳全书》，组成：熟地黄、龟板、知母、黄柏、猪脊髓）。王叔和说："崩中日久为白带，漏下时多骨血枯。"李东垣说："崩中者始病血崩，久则血少，复亡其阳，故白滑之物下流不止，是本经血海将枯，津液复亡，干枯不能滋养筋骨。"此为虚实夹杂者，治用补经固真汤（出自《兰室秘藏》，组成：白葵花、炙甘草、郁李仁、柴胡、干姜、人参、黄芩、陈皮）。冲脉血海者，崩久气血虚耗，白滑之物下流不止，乃冲脉气虚，陷下失摄，治宜益中举陷，故用人参、炙甘草、柴胡、干姜、陈皮，健脾升阳；然久崩久带，宜清宜通，复用白葵花、郁李仁、黄芩之属，解郁清热，祛伏邪而安冲止带。

临证治验

例一：郑某，女，43 岁，家妇。家境不顺，情怀怫郁，月经近 2 年不甚规则。B 超提示左侧附件炎症，经水后期，行经少腹痛。刻诊：经行已六七日，将净，而白带多，内衣不干，并胃脘痛，呕恶，嗳气，腹脐气胀不下行，反上顶胸脘难受，左侧少腹痛，按之痛缓，移手痛依然。脉偏弦，舌苔薄白。此病带下，乃肝气不调，胃气不舒，冲气上逆，湿气下流所致。权用乌附金铃子汤加减。处方：乌药、香附子、延胡索、郁金、茺蔚子、半夏、干姜、茯苓各10g，川楝子、降香各6g，每日煎服1剂。服药1周，诸症如释。下个月经行，并无此恙。

按：妇人情怀怫郁，导致血阻冲脉而不畅行，故经水后期，津血变为秽液而带下黄白淋沥。且冲气上逆，攻冲阳明胃脘则心下痛。带脉环脐，影响带脉气滞则脐腹胀。肝厥阴之脉过少腹，肝气失疏，冲脉不畅，则少腹痛。按之痛缓，移手依然，乃瘕聚之征。治以辛香入络，苦温通降。方用乌药、香附子、郁金、降香辛香入于冲络，行气消胀除痛，以调其用；茺蔚子味甘微辛，入冲络益阴行血，以益其体；川楝子、延胡索调肝气，有助行血以降冲逆；加半夏、干姜和胃，平冲降逆；茯苓利湿并引诸药入于下焦冲脉。俾气行血调，冲脉通降，湿化带除。

评述：缪希雍说："肝气郁则脾受伤，脾伤则湿土之气下陷，是脾精不守，不能输为荣血，而下白滑之物矣。"（《先醒斋医学广笔记·白带赤淋》）然则白物下滑不走肠道而走阴道何也？兼之气冲胸脘腹痛，月经不调，其必影响冲脉故病发于此，以冲脉通于子宫前阴也。再此证非外邪所致，主要由奇经冲脉与肝胃失调形成，故治疗以通调气机为法。《奇经证治条辨》指出：《灵枢》论跻脉，谓男子以阴跻为络，女子以阳跻为络。《难经》说："阳络者，阳跻之络也；阴络者，阴跻之络也。"因此，奇经具有络脉的特点。就奇经本体而观之，其发于肾下胞中，远离脏腑经脉，脉道迂回深远，行同络脉而细小。故治疗奇经疾病，应以流通之药投之，使其能通行于深远处。深入奇经，祛除病邪。叶天士谓："治奇脉之结实者，古人必用苦辛和芳香以通脉络。"（《临证指南医案》）观此案治法用药，必熟悉掌握奇经辨证论治，方能获效。否则，若按湿热之邪论治，投以清热燥湿之品，病必难痊。

例二：谈某，女，33岁，鄂州市莲花山商店营业员。1996

年1月18日初诊。月经不定期已数月，左侧少腹时痛，已上环。末次行经量如崩，六七日净，继起黄白带下已1周，几乎湿不干衣。并头昏，少腹隐痛，饮食稍减。舌质边尖红，后根少黄苔，脉细。此冲脉虚陷，湿气下流与伏热相合所致带下。方以补中升陷，祛湿清热为法。处方：白术30g，车前仁、薏苡仁、土茯苓、败酱草各15g，苍术、黄柏各10g，甘草、柴胡、荆芥各6g，3剂，每日煎服1剂。

1996年3月18日二诊：谓上次服药后带即净。近因劳累复又带下，但较上次量少，复予原方3剂而愈。

按： 冲脉大盛，经行如崩。冲脉隶于阳明，崩后冲脉虚陷，阴津反化为湿气下流；加之素有少腹痛，乃瘀热之邪早已潜伏于下焦，气滞不畅，湿热相合，故黄白带下如注。疏方重用白术、苍术补中，实阳明以益冲脉，少佐荆芥、柴胡风药升阳举陷；车前仁、薏苡仁祛湿，黄柏、土茯苓、败酱草清瘀热以祛伏邪；甘草补中调和诸药。合为补中升陷益冲，祛湿清热逐邪之方。药证相合，故速愈之。

评述：余重视伏气致病，尝谓伏气致病始于《黄帝内经》。《素问·生气通天论》所论“冬伤于寒，春必温病”即是。后贤据此发展为外感伏气温病说。然则《素问·阴阳应象大论》又说：“春伤于风，夏生飧泄。”则飧泄是外感伏气内科杂病矣！进而指出，凡六淫侵犯人体，潜伏日久而发病，妇科亦有之，亦可视为伏邪（《朱氏中医世家学验秘传》）。如本例数月前即有少腹痛病史，刻诊舌后根少黄苔，乃热邪潜伏冲脉之征。此次行经如崩六七日后，冲脉阳明大虚，湿气下流，潜伏于冲脉之热邪乘机与湿相合，故黄白带下如注。所用方从傅青主完带汤化来。实阳明益冲脉，升阳举陷以复其虚；与肝无涉，去原方之白芍、人参、山药，加薏苡仁合车前仁祛湿，黄柏、土茯苓、败酱草清瘀热祛伏邪。扶正祛邪而愈病，诚乃善于化裁时方以为我用者。尤其认清伏气致病，于理论与临床皆具有重要学术意义。

二、任脉病带下

任为阴脉之海。总摄阴脉，调节诸阴经血气。其本至静之体，而有乾健之用。其阴宜固，其阳宜通。静则能藏，通则和顺。任主胞胎。《黄帝内经》说："任脉为病……女子带下。"《诸病源候论》说："产后血气劳损未平复，为风冷所乘，伤于任脉，冷热相交，冷多则白多，热多则赤多也，相兼为带下也。"傅青主亦说："妇人有带下而色黄者，宛如黄茶浓汁，其气腥秽，所谓黄带是也，夫黄带乃任脉之湿热也。"(《傅青主女科》)任脉起于少腹胞中，循腹正中过脐而上行。故任脉病常兼绕脐寒疝痛，或结热痛在关元。其症常见于盆腔炎类疾患。因任脉湿热黄带者，宜清而通之。为拟加味易黄汤(山药、芡实、白果、车前仁、黄柏、黄芩、败酱草)，既补任脉之虚，又清任脉之湿热而愈之。若产后白带淋沥清冷稀薄者，宜补而固之。为疏人参鹿桑汤（鹿角霜、桑螵蛸、人参、杜仲、沙苑子、芡实、莲肉、茯苓），通补任脉阳气，固涩任脉津液而止带。

临证治验

例一：蒋某，女，34岁。月经尚可，小腹时痛，或腰胀痛，带下黄而腥秽，已一两个月。B超诊断盆腔积液。妇检：宫颈糜烂Ⅱ度。白带常规化验：白细胞（+++），红细胞（+）。曾做抗炎等治疗，无明显改善。刻诊：小腹隐痛，黄带腥臭，纳食欠佳，肢软无力。诊其脉弦细数，右关沉，舌苔白黄。此病带下，乃任脉失摄，气不化精反化湿，下焦热邪潜伏，湿热搏结，邪气下流而成此恙。治宜固补任经，清化湿热之邪。方用加味易黄汤加味：山药、芡实各30g，败酱草15g，白果、车前仁、黄柏、黄芩、徐长卿各10g，每日煎服1剂，服药5日；外用自拟冰蛇祛湿散(蛇床子30g，枯矾5g，冰片1g，共研为散，装入胶囊，重0.5g，用治妇人带下、阴痒），每于夜间纳入阴中1粒，7日为1个疗程。

二诊：带大减，其色转白，腥气亦除。仍守原法用药，5日愈后，因体检复查B超，盆腔积液消失。

按：傅青主谓黄带乃任脉湿热之病，制易黄汤主之。并谓该方“不特治黄带方也，凡有带病者，均可治之，而治带之黄者，功更奇也。盖山药、芡实专补任脉之虚，又能利水，加白果引入任脉之中，更为便捷，所以奏功之速也。至于用黄柏，清肾中之火也。肾与任脉相通相济，解肾中之火，即解任脉之热矣”。(《傅青主女科》)余加黄芩、败酱草，使苦与腥合以归下焦，合车前仁清利湿热之邪。复加徐长卿（又名鬼督邮），性味辛温，善行气消肿止痛，和血通络。《神农本草经》谓治“邪恶气，主喘哭悲伤”，故此药于妇人病颇多效益。其与原方诸药配用，气行湿易化而带易除，气行血脉利而腹痛易消。

评述：由于任主胞胎，关系女子月经与孕育的正常功能，故历代医家对于任脉为病的治疗十分审慎。如陈士铎说任脉宜补而不宜泻，“补则子宫热而受胎，泻则子宫冷而难妊矣”(《石室秘录》)。然而依据《灵枢·经脉》说，任脉之别，其病有虚实之分，若治用针刺，当“取之所别”，即取任脉络穴调治。再据《灵枢》针刺原则：“实则泻之，虚则补之，不虚不实，以经取之。”此原则亦适用于指导用药治疗。故任脉疾病当辨其虚实寒热阴阳，或补或泻，或清或温，未可执偏而论。观本案带下，纳食欠佳，肢软无力，右关脉沉，乃任脉不足之象；而小腹隐痛，黄带腥臭，又属湿热之征。是以治疗采取补泻兼施法，方证相符，收效明显。其外用药远承仲景之法，方自蛇床子散与矾石丸加冰片而成。有除湿热，杀虫止痒，收涩止带之效。自创塞药，针对糜烂病灶，局部用药，亦起协同作用。如是治疗，可供效法。

例二：詹某，女，37岁，住城关古楼街，1994年8月20日初诊。上个月行经1日，因渴饮冰水一大杯，次日月经即停，未觉特殊不适。经40日月经竟不复潮，近周白带殊多，腰痛，酸软乏力。舌淡苔白，脉沉。此乃寒伤督阳，任脉不通，阴液失摄，故经不行而白带下。治宜温阳通脉，和血通经止带。处方：熟地黄、泽兰各15g，淫羊藿、巴戟天、菟丝子、当归、川芎、川牛膝、茯苓各10g，仙茅6g，小茴香3g，3剂。

1994年8月23日二诊：服方腰痛及白带大减，续服3剂而经行带净。

按：饮食不慎，大寒伤阳，致使任脉不通，月经不行。血不利则为水，故变生白带下流。其治以淫羊藿、仙茅、巴戟天、小茴香、菟丝子温暖督阳，祛寒邪以通任脉，熟地黄、当归、川芎、牛膝、泽兰补任和血通经，茯苓引诸药入于奇经。于是阳旺血和，经行白带亦净。

评述：《奇经证治条辨·任脉》说："任脉主阴主血，总任诸阴经，司理精血津液，体阴用阳。任脉通，冲脉盛，月经按月而下。"本案因饮冷损伤阳气，致使任脉突然不通，阴液失摄，故经不行而白带下。所治温阳通脉，和血通经止带大效。或问：淫羊藿、仙茅、巴戟天、菟丝子皆温暖命门督阳之药，其可温暖任脉乎？试观《素问·骨空论》说督脉"其少腹直上者，贯脐中央上贯心，入喉上颐环唇，上系两目之中央"。张介宾注"按此自少腹直上者，皆任脉之道，而本节列为督脉。《五音五味篇》说：'任脉、冲脉皆起于胞中，上循背里，为经络之海。'然而前亦督也，后亦任也。故启玄子引古经说：'任脉循背谓之督脉，自少腹直上者，谓之任脉，亦谓之督脉。'由此言之，则是以分阴阳而言任督。若三脉者，名虽异，而体则一耳。故曰任脉、冲脉、督脉，一源而三歧也"（《类经》）。此论三脉本同一源，因循行歧异，故名称亦别。为此，余谓："督为阳脉之海属阳，任为阴脉之海属阴，冲为血海亦属阴。在阴阳之间，阳生阴长，阳为主导方面，故谓督脉为冲任之纲领而能总督之。是以能通补督阳之药，亦能补益冲任之阳；能清补督脉精血之药，亦能补养冲任之阴。此古人所谓分之以见阴阳之不离，合之以见浑沦之无间之义。”（《奇经证治条辨·督脉》）况月经之行，津液之摄，亦需督阳充旺乎！是以本案依据奇经辨证用药，意蕴深涵，未可草草阅过。

三、督脉病带下

督为阳脉之海，总督阳脉，调节诸阳经气血。督脉主阳气，通于命门，其以阳气为本体，以阴精为用。导精气行于胞宫，则胞宫温和，月事以时下，而能摄精成孕。前贤治带，每论病关任带二脉，而鲜有涉及督脉者。唯吴梅坡说妇女“如有滑白稠黏者，谓之带下……原乎心包，系乎脊，络于带脉，通于任脉，下抵涌泉，上至泥丸，治宜血肉之剂以培补之，此穷源探本之论”。此所谓下抵涌泉，上至泥丸，实指督脉循行之所。盖督脉上至风府入泥丸宫下系肾命而气通涌泉。是论白带因督脉病而致，故宜用培补命火督脉阳气之治法，惜其义未发出。督脉起于胞宫，绕篡沿腰脊而上行，为阳脉之海。若寒邪侵袭，或崩漏日久，导致督阳虚损，失其统摄之权，以至白崩淋沥清稀者，常兼下焦不暖，腰脊酸楚，跗肿，面乏华色等症。其症可见于慢性子宫内膜炎、慢性盆腔炎、附件炎等疾病中。治宜十六味保元汤（出自《女科经纶》，组成：骨碎补、贯众、杜仲、小茴香、人参、黄芪、巴戟天、当归、石斛、升麻、山药、甘草、独活、茯苓、莲须、黄柏、龙眼肉），或六龙固本丸（出自《女科指掌》，组成：山药、巴戟天、萸肉、川楝子、小茴香、补骨脂、青盐、人参、莲肉、黄芪、川芎、木瓜），补命火益督阳，固摄止带。

临证治验

例一：沉某，女，46 岁，务农。经期已紊，血经亦少，唯苦白带清稀，或如膏浊，长年不断，渐至头昏腰痛，足膝酸软，不耐劳作。面槁乏华，舌淡少白苔，脉细弱，右尺尤虚而兼涩。

此病带下，乃督脉失摄，任脉不固，津液化为膏带下流所致。治宜培补固涩，以复督任气化之权。为拟鹿茸河车丸。处方：鹿茸、人参、淡菜、茜草各30g，紫河车1具，白术、茯苓、湘莲、乌贼骨各60g，砂仁20g。蜜丸如梧子大，早晚空腹服10g，淡盐汤送下。药服一料，诸症渐瘥。

按：督任阴阳相交，则精关开阖有常。若督失总督之权，任失担任之职，则精关不固，化为膏淋浊腻，从前阴而下，日久下已，损人津液。精不化气，脉络遂槁，故神倦肌肤失泽。奇脉隧道迂远，非泛然补剂可效。方用鹿茸、人参补督脉阳气；淡菜、茜草、乌贼骨合紫河车通补任脉阴精；白术、湘莲入任脉固涩精气；人参、白术、茯苓健脾，益后天而滋化源；砂仁入药使补而不腻。合而为方，温阳益气，血肉填补固涩，以复督任阴阳气化之权而止卮漏。

评述：《奇经证治条辨》论督脉治则：《素问·骨空论》说："督脉生病，治督脉，治在骨上；甚者，在脐下营。"张隐庵注：督脉病"治当在骨上，若病甚而不已者，兼取于脐之下营。营谓腹中之肉穴；骨谓脊背之骨穴也"（《黄帝内经素问集注》）。此论针刺法，治督脉病取脊中督脉穴；若督脉病重者，则取脐下腹中任脉穴，以督脉分支前行于腹中之故。推而论之，督脉属阳，任脉属阴，督脉病取背脊之穴以治其阳，而病甚则取脐下之穴以治其阴，此必督脉病重由阳损阴，所谓"善补阳者，必于阴中求阳，则阳得阴助而源泉不竭"（《景岳全书》）。以此论观本案用药，若合符节。方有人参、鹿茸大补督脉之阳气，复用紫河车、淡菜、乌贼骨、茜草通补任脉阴精，以使阴能配阳。且此类血肉有情，腥味直入下焦奇脉，以补虚损。又湘莲、乌贼骨固涩止漏治其标，人参、白术、茯苓、砂仁健脾，益后天而滋化源治其本。合用之，俾督脉阳气阴精渐渐复原而痊。而此方中补阴不用熟地黄、山萸肉之属，恐其腻补不能入于奇脉，叶天士固尝论之。唯病程已久，拟予丸剂缓图，考虑颇为周匝。

例二：汪某，女，32岁，鄂州市杜山乡人，务农。1995年9月13日初诊。平素常发腰骶痛，小腹痛，有痛经史。已带环。近半年月经如期而量偏多。数周来劳务过重，带下清稀如水，并头昏，怠惰嗜卧，腰酸，足膝酸软，饮食尚可，面黄乏华，舌淡红，少白苔，脉沉细小。查血常规：Hb104g/L，RBC3.5×10^9/L，WBC4.0×10^9/L，N58%，L42%，证属肾督阳虚，津液失固，故致带下。治宜温阳补督，固津止带。处方：金樱子、芡实、山药、煅龙骨、煅牡蛎各15g，补骨脂、胡桃、沙苑子、桑螵蛸、海螵蛸、茯苓各10g，茜草6g，3剂。

1995年9月18日二诊：带转稠白，间断而下，余症大减，苔极薄黄，守上方去胡桃、补骨脂，加菟丝子15g，鹿角霜10g，3剂而愈。

按：素有妇科盆腔疾患，加之劳力伤阳，肾督阳虚，津液失摄，故发带下清稀。督脉上通于脑，下通命门，督阳虚精气不足，故头昏腰膝酸软。方以胡桃、补骨脂乃通气散，温补肾命以养督脉精血阳气。合沙苑子甘温益肾，固精止带；桑螵蛸甘咸平，李时珍谓其为“肝肾命门药也，古方盛用之”（《本草纲目·卷三十九·虫部》），以壮阳止带。金樱子、芡实乃水陆二仙丹，配海螵蛸、茜草为《黄帝内经》四乌鲗骨一藘茹丸，可涩津固气，佐山药、煅龙骨、煅牡蛎补涩以助之。茯苓祛湿并引诸药入于下焦奇脉。二诊苔少见黄，去胡桃、补骨脂之温守，而易菟丝子、鹿角霜，余认为，“药如鹿角、鹿霜、巴戟天、菟丝子、黄芪能通补督脉阳气”（《奇经证治条辨·督脉》），增强温升督脉之气的作用，乃收全功。

评述：督脉为阳脉之海而通于命门，能补命门阳气之药，亦能通补督脉之阳。或问：本案补阳，应用胡桃、补骨脂、菟丝子、鹿角霜之类，而不用桂枝、附子、仙茅何也？李时珍说：“命门相火也，起于北海，坎水也，游行三焦。”（《本草纲目·卷六·阴火阳火》）命门藏精而生相火，其证治以相火盛衰为特征。

命门火衰，督脉失其充养，则督阳不足。影响脑则头晕目眩，及于心则胸痹心痛，及于肾则腰酸足软，精关不固，白带不孕，治当温补命门阳气，以充督阳。然“命门藏精血而恶燥”（《本草纲目·卷三十·胡桃》）。督脉主阳气，通于命门，其以阳气为本体，以阴精为用。然温补阳气有温养柔和与温热刚燥之别。

药如胡桃、补骨脂、淫羊藿、鹿角、韭子、胡桃、补骨脂、硫黄等，皆温养之类，其性柔和，可补精血养命门以充督脉阳气。服之肾命不燥，精气内充，督阳温暖则固摄有权，故上通于脑头昏怠惰嗜卧宜之，下通于肾而腰膝酸软宜之，精关固而白带可止。

药如乌附、肉桂、仙茅、阳起石、蛇床子、蜀椒、益智仁、胡芦巴、秋石等，皆温热之类，其性刚燥，可助阳散寒湿。其命门督脉阳衰而症见气弱寒湿者宜之。非温补常剂久服之品。故李时珍说“仙茅盖亦性热，补三焦命门之药也，唯阳弱精寒，禀赋素怯者宜之。若体壮相火炽盛者服之，反能动火”（《本草纲目·卷十二下·仙茅》）；而乌附毒药，非危病不用，其补下焦命门阳虚，亦只宜“少加引导，其功甚捷”（《本草纲目·卷十七上·附子》）。此类药刚猛雄劲，用之不当，恐其燥伤肾命督脉精血，反助虚阳而成邪火。叶天士尝说：“温养柔和与温热刚燥迥异。”（《叶氏医案存真》）说明李时珍的观点深得后世医家之推崇。本案精血阳气俱不足，不用刚药补阳，择药故有所本。

再此方用药，多药对。如补骨脂、胡桃同用，乃《妇人大全良方》之通气散，原治妊娠肾虚腰痛神效。又《太平惠民和剂局方》补骨脂丸方治下元虚败，脚手沉重，夜多盗汗，纵欲所致，又合菟丝子、沉香等蜜丸，皆取其益元阳，固精气，壮筋骨之功。本方用之，则有温补肾命，通补督阳之效。金樱子、芡实乃《仁存堂经验方》水陆二仙丹，原治白浊。李时珍指出，芡实甘平涩，“益肾，治小便不禁，遗精，白浊，带下”（《本草纲目》）；金樱子酸涩性平，《滇南本草》谓其“治日久下痢血崩带下”。《闽东本草》记载：治女子白带，用金樱子一两，去毛、核，水煎服。由此可见，二药合用，实有固精止带之功。海螵蛸、茜草乃《黄帝内经》四乌鲗骨一藘茹丸所用药，原方合雀卵、鲍鱼，治疗大脱血，或醉入房中，气竭伤肝，月事衰少不来。乃益精补血，润枯通闭之方，似与带下无涉。然观《神农本草经》说："乌贼骨，味咸微温，主女子漏下赤白。"《太平圣惠方》治妇人赤白带下，用乌贼骨与白矾、釜底墨为丸，食前服。缪希雍说"女人以血为主，虚则漏下赤白"，而"乌贼骨入肝肾，通血脉而祛寒湿，则诸症除，精血足"（《神农本草经疏》）。可见乌贼骨原可治疗虚证带下。茜草《黄帝内经》名藘茹。李时珍谓其"赤色而气温，味微酸而带咸，色赤入营，气温行滞"（《本草纲目》），其与诸温补药同用，能入通奇经治疗带下。龙骨、牡蛎张仲景曾用治失精家，脉极虚芤迟，亡血失精，取其潜镇摄纳（《金匮要略》）。今煅用，不取潜镇，只求摄纳。张锡纯说："龙骨、牡蛎，若专取其收涩可以煅用。若用以滋阴、用以敛火；或取其收敛兼取其开通者，皆不可煅。"（《医学衷中参西录》）综观本方，温阳固涩之力颇强，用药皆有所据，虽属临病制方，然谨守病机，遵循法度，非漫投可比也。

四、带脉病带下

带脉回身一周，总束诸脉，下系络胞。傅青主说："带脉者，所以约束胞胎之系也。"带脉前贯脐，通于脾，后环腰连属于肾，故得脾元充实，肾阳温煦。且其脉发于章门，通于肝胆，故又得木气之升发。得此三脉之助，所以带脉能总束诸脉，提胞系胎，乃不致气陷而下垂弛纵。故带脉以阳气充沛而能自持为其特点。若六淫毒邪浸淫带脉，失其约束之权，血不荣脏，卫气与邪气搏结，则反化为秽液而成带下。故带下为带脉之主病，亦为女科之一大要症。常见于宫颈糜烂及阴道炎等炎性病变。因经脉所过，带脉病带下可兼腰胀腹痛阴痒刺痛等症，前人论治常涉及肝、脾、肾。若带下乳白，呈豆腐渣状，可为真菌性阴道炎；若伴阴内外瘙痒，或刺痛，多为滴虫性阴道炎；若带下夹血，或赤或黑，乃邪伤阴络，血溢于下所致，可考虑宫颈炎或宫颈息肉；甚者带下赤白而臭秽者，可能为宫颈癌病变。其带下黄稠，当清其热毒，常用自拟加味清带汤（山药、白头翁、鱼腥草、樗白皮、海螵蛸、茜草、生龙骨、生牡蛎），若夹赤带者，加赤芍、牡丹皮、黄柏、仙鹤草之属；阴痒者，加苦参、白鲜皮；有息肉者，送服自拟化息散（僵蚕、乌梅炭为末，每服1~1.5g，1日2~3次）。若白带绵绵，颜面微肿，或兼腹痛，舌苔白滑，当温阳祛湿，为拟姜艾薏苡仁汤（艾叶炭、炮姜、通草、法半夏、小茴香、薏苡仁、车前仁、大腹皮、茯苓、当归、益母草膏）。

临证治验

例一：程某，女，47岁，务农，住泽林镇。月经近年逐渐推迟而量少，尤其经净后白带殊多，不腥臭，几乎至下次经行而止，如是已数月。询其饮食如常，大便常溏。脐腹时胀时痛，或腹鸣。观其面微浮肿，自谓晨起后手难握固，活动后始自然。舌淡苔白滑，脉右弦濡，左细。此病带下。乃脾阳不足，带脉失运，湿气下流所致。治宜温脾暖带，祛湿止带。方用姜艾薏苡仁汤。处方：艾叶炭、小茴香炒炭、萆薢、薏苡仁各15g，炮姜、半夏、车前子、大腹皮、当归各10g，益母草膏10g冲服，通草3g。煎服，日1剂。连服1周，诸症渐释。

按：脐腹通于带脉，带脉阳气失运，寒湿下注，故腹痛带下如注。面肿、苔白滑者，阴寒湿邪之征。治以温经祛湿止带。方用艾叶炭、炮姜、小茴香温通带脉之寒；薏苡仁、半夏健脾燥湿；车前子、通草、萆薢、大腹皮渗湿；当归、益母草补带脉调经血，且合温阳药则血易行，湿易化也。

评述：带脉环腰贯脐，位居下焦为阴。其功能总束诸脉，体阴用阳。带脉后连于肾，前交于脾，肾者水脏，脾者土脏，土与水湿皆属阴，得阳始运。其病及带脉，故可用温阳化湿治法以健运脉体。张洁古说："带脉为病，太阴主之。"(《奇经八脉考》) 唐容川说："肾着汤治带脉，以脾为主，女科以妇人带下皆归于脾，良有以也。"(《中西汇通医经精义》) 肾着汤温脾渗湿可振奋带脉阳气，张仲景开带脉病治法之先河也。本案带脉、太阴同治，其学术思想由此而来。然张仲景又说："经为血，血不利则为水，名曰血分。"(《金匮要略》) 本案病妇带下起于经迟量少经净之后，是血行不利而病水也。故其治疗除用温阳祛湿药外，并用当归、益母草补带脉调经血，使血行通畅，则血行水亦行，乃阻断白带产生源头，不失为治病求本之法。如斯可见辨证发药用心之缜密。

例二：朱某，女，41 岁，鄂州市建行职员。1997 年 10 月 28 日初诊。黄白带下，并夹杂豆腐渣样，成块成串，入水漂浮，阴痒，夜眠不安。脉沉小，舌暗红，苔薄黄。妇检：阴外无癣疮。化验检查：带下分泌物有白色念珠菌。有甲状腺切除病史。此湿热毒邪浸淫带脉，正邪搏结所致带下，法宜清热燥湿，解毒止带。处方：鱼腥草 30g，苍术、薏苡仁、白鲜皮各 15g，黄柏、乌梅、败酱草各 10g，荆芥、甘草各 6g，连服 6 剂而愈。外用方：地肤子 30g，蛇床子 30g，苦参 30g，3 剂煎洗外阴部。

按：湿热毒邪外侵，客于带脉，正邪相搏，带下如腐渣。邪毒浸淫于外则阴痒。方中苍术、黄柏为二妙散，可清热燥湿除白带。白鲜皮、乌梅清湿热败毒杀菌；败酱草、鱼腥草腥味入于下焦带脉，祛湿热以治带下。薏苡仁甘淡凉，能健脾清热利湿，可疗白带。据今人临床报道，薏苡仁对白色念珠菌有杀灭作用。荆芥"主辟邪毒气"(《药性论》)，"消疮毒、疮病为要药"(《本草纲目》)，能升阳胜湿，又可止痒。甘草解毒调和诸药。外洗方有助解毒杀菌止痒，内外合治，收效殊显。

评述：案方用苍术、黄柏为二妙散，原出《丹溪心法》，治疗筋骨疼痛因湿热所致者。本病带下因湿热所致，病机相同，故可异病同治。张子和论妇人带下赤白，一如痢下赤白，认为皆属感受湿邪所致，乃云“据此二证皆可同治湿法治之”（《儒门事亲》）。故治痢与治带，其用药常有相同。古人治痢疾多用乌梅。近贤叶橘泉尝谓乌梅“为制菌杀菌剂，为清凉解热生津止渴药”（《实用经效单方》）。今人实验室研究指出，乌梅对多种球菌、杆菌、真菌等有抑制作用。其性味酸温，既可败毒，又可止涩除带。白鲜皮苦咸寒，《神农本草经》谓主“女子阴中肿痛”，即此药能治阴中湿热之病。故方中乌梅与白鲜皮同用，云其清湿热败毒杀菌止痒止带，理固宜然。荆芥原为祛风药，能祛风止痒。然而风药还有胜湿作用，风胜则干也，又有解毒作用，则知之者少。余认为，毒邪致病必用解毒药为医家共识。然毒邪致病亦可用风药，许多风药具有解毒作用则为一般医家所疏忽。风药能解毒起源于民间，而见于药物学文献所载，并为现代药理实验研究所证实。中医所称之毒包含有今之显微镜所见之病毒、细菌、真菌等致病微生物。风药能解毒，说明诸风药能抑制和对抗多种致病微生物，故能起到愈病的作用。如本案所用荆芥，可治“瘰疬生疮”（《神农本草经》），“主辟邪毒气，治丁肿。捣末和醋封肿毒”（《药性论》），“除诸毒，发散疮痈（《滇南本草》），“利咽喉，消疮肿”（《本草纲目》），“消疮毒、疮病为要药”（《本草纲目》）。荆芥“治风毒瘰疬赤肿痛硬，牛子一升，荆芥四两，为散，每服二钱，以水一盅，煎取五分去滓，入竹沥半合，搅匀服之，日三服”（《太平圣惠方》）。然案中用此药，并不以西医所论炎症用药，仍遵循中医治则与组方原则也。